科学出版社“十四五”普通高等教育研究生规划教材

SPSS在医学统计学中的应用

U0230418

主　　编　陈　卉

副 主 编　武文芳　刘　静　艾自胜

编　　者（按姓氏笔画排序）

王　奕（同济大学）　王路漫（北京大学）

艾自胜（同济大学）　刘　静（山东大学）

孙　凤（北京大学）　孙秀彬（山东大学）

杜　菁（首都医科大学）　杨兴华（首都医科大学）

陈　卉（首都医科大学）　武文芳（首都医科大学）

周　震（首都医科大学）　赵　辉（河南大学）

侯俊清（河南大学）　郭文英（首都经济贸易大学）

学术秘书　周　震

科学出版社

北　京

内 容 简 介

本书根据医学类高级专业人才培养目标的要求以及医学研究生学习和应用医学统计学的现状编写而成，主要介绍各种常用的医学统计方法及统计软件 SPSS 在医学科研中的应用。本书从临床科研中采集的数据入手，针对不同的数据类型和统计分析目的，详细介绍统计学方法的基本思想、适用场合以及应用条件。同时结合实际医学科研案例，完整介绍统计方法的软件实现过程，特别强调如何利用统计软件解决实际科研工作中遇到的统计学问题。本书借助 IBM SPSS Statistics 28 介绍统计软件包的使用方法，每种统计方法都结合具体实例讲解软件的操作步骤和结果的解读，其主要步骤也适用于 SPSS 的其他版本。教材中所有实操例题的操作视频均可通过扫描二维码观看，方便读者复习和巩固所学知识。为了便于读者加深对统计学基本原理的理解，熟练掌握软件的操作过程，本书各章配有适量的思考题，并附有参考答案，方便读者自学和提高。

本书内容涉及医学科研中常用的统计分析方法，既可以作为高等院校医学相关专业硕士及博士研究生的医学统计学相关课程的教材（建议 50～60 学时），又可以作为医疗卫生系统科研工作者、临床医生进行统计分析的参考用书。

图书在版编目（CIP）数据

SPSS 在医学统计学中的应用/陈卉主编．—北京：科学出版社，2023.6
科学出版社“十四五”普通高等教育研究生规划教材
ISBN 978-7-03-075695-4
Ⅰ．①S… Ⅱ．①陈… Ⅲ．①医学统计–统计分析–软件包–高等学校–教材 Ⅳ．① R195.1-39
中国国家版本馆 CIP 数据核字（2023）第 102369 号

责任编辑：胡治国/责任校对：宁辉彩
责任印制：赵 博/封面设计：陈 敬

科学出版社 出版
北京东黄城根北街 16 号
邮政编码：100717
http://www.sciencep.com
北京富资园科技发展有限公司印刷
科学出版社发行 各地新华书店经销
*
2023 年 6 月第 一 版 开本：787×1092 1/16
2024 年 3 月第二次印刷 印张：16 1/2
字数：391 000
定价：88.00 元
（如有印装质量问题，我社负责调换）

序　言

《SPSS 在医学统计学中的应用》是为面向医学类专业硕士及博士研究生的医学统计学相关方法学课程而编写的教材，主要目的是提高研究生利用统计软件分析和处理医学科研数据的能力，同时也为医学科研人员提供进行数据统计分析的参考资料。

随着医学研究水平的不断提升，医学数据的来源和形式日趋多样，对数据进行完整、精细、深入的统计分析的需求不断增加。同时，统计软件的功能不断丰富，版本更新升级加快，对熟练操作和使用统计软件的要求越来越高。在这样的背景下，出版一本适用于即将或已经从事医学科学研究的专业人员，将统计原理方法与统计软件应用充分结合的教材变得十分必要和迫切。

该教材与以往出版的医学统计学教材相比，具有其鲜明特色：

首先，该教材内容组织结构新颖。与多数类似教材按统计学方法或统计软件功能组织内容章节不同，该教材从医学科研的实验目的和收集到的资料出发，按数据来源及类型和统计分析目的安排各章节，介绍同样的数据和分析目的下可能使用到的不同的统计方法，更贴近统计学应用的真实场景。

其次，该教材采用来自临床科研的实际案例贯穿始终，对同一实验获得的数据从多个角度进行数据统计分析，从而拓宽研究思路，力争使学生学习后能够在医学科研实践中举一反三，学以致用。

最后，书中不仅详细介绍了统计软件的操作方法和注意事项，而且所有实操例题都配有操作视频和讲解，通过扫描二维码即可方便地看到软件操作的完整过程，极大地提高了学习的便利性和效率。

该教材主编陈卉教授在首都医科大学从事硕士和博士研究生医学统计学课程教学长达 30 余年，积累了丰富的教学经验，熟悉医学研究生的学习、科研和工作特点，对教学内容和形式进行了长期研究。该教材编者均为多年从事研究生统计课程教学、具有丰富教学经验和教材编写经验的高校专家。专家们将自己平时积累的宝贵教学经验倾注到教材的编写中，字斟句酌，精益求精，力争为读者呈现一本完美的教材。

该教材内容丰富、翔实，层次分明，逻辑性强，理论与实际紧密结合，深入浅出地讲解医学统计方法的原理、应用场景和软件操作，从统计方法选择到适用条件判断、软件操作实现、再到结果解释呈现一气呵成，是一本不可多得的好教材、好参考书，必将有助于提升医学研究生、医学科研人员运用统计方法、解决科研问题的能力。

马斌荣

2022 年 7 月

前　言

在医疗大数据不断涌现的背景下，医学科研中应用到越来越广泛的、涉及真实世界数据的数据统计分析方法。医学统计学对于医学研究生来说是一个十分重要、不可或缺的科研工具，它不仅在学生学习期间发挥着重要作用，还将一直伴随着学生今后的临床科研工作。此外，随着对数据统计分析需求的不断增加，掌握和熟练运用统计分析软件也对解决实际临床科研中的数据分析任务至关重要。

本教材根据医学类高级专业人才培养目标的要求以及医学研究生学习和应用医学统计学的现状编写而成，主要介绍几种常用的医学统计方法及统计软件 SPSS 的应用，同时介绍了部分高级统计方法以提高研究生用复杂数据分析问题的能力。与从统计学方法出发以及从 SPSS 功能介绍出发展开内容的教材不同，本教材针对医学研究生教学的特点，从医学科研的实验目的和收集到的资料出发，以临床应用案例为背景，介绍对不同实验、不同资料进行数据分析采用的统计方法和 SPSS 软件操作。5 个来自临床科研的实验案例贯穿整本教材，对同一实验获得的数据从多个角度进行数据统计分析，使本书尽可能贴近医学研究生和临床医务人员的科研实际，使学生学习后能够在临床科研实践中学以致用。

全教材包括正文和附录两部分。正文分为 9 章，包括医学统计分析基础及 SPSS 28 统计软件基本操作方法、单因素定量资料比较的统计方法、定性资料比较的统计方法、多因素定量资料比较的统计方法、相关及影响因素分析的统计方法、纵向数据的统计分析方法、生存数据的统计分析方法、诊断试验数据的统计分析方法。附录包括本书数据的基本描述及原始数据文件，以及各章部分课后思考题的答案。为了便于读者加深对统计学基本原理的理解，熟练掌握软件的操作过程，本教材录制了所有实操例题的 SPSS 操作视频，可扫描二维码观看。各章均配有思考题，包括知识梳理、操作分析和综合应用案例。以本书为蓝本的课程慕课“SPSS 在医学统计中的应用”已在医药学研究生在线教育平台（www.cmgemooc.com/course/ccmuP1010olivia）和学堂在线（www.xuetangx.com/course/ccmuP1010olivia）上线，可配合本教材的使用，同时可下载本教材配套数据文件。

本教材每章以思维导图开篇，编写思路清晰，内容翔实，图文并茂，实用性强，适合作为医学类专业硕士和博士研究生统计学相关课程的教材（建议授课 50~60 学时），也可作为临床医务工作者在科研过程中利用 SPSS 软件进行统计分析的参考书。

感谢学堂在线对教材出版和后续推广的大力支持；感谢首都医科大学生物医学工程学院、研究生院的领导对本教材编写的关心和支持。衷心地感谢来自北京大学、山东大学、同济大学等兄弟院校多年从事研究生统计课程教学、具有丰富教学经验和教材编写经验的专家和教师抽出宝贵时间参与编写，字斟句酌，精益求精，才使本书得以完美呈现。

虎年末，在本书成稿编辑加工之际，惊悉我的导师、首都医科大学教授、著名医学统计学专家马斌荣先生驾鹤西去。马老师对本书提出了许多宝贵意见和建议，几个月前为本书欣然作序的情景仿若昨日。今恩师仙去，谨以此书纪念马斌荣先生。

尽管所有编者尽了最大努力完成了本书的编写，但限于知识和能力，书中难免存在不妥之处，欢迎读者批评指正，以便本书再版时更臻完美。

陈　卉

2023 年 1 月于北京

目　　录

第一章　医学统计分析基础

本章内容

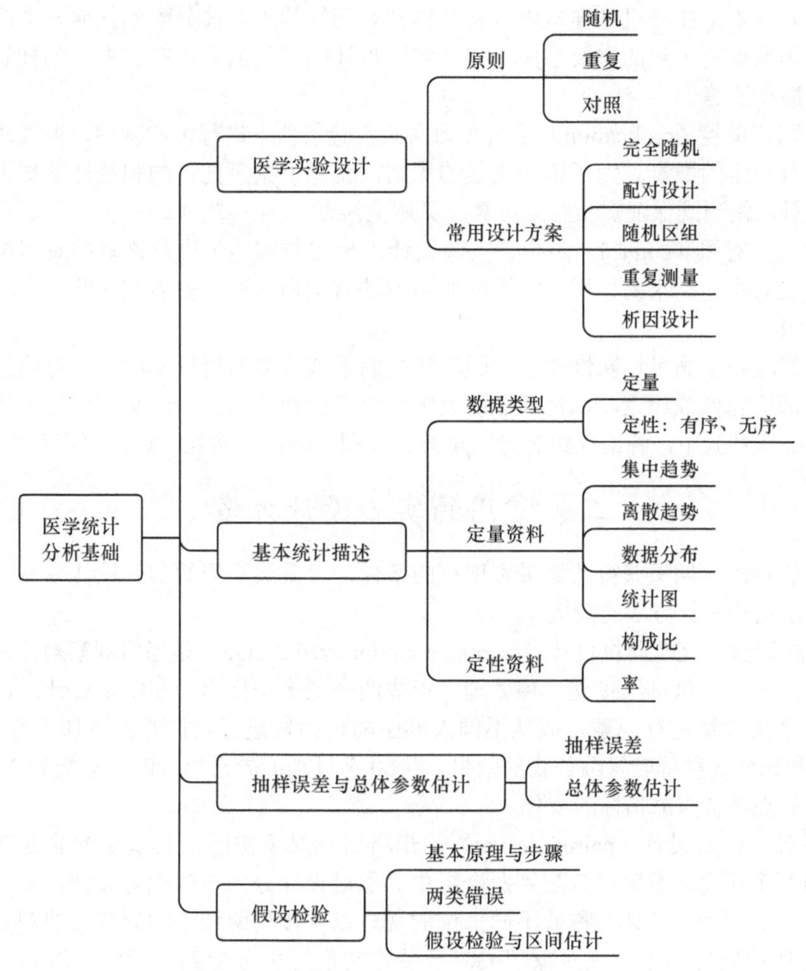

在基础医学、临床医学、预防医学及中医学等领域，医学工作者和研究人员如果需要对诊疗方案进行评价，就需要掌握医学统计学的相应知识。医学统计学（medical statistics）是应用概率论和数理统计的基本原理和方法，结合医学研究领域的实际问题，研究资料的搜集、整理、分析与推断的方法学，是认识医学现象数量特征的重要工具。

运用医学统计学方法分析数据时，必须明确研究目的、所采用的医学实验设计方案、医学数据的类型以及将要分析的数据的基本情况。

第一节　医学实验设计

医学实验根据研究对象的不同分为动物实验（animal experiment）和临床试验（clinical trial）两类。它们分别以动物或生物材料和人为研究对象，在研究过程中对研究对象施加干预或处理（施加干预或处理必须遵从人道主义、医学伦理学、动物伦理学的原则），观察不同干预的结果是否存在差异。

一、实验设计的原则

为了有效排除非处理因素影响、提高实验效率、节省人力物力，在实验设计时必须遵守 3 个基本原则。

1. 随机化原则 随机化（randomization）是指在从总体中进行抽样时，所有个体都有同等的机会被抽取进入样本，在分组时样本中所有个体都有同等的机会被分配到任何一个组中。随机化是保证非处理因素均衡一致的重要手段。实现实验设计随机化的方法有很多，如抽签法、随机数字表法、机械抽样法等。

2. 重复原则 重复（replication）是指在相同的实验条件下进行多次观察，即要求各处理组的观察单位都要有一定的数量。为了遵守重复的原则，就要根据研究目的和统计学知识估计研究所需要的样本数量，做到既保证实验结果可靠，又避免浪费。

3. 对照原则 对照（control）是指在实验设计中设立与实验组进行比较的对照组，通过比较反映出研究因素对实验结果的作用。常用的对照方法有空白对照、安慰剂对照、实验对照、标准对照和自身对照。

在设立对照时必须满足均衡性要求，即除研究因素或施加的处理不同外，对照组与实验组中的非研究因素都应相同或相近，以消除非研究因素对实验效应的影响，从而分离出研究因素的效应。例如，在临床试验中，各治疗组患者的年龄、性别、病情、病程、病型等应基本一致。

二、常用的实验设计方案

根据研究的目的、期望获得的结果和现有的条件，可采用不同的实验设计方案。明确实验设计方案也是正确选择统计方法的前提。

1. 完全随机设计 完全随机设计（complete randomized design）是指将观察对象随机分配到各个处理组或对照组中，每个组接受一种处理，形成两个或多个样本。在实际设计时，将研究对象随机分配到各个实验组进行观察，或从不同人群中随机抽样进行对比观察都属于完全随机设计。例如，为研究和比较 3 种降转氨酶药物的效果，将 60 名肝功能异常患者随机分配到 3 个药物组中，服药一段时间后观察转氨酶指标的变化。

2. 配对设计 配对设计（paired design）是指将研究对象按照某些重要的非处理因素配成对子，每对中的两个研究对象随机分配到两个组中。配对设计分为自身配对设计，即对每个研究对象某种处理前后的观察、身体对称或不同部位的观察以及接受两种不同处理后的观察。异体配对设计，即将条件相同的两个研究对象配成对子并将它们随机分配到不同组。例如，为研究某药物是否有降压作用，有 25 名高血压患者服用该药，测量每名患者服药前及服药一段时间后的舒张压。

3. 随机区组设计 随机区组设计（randomized block design）是指将研究对象按照可能影响实验结果的非处理因素配成区组（block），再将每个区组中的研究对象随机分配到处理组或对照组中。如果每个区组中只有两个研究对象则为配对设计。例如，比较 3 种抗癌药对小白鼠肉瘤的抑瘤作用，将 45 只染有肉瘤的小白鼠按体重大小配成 15 个区组，每个区组的 3 只小白鼠随机分配到 3 个药物组之一，观察服药后肉瘤重量的改变。

4. 重复测量设计 重复测量设计（repeated measures design）是指对一组或多组受试对象，在多个不同的时间点上，对每个个体进行某一观察指标的多次重复观测，从而分析观察指标在不同时间点的变化趋势和特点。例如，观察某种药物对儿童过敏性鼻炎的治疗效果，观测 50 名病情相同的 2～5 岁患儿在服药前及服药后 7 天、14 天、28 天的鼻炎症状评分。

5. 析因设计 析因设计（factorial design）是指对两个或多个处理因素的各水平的所有组合进行实验，从而探讨各处理因素的主效应（main effect）、单独效应（simple effect）以及各因素间的交互效应（interaction effect）。例如，观察甲、乙两种镇痛药物在产妇分娩时的镇痛效果，每种药物各分为大、小两种剂量，形成4个处理组，将60名产妇随机等分到这4个组中，记录分娩时的镇痛时间。

第二节　数据的基本统计描述

对实验数据进行收集与整理后，需要对其基本情况有一个直观的了解，即了解样本的基本特征，为进一步的统计推断做好铺垫。不同类型数据采用的统计描述手段和形式有所不同。

一、医学数据的类型

在对观察对象进行某项指标或特征的测量和观察时，观察对象的这些指标或特征具有变异性，因此我们将这样的指标或特征称为变量（variable），观察对象该变量的测量值称为变量值，全部或部分变量值构成了研究资料。例如，为比较糖尿病患者的肥胖程度与当地非糖尿病患者是否存在差异，观察对象的年龄、性别、体重、身高、是否为糖尿病即是变量，40个观察对象的这些指标或特征的变量值构成研究资料。根据变量的观察结果是定量的还是定性的，可以将资料分为两大类型。

1. 定量资料　定量资料（quantitative data）是指对每个观察对象观测某个指标（变量）的具体数值而获得的资料，如观察对象的体重、身高、白细胞计数等。

2. 定性资料　定性资料（qualitative data）又称分类资料，是指对每个观察对象观测某个指标的属性或类别而获得的资料，如观察对象的性别、是否患糖尿病等。定性资料又根据属性或类别之间是否有程度上的差别，分为两种：

（1）无序分类资料：如血型分为A、B、AB和O型，地区分为东北、华北、西北、华中、西南等。在进行统计分析时，对于二分类资料，如性别分为男和女、诊断结果分为良性和恶性、血压分为正常和异常等，均按照无序分类资料对待。

（2）有序分类资料：也称等级资料，如化验结果分为−、±、+、++和+++，治疗效果分为退步、无效、好转和治愈等。

上述3种类型资料可以根据需要进行类型转换。如测定50个人的身高（m）和体重（kg）并计算体重指数（kg/m^2），这些都是定量资料；将体重指数按18.5kg/m^2、24kg/m^2、28kg/m^2划分，可分为偏瘦、理想体重、超重和肥胖4类，构成等级资料；若将体重指数按24kg/m^2划分，可分为不胖和胖两类，构成无序分类资料。通常情况下，定量资料可以转换为定性资料，而定性资料不能转换为定量资料。

二、定量资料的统计描述

对定量资料主要从资料的集中趋势、离散趋势和数据分布三方面进行统计描述。

（一）集中趋势

集中趋势即平均水平，表示集中趋势的常用指标包括算术均数、中位数、几何均数等。

1. 算术均数　算术均数（arithmetic mean）简称均数（mean），用于描述观察值在数量上的平均水平。总体均数用μ表示，样本均数用$\bar{X}$表示。算术均数的计算方法是求出所有观察值X_i的总和后除以观察值个数n，即

$$\bar{X}=\frac{X_1+X_2+\cdots+X_n}{n}=\frac{\sum X_i}{n} \tag{1-1}$$

算术均数是应用最广泛的集中趋势描述指标，适用于描述对称分布，特别是正态分布的资料，

不适用于描述偏态分布的资料。

2. 中位数 中位数（median）是指将一组观察值按从小到大的顺序排列之后，位置居中的观察值。中位数用于描述偏态分布或分布类型未知的资料的集中趋势，当观察值两端无确切数据时也可计算。它不受观察值两端特别大或特别小的值的影响，因此相对于算术均数，中位数更加稳健。从理论上讲，正态分布资料的中位数等于均数。

3. 百分位数 将中位数的概念加以推广可以得到百分位数（percentile）。第 x 百分位数用 P_x 表示，它表示将观察值从小到大排序后，有 x% 个观察值小于 P_x，有（$100-x$）% 个观察值大于 P_x。由此可以看出，中位数实际上是一个特殊的百分位数，即第 50 百分位数 P_{50}，它表示全部观察值中，有一半的观察值比它小，另一半的观察值比它大。当用百分位数描述例数不多的样本时，两端的百分位数不稳定。

百分位数除了可以用于描述资料的集中趋势，还可以在样本量足够大时，用于确定资料的参考值范围（reference range）。一般来说，某指标的参考值范围是指 95% 的观察对象该指标的取值范围。因此，对于指标值过高或过低均为异常的情况，95% 参考值范围即 $P_{2.5}\sim P_{97.5}$ 的范围，而只过高异常或只过低异常时，95% 参考值范围即 $<P_{95}$ 或 $>P_5$ 的范围。

4. 几何均数 几何均数（geometric mean，G）用于描述对数正态分布（即原始观察值取对数后服从正态分布）资料或观察值呈等比关系的资料的集中趋势，如医学中常见的抗体滴度、血清效价等。几何均数 G 的计算方法就是将 n 个观察值相乘后再开 n 次方，即

$$G=\sqrt[n]{X_1X_2\cdots X_n} \tag{1-2}$$

实际计算时，通常先对原始观察值取对数，求出算术均数后再求反对数得到几何均数。例如，若取自然对数，则

$$G=\ln^{-1}\left(\frac{\sum \ln X_i}{n}\right)=\mathrm{e}^{\frac{\sum \ln X_i}{n}} \tag{1-3}$$

在应用几何均数时需要注意观察值中不能同时有正数和负数。

5. 其他指标 描述集中趋势时，除了算术/几何均数和中位数/百分位数，还有几个较少使用的指标：

（1）截尾均数（trimmed mean）：所有观察值排序后，按照一定比例去掉两端的数据后求得的均数。截尾均数适用于描述两端有极端值的资料的集中趋势，通常使用 5% 截尾均数。

（2）众数（mode）：所有观察值中出现次数最多的观察值，适用于描述单峰对称资料的集中趋势。

（3）调和均数（harmonic mean）：所有观察值倒数的算术均数的倒数。

（二）离散趋势

离散趋势描述定量资料的变异情况，只有将集中趋势和离散趋势相结合，才能对资料的分布特征有一个全面的认识。

例如，有 3 组同年龄女童的体重（kg）数据如下：

A 组	18	19	20	20	20	20	21	22	$\bar{X}_A=20$（kg）
B 组	16	18	18	20	20	22	22	24	$\bar{X}_B=20$（kg）
C 组	16	16	17	20	20	23	24	24	$\bar{X}_C=20$（kg）

三组体重的均数和中位数均为 20kg，表明 3 组同龄女童体重的平均水平相同。但是它们的数据分布并不相同，数据的变异（或离散）程度不同，因此需要结合离散趋势对数据进行描述。表示离散趋势的常用指标包括全距、四分位数间距、方差、标准差等。

1. 全距 全距（range）又称极差，是一组观察值中最大值与最小值之差。全距反映个体差异

的范围，全距越大说明观察值的变异程度越大，反之说明观察值的变异程度越小。

本例中，3 个组体重的全距分别为 4kg，8kg 和 8kg。A 组全距最小，说明 A 组数据的离散程度最小；B 组和 C 组的全距相等，但内部数据的分布特征仍不相同。由此可以看出，计算全距时只利用了所有观测值两端的数值，而没有利用全部观察值，具有一定的局限性。而且全距不稳定，一个最大值或最小值的变化就会引起全距的改变。

2. 四分位数间距　四分位数间距（inter-quartile range，IQR）即上四分位数 Q_U（即 P_{75}）与下四分位数 Q_L（即 P_{25}）之差，它实际上就是所有观察值中间一半的观察值的“全距”。四分位数间距越大说明观察值的变异程度越大，反之说明观察值的变异程度越小。

本例中，3 个组体重的四分位数间距分别为 1.5kg，4.0kg 和 7.5kg。A 组四分位数间距最小，说明 A 组数据的离散程度最小；C 组四分位数间距最大，说明 C 组数据的离散程度最大。四分位数间距比全距稳定，但仍未考虑每个观察值。

在实际应用中，通常将中位数与四分位数间距一起用于描述偏态分布或末端无确切数据的资料的集中趋势和离散趋势。如这三组数据的统计描述表示为 20（1.5）kg，20（4.0）kg 和 20（7.5）kg。

3. 方差　全距和四分位数间距都是通过计算两个观察值（最大/最小值以及上/下四分位数）的距离来反映观察值的离散程度，没有利用到每一个观察值，因此描述离散程度并不全面。另一种考虑是通过计算每个观察值与均数的距离来反映观察值的离散程度。

离均差平方和（sum of squares of deviation from mean，SS）定义为所有观察值 X 与总体均数 μ 之差的平方和 $\sum(X-\mu)^2$，可用来描述资料的离散程度。总体均数未知时可用样本均数代替。离均差平方和越大说明观察值的变异程度越大，反之说明观察值的变异程度越小。

由于离均差平方和不仅与个体变异有关，也与观察值的个数有关，因此用离均差平方和除以观察值个数（称为均方差，简称方差）可消除样本中个体数量的影响，即方差（variance）定义为

$$\sigma^2 = \frac{\sum(X-\mu)^2}{n} \tag{1-4}$$

总体均数未知时可用样本均数代替，但此时需用样本例数 $n-1$ 代替 n 以获得总体方差的无偏估计量（unbiased estimator），则样本方差 S^2 为

$$S^2 = \frac{\sum(X-\bar{X})^2}{n-1} \tag{1-5}$$

方差越大说明观察值的变异程度越大，反之说明观察值的变异程度越小。在本例，三个组的方差分别为 1.4kg^2，6.9kg^2 和 11.7kg^2，说明 A 组数据离散程度最小，C 组数据离散程度最大。

4. 标准差　方差不受观察值个数的影响，可以很好地描述资料的离散程度，但是方差的单位是原数据单位的平方，因此对其开平方即得标准差（standard deviation，SD）。标准差也有总体标准差 σ 和样本标准差 S 之分：

$$\sigma = \sqrt{\frac{\sum(X-\mu)^2}{n}},\quad S = \sqrt{\frac{\sum(X-\bar{X})^2}{n-1}} \tag{1-6}$$

在本例中，A、B、C 三组的标准差分别为 1.2kg、2.6kg 和 3.4kg，可见 A 组数据离散程度最小，C 组数据离散程度最大。

方差和标准差适合于描述对称分布，特别是正态分布或近似正态分布资料的离散趋势。结合集中趋势，这些资料的统计描述一般表示为 $\bar{X}\pm S$。如本例三组数据的统计描述表示为（20±1.2）kg，（20±2.6）kg 和（20±3.4）kg。

5. 变异系数　变异系数（coefficient of variation，CV）主要用于比较多组均数相差悬殊或数据单位不同的资料的变异程度。变异系数定义为标准差与均数之比，并表示为百分数：

$$CV = \frac{S}{\overline{X}} \times 100\% \tag{1-7}$$

变异系数越大说明观察值的变异程度越大，反之说明观察值的变异程度越小。

（三）数据分布

1. 数据分布曲线 数据分布是指所描述事件的不同结果对应的发生概率所构成的分布，也称为概率分布。通常可以用直方图来形象地解释数据分布。例如图1-1中的成年人身高分布图，横轴代表的是样本中身高这一观察指标的所有可能结果，纵轴是不同结果所对应的发生概率（频率），这种图即直方图。从图1-1直观地看，直方图的直条中间高、两边低，左右基本对称，身高取均数162.6cm的人最多，大约占8.5%；身高小于或大于162.6cm的人逐渐减少，图中的光滑实线可以理解为参照当前样本得到的身高的分布曲线。

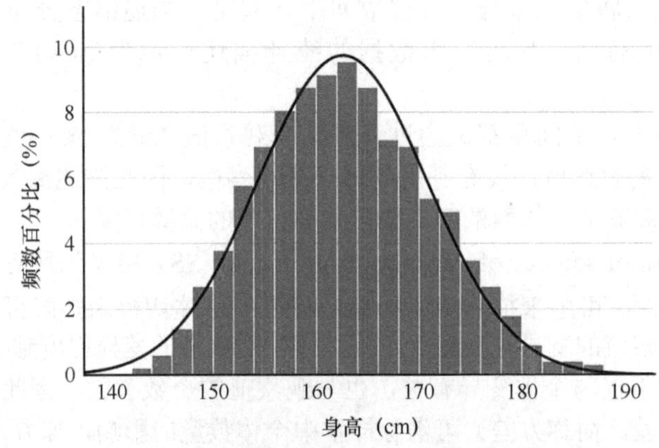

图1-1 1007名成年人的身高分布图

对于单峰数据分布曲线，通常用偏度（skewness）系数和峰度（kurtosis）系数对其形状进行描述。偏度系数反映数据分布曲线峰的对称性，若分布曲线的峰位于正中对称，则偏度系数等于0（正态），否则峰偏左时偏度系数大于0（正偏态），偏右时偏度系数小于0（负偏态），如图1-2所示。峰度系数反映数据分布曲线峰的形状。若分布曲线的峰宽窄适中，则峰度系数等于0（正态峰），否则峰是尖顶时峰度系数大于0（尖峭峰），峰是平顶时峰度系数小于0（平阔峰），如图1-3所示。如果分布曲线的偏度系数和峰度系数均为0，则该分布称为正态分布（normal distribution）。

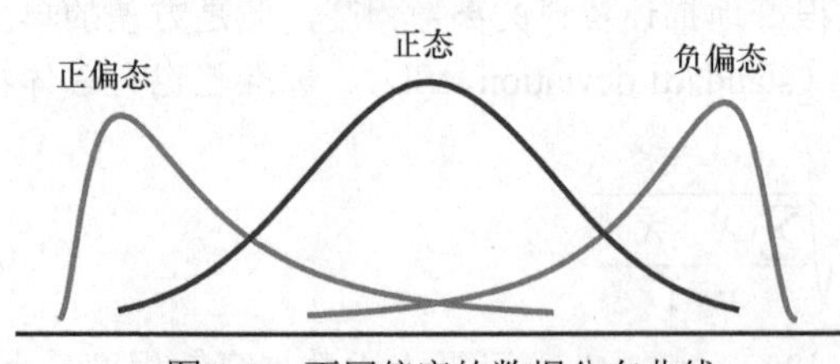

图1-2 不同偏度的数据分布曲线

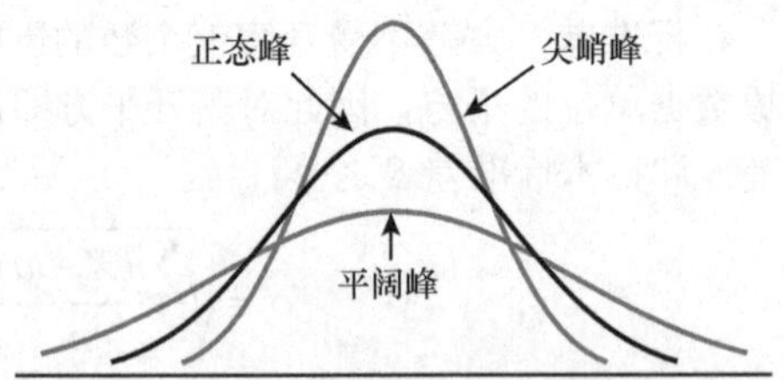

图1-3 不同峰度的数据分布曲线

2. 正态分布 正态分布是一种最常见也是最重要的数据分布类型，在统计学中有着非常广泛的应用。许多医学数据都服从正态分布或近似正态分布，如健康成年人的脉搏数、体重指数等。正态分布曲线具有以下特征：

（1）曲线有均数μ和标准差σ两个参数，它们分别决定了曲线的位置和形状，也称为位置参数和变异度参数。通常用$N(\mu, \sigma^2)$表示均数为μ、标准差为σ的正态分布。

（2）曲线为单峰曲线，以均数μ为中心，左右对称，在横轴上方均数处达到最高。

（3）曲线与横轴包围的面积（亦称曲线下面积）表示横轴上该取值区间的例数占总例数的百分比或变量值落在该区间的概率。若正态分布的均数为μ、标准差为σ，则曲线下面积有一定规律（图 1-4）。

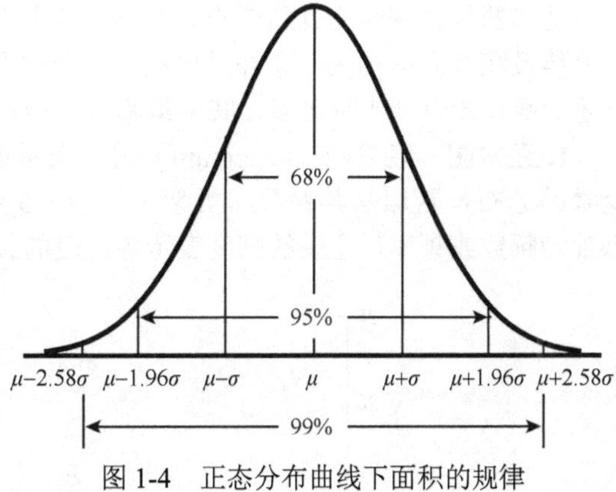

图 1-4　正态分布曲线下面积的规律

1）正态分布曲线与横轴包围的区域的面积为 1；

2）横轴区间 $(\mu-\sigma, \mu+\sigma)$ 的曲线下面积约占总面积的 68%，变量取值落在该区间的概率为 68%；

3）横轴区间 $(\mu-1.96\sigma, \mu+1.96\sigma)$ 的曲线下面积约占总面积的 95%，变量取值落在该区间的概率为 95%；

4）横轴区间 $(\mu-2.58\sigma, \mu+2.58\sigma)$ 的曲线下面积约占总面积的 99%，变量取值落在该区间的概率为 99%。

3. 标准正态分布　均数为 0、标准差为 1 的正态分布称为标准正态分布，记为 $N(0, 1)$。对于任意一个服从正态分布 $N(\mu, \sigma^2)$ 的变量 X，通过标准化变换（称为 Z 变换）可以使之服从标准正态分布：

$$Z=\frac{X-\mu}{\sigma} \tag{1-8}$$

由正态分布曲线下面积的规律可知，对于标准正态分布，区间 $(-1.96, +1.96)$ 的曲线下面积为 0.95，变量取值在该区间的概率为 95%。由于标准正态分布的均数和标准差是已知的，因此它的概率密度函数是固定的，即

$$f(x)=\frac{1}{\sqrt{2\pi}}\mathrm{e}^{-x^2/2} \tag{1-9}$$

因此，任意区间内曲线下面积就可以根据标准正态分布的概率密度函数求得。例如，已知某地区成年人的平均体重为（63.5±11.5）kg。如果在该地区随机调查 100 名成年人，要估计体重不超过 75kg 的人数，则可以先对原始数据进行正态标准化，得 $Z=(75-63.5)/11.5=1$。由图 1-4 可知，当 $\mu=0$，$\sigma=1$ 时，区间 $(-\infty, +1]$ 的曲线下面积为 0.84，即标准化体重不大于 1 的例数占总例数的 84%，因此估计体重不超过 75kg 的成年人有 100×84%=84（人）。

4. 正态分布的应用　如果资料服从正态分布或近似正态分布，利用正态分布曲线下面积的规律，可以确定医学参考值范围。由于正态分布曲线下面积表示横轴上该取值区间的个体数目占总例数的百分比，因此确定 95% 参考值范围就是确定在哪个取值区间内观察对象例数占总例数的 95%。

如果指标值过高或过低均为异常，则该指标的双侧 95% 参考值范围是 $\mu\pm1.96\sigma$。如果总体均数 μ 和总体标准差 σ 未知，可用样本均数 $\bar{X}$ 和样本标准差 S 代替，则 95% 参考值范围是 $\bar{X}\pm1.96\times S$。如果仅过高或过低为异常，则其单侧 95% 参考值范围是 $(-\infty, \bar{X}+1.64\times S)$ 或 $(\bar{X}-1.64\times S, +\infty)$。

（四）统计图

统计图（statistical chart）是对资料进行统计描述的重要手段之一，也是表达统计分析结果的主要工具。利用统计图可以将观察和研究的数据及结果用图形表达出来，给人以直观、清晰的印象，便于对数据和结果的理解、分析和对比。

基本的统计图是用几何图形、线条、符号和颜色等表示定量统计资料的分布、集中趋势、离散趋势及相互之间的关系，在某些统计分析过程中还会产生特定的统计图。对定量资料进行统计描述的统计图有几十种之多，其中最基本的统计图主要是以下几种。

1. 直方图　直方图（histogram）用于表示连续型变量的频数分布，在实际应用中常用于考察变量的分布是否服从某种分布类型，如图 1-5 所示。图中的横轴为观察变量的若干个取值范围，纵轴为频数或频率，直条的高度表示各组段的频数或频率，所有直条的高度和为总频数或 100%。

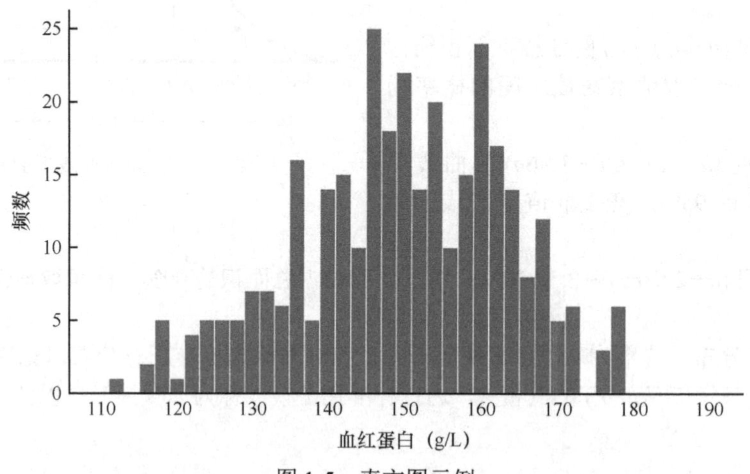

图 1-5　直方图示例

2. 箱式图　箱式图（box plot）用于表示连续型变量的分布情况，它可以对多个变量同时考察，或者对一个变量分组进行考察，如图 1-6 所示。

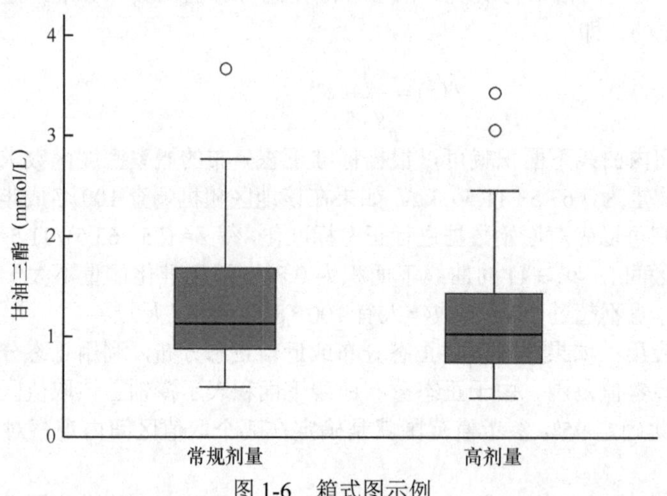

图 1-6　箱式图示例

在图 1-6 中，每个箱子由中间的粗线（表示中位数）、一个方框（上下两端分别表示上四分位数和下四分位数，高度表示四分位数间距）、外延出来的两条细线（表示除去异常值外的最大值和最小值）和最外端的单独散点（表示异常值）组成。异常值被定义为与四分位数的距离超过 1.5 倍四分位数间距的观察值。

3. 直条图　直条图（bar chart）简称条图，它用等宽直条的长短（高低）表示指标的数值大小。所反映的指标既可以是定量资料的集中趋势统计量（如均数），也可以是定性资料的频数或构成比。用直条表示均数时，通常还在直条上添加误差线来表示离散趋势（如标准差）。根据直条的摆放方式，直条图还分为簇状（clustered）条图（图 1-7）和堆积（stacked）条图（图 1-8）。

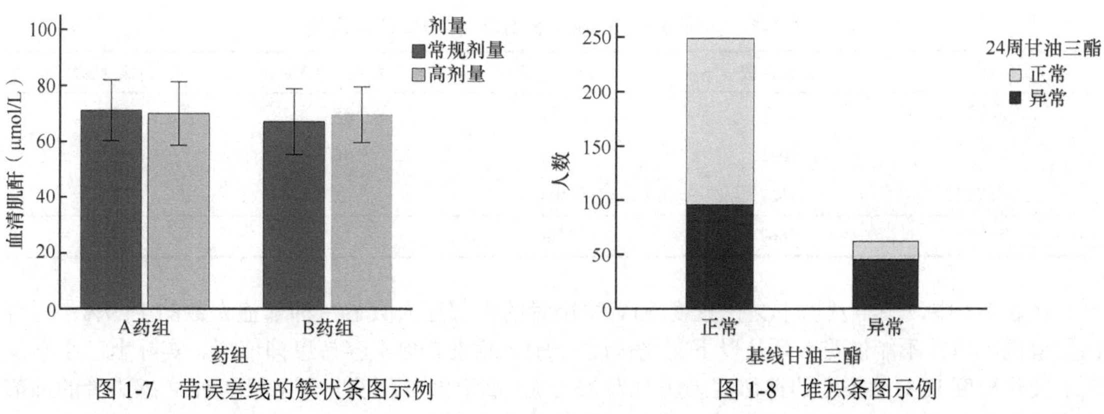

图 1-7　带误差线的簇状条图示例　　图 1-8　堆积条图示例

4. 线图　在条图中，如果横轴（分类轴）表示的类别是有序的，如治疗周数、药物剂量等，则不再画出直条，而是直接用线段连接直条的顶点，用线段的升降表示一事物随另一事物的变化趋势，这时的图称为线图（line chart），如图 1-9 所示。

5. 散点图　散点图（scatter plot）用点的密集程度和趋势表示两个定量指标之间的相关关系和变化趋势，如图 1-10 所示。在散点图中还可以根据变量之间的关系添加相应的回归趋势线。

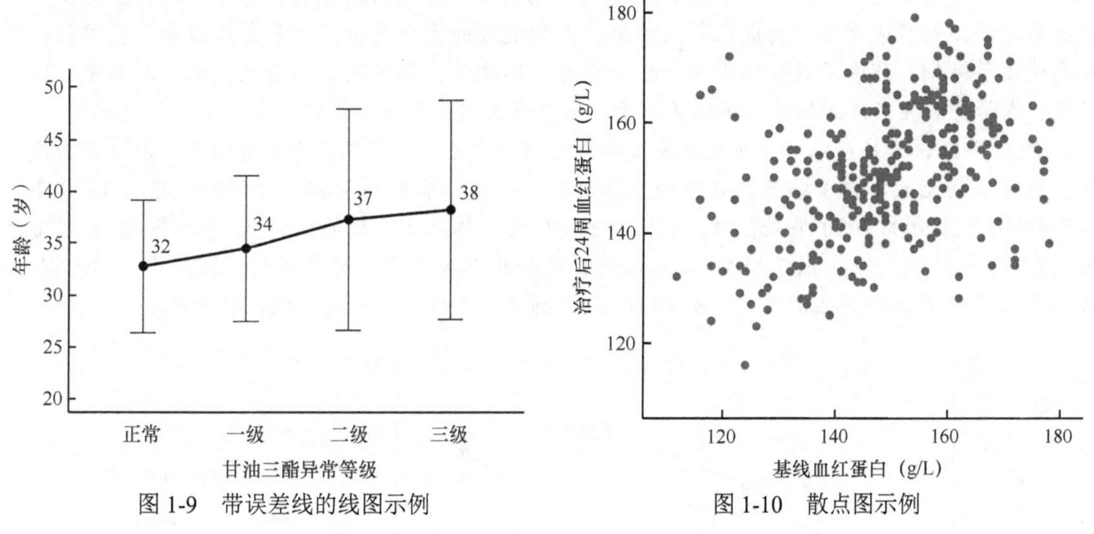

图 1-9　带误差线的线图示例　　图 1-10　散点图示例

三、定性资料的统计描述

定性资料是对观察对象的属性或特征进行观测得到的数据，它的取值通常只有有限的几种，如性别的取值只有男和女两种，疗效的取值规定为无效、有效和治愈三种。因此对定性资料做统计描述时先对观察例数进行汇总然后计算构成比或率。

（1）构成比（constituent ratio）：说明事物内部各组成部分所占的比重或分布情况。它是事物内部某一组成部分的观察单位数与该事物各组成部分观察单位总数之比。构成比一般用百分数表示，事物内部各组成部分的构成比之和等于 100%。

（2）率（rate）：说明一段时间（单位时间）内某事件发生的频率或强度，如发病率、病死率、有效率等。它是某事件实际发生的观察单位数与可能发生该事件的观察单位总数之比。根据习惯用法或观察单位数，率一般用百分率（%）、千分率（‰）、万分率（1/万）、十万分率（1/10 万）等表示。

应用构成比或率时要注意二者的区别，不能彼此混淆。例如，对全国 9 省市 3667 名人类免疫缺陷病毒（HIV）感染者抑郁现状进行调查，结果见表 1-1。

表1-1 全国9省市3667名HIV感染者抑郁现状

文化程度	调查人数	抑郁症人数	发生率（%）	占比（%）
小学及以下	495	174	35.2	14.9
中学	1645	604	36.7	51.9
大专及以上	1527	386	25.3	33.2
合计	3667	1164	31.7	100.0

在表1-1中，小学及以下文化程度HIV感染者的抑郁症人数占总抑郁症人数的14.9%，所占比重最低，但并不能说明小学及以下文化程度的HIV感染者更不容易患抑郁症。实际上，小学及以下文化程度HIV感染者的抑郁症患病率为35.2%，高于大专及以上文化程度HIV感染者的抑郁症患病率。小学及以下文化程度HIV感染者抑郁症患病构成比最低的原因是调查的小学及以下文化程度HIV感染者人数最少，抑郁症患病的绝对人数可能会最少，但其患病强度并不是最低的。

用率和构成比反映疾病死亡变化的规律

人口健康状况是衡量一个国家或地区社会发展水平的重要依据，而人口死亡模式则是人口健康状况的一个重要切面。人口死亡模式主要包含死亡水平和死因构成，前者用“率”直接反映人口健康水平，而后者则用“构成比”反映影响人口健康的主要因素。改革开放以来，我国社会进入高速发展时期，城乡居民生活水平、饮食营养、环境状况等发生了实质性变化，尤其是人口城市化、老龄化和生活方式的变化等诸多因素，城乡居民健康行为和疾病模式也发生了变化。

近30年来，慢性疾病仍是我国居民主要死亡原因，死亡率明显高于发达国家。以城市居民为例，主要疾病死亡率排名前三的始终为恶性肿瘤、心脏病和脑血管病，合计死亡率从1990年的342.40/10万上升到2020年452.44/10万，死亡人数占总死亡人数的比例从1990年的58.52%上升到2020年的71.29%（图1-11）。心脏病死亡率和死亡人数占比显著提高，2021年（165.37/10万和25.64%）已超过恶性肿瘤（158.70/10万和25.43%）成为第一大疾病死亡原因。

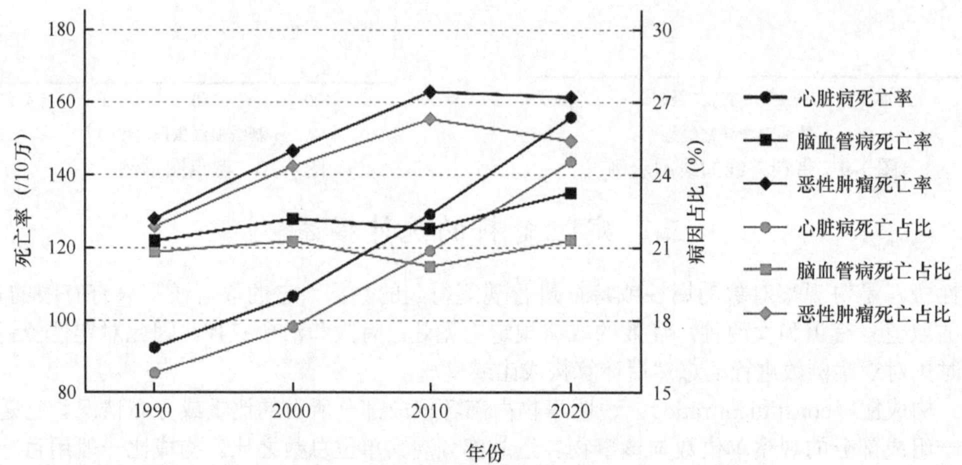

图1-11 1990～2020年全国城市居民主要疾病死亡情况

因此，对死亡问题的研究，除了死亡水平分析，疾病因的构成分析有利于通过分人群的死因顺位结果，把握相应的疾病暴发特点与流行变化趋势，从而更好地进行疾病预防和慢病管理，也有利于进一步完善对中国居民当下的死亡模式的探讨。

第三节　抽样误差与总体参数估计

从总体中抽取样本后，要根据样本信息来推断总体特征，这是统计分析的主要内容。但是有抽样必然有误差，因此对抽样误差进行定量刻画是统计推断的前提。本节对抽样误差的概念、计算及其应用做详细介绍。

一、抽样与抽样误差

统计学所说的误差（error）泛指测量值与真实值之差，以及样本指标与总体指标之差。根据误差产生的原因和性质，可以将误差分为 3 类。

（1）系统误差（systematic error）：由确定原因，如测量仪器未校准、医生掌握判断标准偏高或偏低等，所引起的观测值与真实值呈倾向性的偏差。由于系统误差影响了原始资料的准确性，其产生原因是明确的，因此在收集资料的过程中必须消除系统误差。

（2）随机测量误差（random measurement error）：由于非人为的、偶然因素造成的同一个体多次观测结果之间存在的没有固定倾向的偏差。对于这类误差应尽可能加以控制，至少控制在一个允许的范围内。在实际工作中，可以通过多次测量后计算平均值的方法减小甚至消除随机测量误差。

（3）抽样误差（sampling error）：由于研究的对象是样本而非总体以及总体中个体存在变异而造成的样本指标与总体指标之间的差别。

抽样误差是不可避免的，但有规律因而是可控制的。统计推断过程正是对抽样误差进行计算后由样本估计总体的。例如，某项对某地区 1007 名成年人的身高进行调查，结果显示身高服从 $N(162.6, 8.2^2)$ 的正态分布。假设调查的 1007 名成年人的身高是一个总体，从该正态总体中随机抽取 50 个观察值组成一个样本（n=50），共抽取 100 次，则可得到 100 个样本均数（表 1-2 和图 1-12）。这些样本均数与总体均数 162.6cm 之间存在差异，样本均数之间也存在差异，这些差异都可以认为是由抽样造成的。

表 1-2　从某正态总体中随机抽取 100 个样本均数的分布

样本均数（cm）	频数	频率（%）	累积频率（%）
159.0～	1	1	1
160.0～	8	8	9
161.0～	25	25	34
162.0～	37	37	71
163.0～	20	20	91
164.0～	7	7	98
165.0～166.0	2	2	100
合计	100	100	

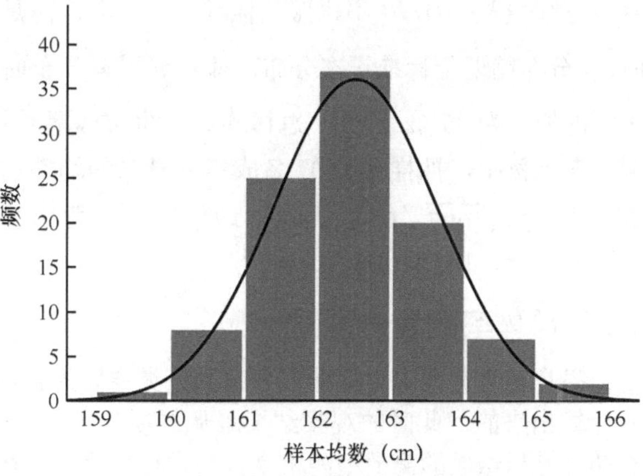

图 1-12　样本均数分布的直方图

通过图 1-12 可以直观地看出，从正态分布总体中进行抽样时，样本均数近似地服从正态分布，因此可以计算这些样本均数的均数（162.5cm）和标准差（1.1cm），从而反映样本均数的集中趋势和离散程度。为了与描述观察值离散程度的样本标准差区分开，将样本均数的标准差称为均数的标准误（standard error，SE）。均数的标准误反映了样本均数与总体均数的差异，也反映了来自同一总体的样本均数的离散程度，因此可以用标准误来表示抽样误差的大小。均数的标准误越小，说明样本均数的离散程度越小，样本均数与总体均数越接近，即抽样误差越小，反之亦然。

理论上可以证明，从服从 $N(\mu, \sigma^2)$ 的正态分布总体中随机抽取样本量为 n 的样本，样本均数服从 $N(\mu, \sigma^2/n)$ 的正态分布，因此均数的标准误 $\sigma_{\bar{X}}$ 的计算公式为

$$\sigma_{\bar{X}} = \frac{\sigma}{\sqrt{n}} \tag{1-10}$$

由于在抽样的时候通常不知道总体标准差 σ，只能用样本标准差 S 来代替，因此均数标准误的估计值 $S_{\bar{X}}$ 的计算公式为

$$S_{\bar{X}} = \frac{S}{\sqrt{n}} \tag{1-11}$$

从式（1-10）和式（1-11）可知，均数的标准误与标准差成正比，标准差越大，即个体的变异越大，标准误越大，即抽样误差越大；均数的标准误与样本量的平方根成反比，样本量越大，标准误越小，即抽样误差越小。因此，在实际工作中，可以通过增加样本量来减少抽样误差。

二、总体参数估计

参数估计就是用样本统计量来估计总体的相应参数。参数（parameter）是根据总体中个体值估计出来的描述总体特征的指标，统计量（statistic）即根据样本中个体值计算出来的描述样本特征的指标。参数估计的方法包括点估计和区间估计。点估计就是直接用样本统计量作为总体参数的估计值，这种方法简单易行，但未考虑抽样误差的影响。区间估计是指按照事先给定的概率（置信度、可信度）估计未知总体参数可能存在的范围，这个范围称为置信区间（confidence interval，CI）或可信区间。置信度一般取 95%，由此得到的置信区间称为 95% 置信区间，表示该区间以 95% 的概率包含总体参数。

（一）总体均数的置信区间

实际工作中通常 σ 是未知的，因此要用由样本获得的均数标准误 $S_{\bar{X}}$ 代替未知的均数标准误 $\sigma_{\bar{X}}$，此时 $(\bar{X}-\mu)/S_{\bar{X}}$ 不再服从标准正态分布，而是服从 t 分布。但样本量 n 足够大（如 $n>100$）时，t 分布趋近于标准正态分布，即根据正态分布曲线下面积规律，可以认为 $(\bar{X}-\mu)/S_{\bar{X}}$ 在 ±1.96 之间的概率为 95%。因此，总体均数 μ 的 95% 置信区间为 $\bar{X} \pm 1.96 S_{\bar{X}}$。

在上例中，抽样得 1007 名成年人身高的均数为 162.6cm，标准差为 8.2cm，则此次抽样的标准误为 $8.2/\sqrt{1007}=0.258$，总体均数的 95% 置信区间为 $(162.6-1.96\times0.258,\ 162.6+1.96\times0.258)$，即 (162.1cm，163.1cm)。

（二）总体率的置信区间

率是对所有样本定性地观察某二分类结局的事件是否发生（如发病与未发病、有效与无效等）后计算出来的，此时的观察结果服从二项分布（binomial distribution）。二项分布就是对这类只具有两种互斥结果的离散型随机事件的规律性进行描述的一种概率分布。

根据二项分布原理，如果总体率为 π，从总体中随机抽取样本量为 n 的样本，其中 m 个观察对象发生了事件，则样本率为 $p=m/n$，率的标准误为

$$\sigma_p = \sqrt{\frac{\pi(1-\pi)}{n}} \tag{1-12}$$

实际工作中总体率 π 一般是未知的，因此用样本率 p 来代替它，则率的标准误为

$$S_p = \sqrt{\frac{p(1-p)}{n}} \tag{1-13}$$

如果样本量 n 足够大，且 $n \times p$ 及 $n \times (1-p)$ 即发生事件及未发生事件的观察单位数均大于 5 时，总体率的 95% 置信区间近似地估计为 $p \pm 1.96S_p$。

例如，从某地区 3～5 岁儿童中随机抽取 208 人，其中 35 人患有变应性鼻炎，变应性鼻炎的患病率为 16.8%，则标准误为 $S_p = \sqrt{\frac{p(1-p)}{n}} = \sqrt{\frac{0.168 \times (1-0.168)}{208}} = 0.026$，总体率的 95% 置信区间为 $(0.168 - 1.96 \times 0.026, 0.168 + 1.96 \times 0.026)$，即 (11.7%, 21.9%)。

第四节 假设检验

统计推断除了包括根据样本统计量推断总体参数，它包括的另一个重要内容是假设检验（hypothesis test），也称为显著性检验（significance test）。通过假设检验可以回答资料是否服从正态分布、两个总体均数是否相等、两个指标是否相关之类的问题。

一、假设检验的意义

统计分析的对象虽然是样本，但研究者更关心的是相应总体的性质，这个时候就需要进行假设检验。例如，在一项研究中，某山区 64 名 3 岁男童的平均身高为（98.6±4.0）cm。大规模流行病学调查结果显示，3 岁男童的平均身高为 99.8cm，能否据此认为该山区 3 岁男童的身高与一般男童不同？

在本例中，样本均数 98.6cm 与已知总体均数 99.8cm 不同，造成二者差别的原因可能有两个。第一，该山区 64 名 3 岁男童（样本）是从同年龄段一般男童人群（已知总体）中抽样得到的，即样本来自于已知总体，样本均数与总体均数的差别是由抽样误差造成的；第二，该样本不是来自同年龄段一般男童这个总体，而是来自于山区男童总体，样本所代表总体的均数本来就不等于已知总体均数，它们的差别是由两个总体本质不同造成的。

假设检验的目的就是识别差异产生的原因，进而推断总体的性质。

二、假设检验的基本原理和步骤

假设检验利用了反证法的思想，即首先建立一个关于样本所属总体的原假设，如果现有样本的信息不支持该假设，则认为原假设不成立，即拒绝原假设。在这里，判断现有样本信息是否支持原假设的思想是基于统计学中的小概率事件原理的，即在一次随机试验（抽样）中小概率事件几乎不可能发生。如果通过计算相应检验统计量发现在原假设成立的前提下出现现有样本这个事件属于小概率事件，即在一次随机抽样中几乎不可能发生的事件发生了，则有理由认为原假设是不成立的。由此可以将假设检验归结为三个基本步骤。

（一）建立关于样本所属总体的假设

根据上面对造成样本均数与总体均数不同的可能原因的分析可知，假设有两种：一种是“样本来自于已知总体，样本均数与总体均数的差别由抽样误差引起”，称为零假设、无效假设（null hypothesis），记为 H_0；另一种是“样本所代表总体的均数不等于已知总体均数，它们的差别由两个总体本质不同引起”，称为对立假设或备择假设（alternative hypothesis），记为 H_1。这两种假设是互斥的、非此即彼的。由于 H_0 假设的情形比较简单、明确，而 H_1 假设包含种种未知的情形，因此假设检验都是针对样本信息是否支持 H_0 展开的。

本例将已知总体均数 99.8cm 记为 μ_0，样本所代表总体的均数记为 μ，则检验假设为

H_0: $\mu=\mu_0$，样本均数与已知总体均数的差别由抽样误差引起，样本所代表总体的均数与已知总体的均数相同。

H_1: $\mu\neq\mu_0$，样本均数与已知总体均数的差别由总体本质不同引起，样本所代表总体的均数与已知总体的均数不同。

（二）计算在无效假设成立的前提下出现随机样本的概率

为了获得出现随机样本的概率，通常要根据实验设计方案、资料类型、分析目的、样本含量以及特定检验方法的适用条件选择适当的假设检验方法并计算检验统计量。检验统计量（test statistic）是在无效假设 H_0 成立的前提条件下，对现有样本统计量与假定的总体参数的差异的一种表示。检验统计量一定是服从某种已知分布的，如正态分布、t 分布等。根据检验统计量的值以及分布的特征，计算出现该检验统计量取值的概率 P，即出现随机样本的概率。在本例中，选择单样本 t 检验（单样本 t 检验的详细介绍见第三章），计算得概率 P=0.019，即假设山区 3 岁男童身高与一般 3 岁男童身高相同时，随机抽取 64 名该山区 3 岁男童的平均身高为 98.6cm 的概率为 0.019。

检验统计量服从的分布除了正态分布，还包括卡方分布、t 分布、F 分布等。

1. 正态分布　正态分布又称高斯分布，最早由法国数学家穆瓦夫尔（Moivre）和拉普拉斯（Laplace）发现，德国数学家高斯（Gauss）将其应用于随机误差分布中，确立了正态分布的历史地位。若随机变量 X 服从均数为 μ、标准差为 σ 的正态分布，则记为 $X\sim N(\mu, \sigma^2)$。

正态分布概率密度函数对应的正态分布曲线如图 1-13 所示。可见正态分布的均数 μ 决定了分布的位置，标准差 σ 决定了分布的幅度。标准正态分布就是 μ=0，σ=1 的正态分布，记为 $N(0, 1)$。

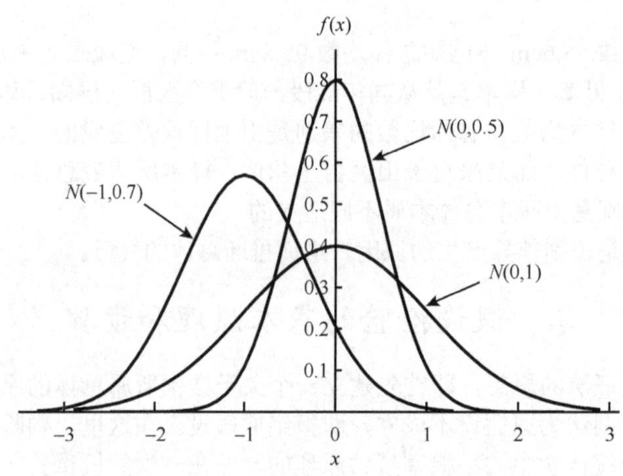

图 1-13　不同参数的正态分布曲线

2. 卡方分布　卡方分布（Chi-squared distribution）最早由英国物理学家麦克斯韦（Maxwell）发现，英国统计学家皮尔逊（Pearson）将该分布完善并推广。若 n 个互相独立的随机变量 X_1，X_2，…，X_n 均服从标准正态分布 $N(0, 1)$，则随机变量 $Q=\sum_{i=1}^{n} X_i^2$ 服从自由度为 n 的卡方分布，记为 $Q\sim\chi^2(n)$。

卡方分布曲线的形态与自由度 ν 密切相关：当 ν=1 时，分布曲线呈“L”形；当 ν >1 时，分布曲线呈偏峰；随着自由度 ν 的增大，分布曲线逐渐趋于对称；当 $\nu\to\infty$ 时，卡方分布接近正态分布。对应于每个自由度 ν 就有一条卡方分布曲线，因此卡方分布不是一条曲线，而是一簇曲线，图 1-14 给出了部分自由度时的卡方分布概率密度曲线。

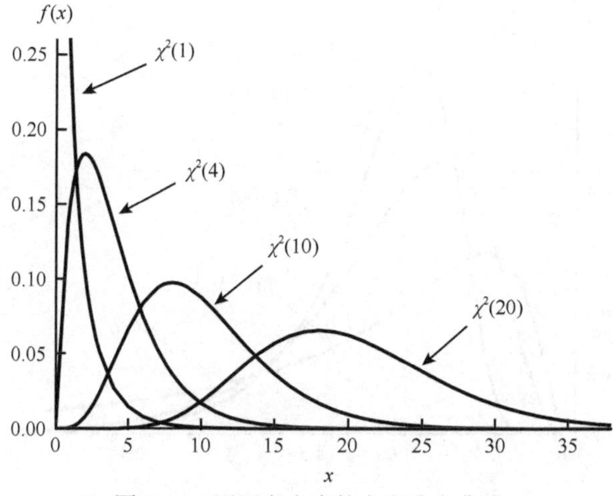

图 1-14　不同自由度的卡方分布曲线

3. *t* 分布　由于 t 分布是英国数学家戈赛特（Gosset）发现并提出的，其笔名为 Student，因此 t 分布又称为 Student 分布（Student's distribution）。若随机变量 X 和 Y 相互独立，X 服从标准正态分布 $N(0, 1)$，Y 服从自由度为 n 的卡方分布，则随机变量 $T=\dfrac{X}{\sqrt{Y/n}}$ 服从自由度为 n 的 t 分布，记为 $T \sim t(n)$。

t 分布曲线是以 0 为中心的单峰对称曲线，曲线的形状与自由度 v 有关。自由度 v 越小，t 分布曲线越低平，自由度 v 越大，t 分布曲线越接近标准正态分布曲线，当 $v \to \infty$ 时，t 分布接近标准正态分布。对应于每个自由度 v 就有一条 t 分布曲线，因此 t 分布不是一条曲线，而是一簇曲线，如图 1-15 所示。

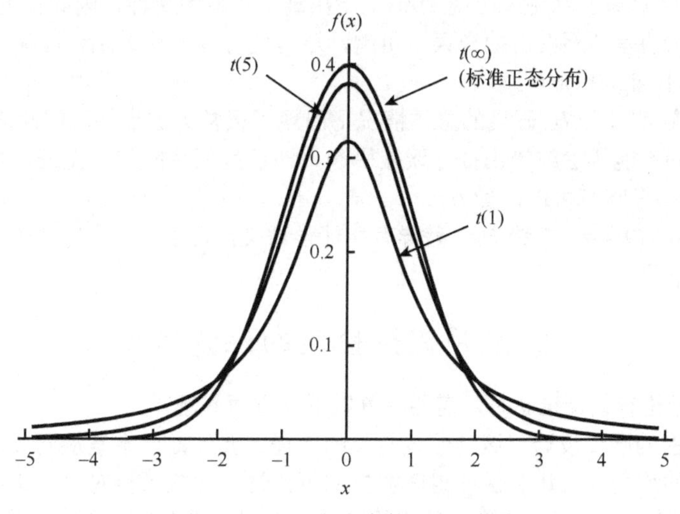

图 1-15　不同自由度的 t 分布曲线

4. *F* 分布　F 分布以提出该分布的英国数学家费希尔（Fisher）名字的首字母命名。若随机变量 X 和 Y 相互独立，它们分别服从自由度为 n_1 和 n_2 的卡方分布，则随机变量 $F=\dfrac{X/n_1}{Y/n_2}$ 服从自由度为 (n_1, n_2) 的 F 分布，记为 $F \sim F(n_1, n_2)$。

F 分布曲线是非对称曲线，其形状与两个自由度有关，分布曲线随两个自由度 n_1 和 n_2 的增加而逐渐接近正态分布，如图 1-16 所示。

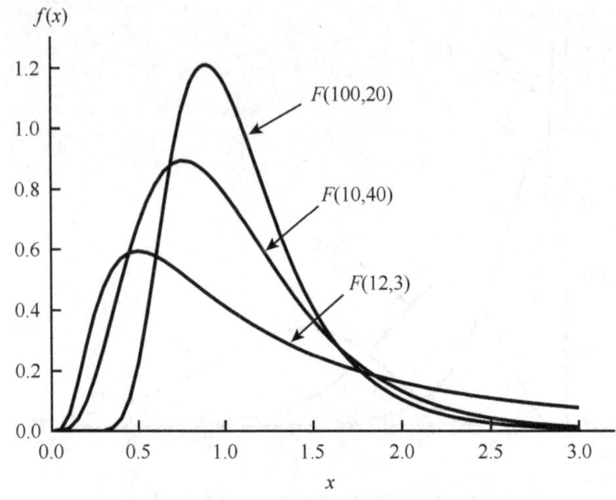

图 1-16 不同自由度的 F 分布曲线

（三）判断随机事件的发生概率是否为小概率并得出推断结论

小概率事件通常是指发生概率小于 0.05 的随机事件。小概率事件原理指出，在一次抽样中，小概率事件几乎不可能发生。因此，如果在无效假设成立的前提下出现现有样本被判定为小概率事件，则认为假设的成立将有悖于该样本所提供的特征信息，故认为原假设不成立；如果不是小概率事件，则还不能认为原假设不成立。

检验水准是进行假设检验前规定的判断小概率事件的标准，用 α 表示，一般取 α 为 0.05。根据随机样本出现的概率 P 值的大小以及事先确定的检验水准 α 和小概率事件原理认定对无效假设 H_0 的取舍，从而做出推断结论：

（1）若 $P<\alpha$，说明基于 H_0 假设的总体情况下出现了小概率事件，因此拒绝 H_0，接受 H_1，可以认为样本与总体间的差别不仅由抽样误差引起，还可能存在本质差别，即认为两者的差别有统计学意义（statistically significant）。

（2）若 $P\geqslant\alpha$，说明基于 H_0 假设的总体情况下出现了很常见的事件，因此尚不能拒绝 H_0，样本与总体间的差别尚不能排除纯粹由抽样误差引起，即认为两者的差别无统计学意义。此时需要注意，不拒绝 H_0 并不意味着可以接受 H_0。

在本例中，$P=0.019<\alpha$，拒绝 H_0，差异有统计学意义，可以认为山区 3 岁男童的身高与同年龄一般男童的身高不同。

三、应用假设检验的注意事项

在应用假设检验进行统计推断时，需要注意以下几方面问题。

1. 需要进行严密的研究设计 这是假设检验的前提。要保证样本是从同质总体中随机抽取而得，从而保证组间的均衡性。还要保证组间数据的可比性，即除了要对比的主要因素（如给药与否），其他可能影响结果的因素（如实验动物的种属、性别、体重等）应尽可能相同或相近。

2. 选择正确的假设检验方法 要根据实验设计方案、资料类型、分析目的、样本含量以及特定检验方法的适用条件选择正确的假设检验方法。如配对设计定量资料的比较可考虑配对 t 检验，完全随机设计多样本定量资料的比较可以考虑单因素方差分析等。

3. 正确理解差异的统计学意义 进行假设检验时，如果 $P<\alpha$ 则拒绝 H_0，可以认为两总体之间存在差异。P 值越小说明两总体之间存在差异的可能性越大（如果拒绝 H_0 犯错误的可能性越小），并不能说明两总体之间的差异越大。此外，差异有或无统计学意义指的是统计学结论，还需要用专业知识来解释。如果统计结论与专业结论不一致，则要结合实际情况加以分析，如实验设

计是否合理、样本量是否足够等。

4. 假设检验可能得到错误的结论　由于假设检验采用小概率事件原理和反证法的思想，因此根据概率 P 值得出的结论不可能完全正确。假如无效假设 H_0 本来是成立的，但由于抽样的偶然性，现有样本出现的可能性较小（$P<\alpha$），根据小概率事件原理认为在无效假设前提下该样本不可能出现（实际上只要事件的发生概率不为 0 就有可能发生），从而拒绝 H_0，这时的结论就是错误的。这种错误称为第一类错误，也称为假阳性错误。P 值就是 H_0 成立的条件下犯第一类错误的概率，α 则是犯第一类错误的最大概率。因此，假设检验的检验水准越高（即 α 越小），检验结果犯第一类错误的可能性越小。

与第一类错误相对应的还有第二类错误，也称为假阴性错误，是指没有拒绝实际上不成立的 H_0。第二类错误的最大概率记为 β，它的大小一般要根据总体参数、样本含量 n 以及 α 来计算，通常要控制在 0.2 以内。$1-\beta$ 称为检验效能（power），即检验效能要大于 0.8。在假设检验中，α 越大 β 越小，α 越小 β 越大，若要同时减小两类错误发生的概率，则只能采取增加样本含量的办法。

救死扶伤，关爱生命，减少诊疗中的失误

在临床实践中，需要对患者进行诊断及后续的治疗。在疾病诊断过程中，如果一个人不患有待诊断的疾病，但却被错误地诊断为患有这种疾病，这种误诊就是统计学中假设检验的第一类错误。犯这种错误将使该“患者”接受无谓的治疗，甚至带来损害；而如果一个人确实患有待诊断的疾病，但却被错误地诊断为不患有该疾病，这种漏诊就是统计学中假设检验的第二类错误。犯这种错误将延误患者的病情，使患者得不到及时救治。

在疾病的治疗过程中，如果某种药物或治疗方法对该疾病是无效的，但患者却错误地接受了这种治疗，这也是犯了第一类错误，这将导致患者不能及时接受正确的治疗甚至死亡。相反，如果某种药物或治疗方法对该疾病是有效的，但患者却没能接受这种治疗，这就是犯了第二类错误，这将延误患者治疗时机，甚至错过及时治疗而死亡。

由于人类对疾病的发生、发展、干预、治疗的认识尚不全面，在医疗实践中出现错误在所难免。但是，作为一名以救死扶伤、关爱生命为己任的医生，可以不断学习和积累新知识、新技术，不断提高自己的诊疗水平，尽最大努力使患者得到及时、正确的诊断和治疗。

---

5. 结论不能绝对化　在进行假设检验时，是否拒绝 H_0 取决于检验统计量的大小和事先确定的检验水准的高低。检验统计量的大小通常与抽样误差有关，如果原有样本不拒绝 H_0，在其他条件相同的情况下增大样本量可以减小抽样误差，则有可能拒绝 H_0。另外，检验水准的高低也直接影响对是否拒绝 H_0 的判断，如果 $P=0.019$，当 $\alpha=0.05$ 时拒绝 H_0，当 $\alpha=0.01$ 时则不拒绝 H_0。因此在报告结论时，要提供样本的基本统计描述，列出检验统计量的值和确定的具体 P 值，以便读者对整个假设检验过程有一个全面的了解，便于与同类研究进行比较。

6. 假设检验与区间估计的关系　假设检验与区间估计都是统计推断的重要内容。假设检验根据样本提供的信息计算检验统计量来判断对总体参数的无效假设是否成立，区间估计根据样本信息估计未知总体参数可能存在的范围。通常情况下，区间估计与假设检验这两种统计推断方法是相通的，参数的置信区间可以利用假设检验的方法来获得，假设检验问题也可以利用区间估计的方法来解决。

例如，要推断未知总体均数 μ 是否等于已知总体均数 μ_0，那么 α 检验水准下的假设检验（H_0：$\mu=\mu_0$）与置信度为（$1-\alpha$）的置信区间之间存在这样的关系：若在 α 水准下拒绝 H_0，则 μ 的（$1-\alpha$）置信区间必定不包含 μ_0；反之，若在 α 水准下不拒绝 H_0，则 μ 的（$1-\alpha$）置信区间必定包含 μ_0。因此，可以用构造 μ 的（$1-\alpha$）置信区间的方法来检验上述假设：如果构造出来的置信区间不包含 μ_0，就拒绝 H_0，反之就不拒绝 H_0。同样给定检验水准 α，可以从构造检验统计量的过程中得到

μ 的（$1-\alpha$）置信区间。

上例中，某山区 3 岁男童身高总体均数的 95% 置信区间为（97.6cm，99.6cm），不包含 μ_0 即 99.8cm，因此可以认为山区 3 岁男童的身高与同年龄一般男童的身高不同，与假设检验得到的结论相同。

在实际应用时，如果对问题有较多了解或掌握一些非样本的信息，则假设检验的方法比较合适；如果对问题除样本信息外再没有其他可参考的信息，则应采用区间估计的方法。

思 考 题

一、知识梳理（选择题）

1. 当样本含量固定时，标准误大则样本均数作为总体均数的代表性差；反之，标准误小则样本均数作为总体均数的代表性好。

A）正确　　B）错误

2. 在实验设计阶段估计样本量时，检验效能是一个重要的考虑因素，一般要求小于 0.2。

A）正确　　B）错误

3. 在无效假设的假设检验中，第一类错误是指拒绝了一个正确的无效假设。

A）正确　　B）错误

4. 实验设计的基本原则不包括______。

A）随机性原则　　B）对照原则　　C）重复原则　　D）多样性原则

5. 要观察两种药物联合应用是否具有更好疗效，在实验设计时应该设计______个组。

A）2　　B）3　　C）4　　D）8

6. 下列变量中，属于分类变量的是______。

A）白细胞计数　　B）民族　　C）受孕次数　　D）体重

7. 要减小抽样误差，实际中可行的办法是______。

A）减小系统误差　　B）适当增加样本量

C）控制个体变异　　D）精选观察对象

8. 标准正态分布曲线下横轴从 0 到 2 的曲线下面积大约是______。

A）0.28　　B）0.48　　C）0.68　　D）0.88

9. 最小组段无下限或最大组段无上限的频数分布资料可用______描述集中趋势。

A）均数　　B）中位数　　C）标准差　　D）标准误

10. 抽样误差是指______。

A）不同样本指标之间的差别　　B）样本中每个个体之间的差别

C）样本指标与总体指标之间的差别　　D）由于抽样产生的观测值之间的差别

11. 随机变量 X 同时加一个大于零的常数，则______会改变。（可多选）

A）均数　　B）标准差　　C）方差　　D）变异系数

12. 以下指标中，通常用来描述定量资料离散趋势的是______。（可多选）

A）极差　　B）P_{90}～P_{10}　　C）P_{75}～P_{25}　　D）四分位数间距

13. 当一组数据中有一个观察数值为零时，仍能计算______。（可多选）

A）算术均数　　B）几何均数　　C）中位数　　D）众数

14. 以下统计量中，用于描述集中趋势的有______。（可多选）

A）算术均数　　B）几何均数　　C）中位数　　D）众数

15. 假设检验的统计量通常都是服从某一分布的，这些分布主要有______。（可多选）

A）正态分布　　B）卡方分布　　C）t 分布　　D）F 分布

二、操作分析

1. 某医院 120 名新型冠状病毒感染患者的白细胞计数见表 1-3。试对资料进行适当的统计描述，并计算 95% 参考值范围。

表 1-3 某医院 120 名新型冠状病毒感染患者的白细胞计数（$\times10^9$/L）

2.0	7.6	2.4	9.3	6.0	7.3	6.7	4.4	6.4	4.7	3.0	3.0	4.3	3.0	3.4
6.0	5.1	10.3	5.4	7.3	6.3	7.9	5.5	7.1	8.5	3.3	7.4	6.0	3.1	4.8
8.1	7.9	9.2	4.9	4.7	5.7	5.0	8.7	8.4	7.3	5.0	3.8	3.7	2.9	4.2
5.6	4.6	6.5	4.5	5.5	2.8	5.8	5.4	7.1	10.5	4.0	7.2	4.7	6.0	6.0
5.3	4.7	5.3	3.3	5.4	4.3	4.7	4.5	3.3	4.6	4.6	9.8	5.8	6.0	7.5
6.3	10.9	5.5	4.9	4.9	3.3	3.6	5.2	5.1	5.2	4.1	5.3	4.9	5.3	4.6
4.9	3.8	11.1	5.1	3.8	3.1	5.6	5.0	2.8	6.1	3.6	5.4	5.7	9.8	5.2
5.6	4.9	4.1	4.7	5.0	5.7	3.3	6.3	6.7	5.5	10.5	3.9	5.8	3.3	6.4

2. 某地区 2017 年不同年龄组居民高血压患病人数见表 1-4。试对资料进行适当的统计描述。

表 1-4 某地区 2017 年不同年龄组居民高血压患病人数

年龄组（岁）	居民人数	患病人数
＜40	11 333	109
40～	5 332	372
50～	3 764	726
60～	4 918	1 329
≥70	2 014	689
合计	27 361	3 225

三、综合应用案例

已知一般健康成年男性的脉搏为平均 72 次/分。某研究在山区随机选择 20 名健康成年男性并测量他们的脉搏，得到样本均值为 76 次/分，标准差为 7 次/分。该项研究能否根据 76 次/分大于 72 次/分就断定山区健康成年男性的脉搏比一般健康成年男性快？正确的分析方法是什么？

（艾自胜 王 奕 陈 卉）

第二章　在 SPSS 中管理和描述数据

本章内容

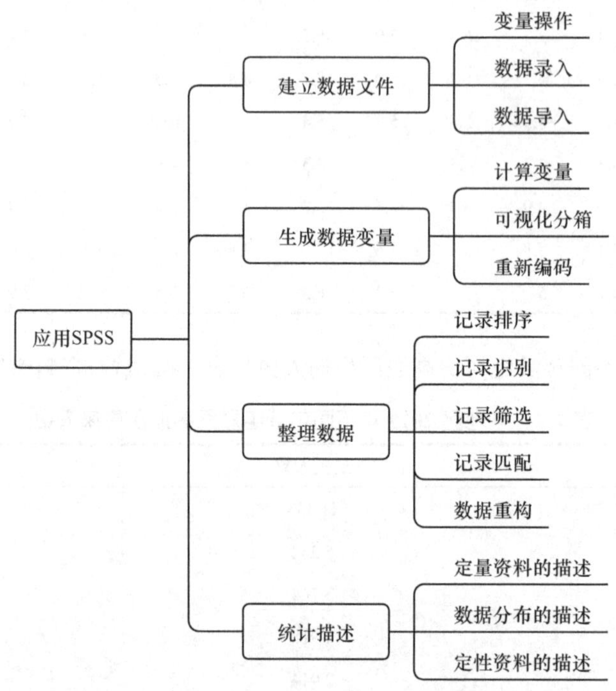

目前在医学研究中被广泛使用的统计软件包括 IBM SPSS Statistics，SAS，Stata 等，本章对利用 IBM SPSS Statistics 软件进行数据管理的方法进行详细介绍。

第一节　IBM SPSS Statistics 简介

1968 年，美国斯坦福大学的 3 名研究生研发了社会科学统计软件包 Statistical Package for Social Sciences，并成立了 SPSS 公司。该公司于 2009 年被 IBM 公司收购，软件亦更名为 IBM© SPSS© Statistics。本章介绍目前该软件的最新版本 IBM© SPSS© Statistics 28，为方便起见，后文仍简称其为 SPSS。

一、SPSS 的主要特点

作为当今国际上最流行的统计软件之一，SPSS 所具有的特点十分突出：

（1）操作简便：SPSS 具有友好的人机交互界面，几乎所有功能都以统一、规范的窗口式界面展示出来，通过单击即可完成绝大多数操作。

（2）数据管理和分析功能强大：利用 SPSS 可以完成数据的录入、读取、编辑、管理、作图、制表等一系列任务。

（3）统计分析方法丰富：除了包含一般的统计分析方法，还包含很多新的高级统计方法，如广义线性混合模型（generalized linear mixed model）、神经网络（neural network）、对应分析（correspondence analysis）等。

（4）输出结果美观、规范：输出结果主要为图形和图表，还可对输出结果进行编辑。

（5）多语言切换：可即时切换软件界面和输出结果的语言，彻底解决了中文兼容问题。

二、SPSS 的工作环境

SPSS 的操作环境主要包括数据编辑窗口（Data Editor）、结果输出窗口（Viewer）、程序编辑窗口（Syntax Editor）和图形编辑窗口（Chart Editor）。

1. 数据编辑窗口 数据编辑窗口是在 SPSS 中进行数据管理的窗口，也是正常启动 SPSS 后显示的工作界面，如图 2-1 所示。

nutrition.sav [DataSet1] - IBM SPSS Statistics Data Editor

	编号	年龄	城郊区	性别	身高	体重	腰围	大米	面粉	其他谷物	牛奶	鸡蛋
1	AF-001	24	城区	男	182.0	92.0	94.0	292.01	136.66	36.67	122.22	40.13
2	AF-002	28	城区	女	162.0	55.5	78.0	0.00	186.67	100.00	0.00	64.82
3	AF-003	21	城区	女	164.0	59.0	95.0	246.67	50.00	66.67	146.67	33.44
4	AF-004	28	城区	男	187.0	65.5	86.0	100.00	116.67	66.67	69.44	0.00
5	AF-005	36	郊区	男	176.0	84.6	94.2	106.67	226.67	30.67	158.89	72.40
6	AF-006	38	城区	男	171.1	71.6	85.2	266.67	33.34	50.00	0.00	42.10
7	AF-007	31	城区	女	173.0	82.1	98.0	133.33	13.33	100.00	160.00	35.20
8	AF-008	25	城区	男	170.0	68.5	82.5	85.48	36.28	15.33	133.33	16.44
9	AF-009	26	城区	男	171.0	71.0	96.0	83.33	350.00	50.00	0.00	50.00
10	AF-010	25	城区	女	165.0	45.0	70.0	100.00	106.66	0.00	166.67	0.00
11	AF-011	32	城区	女	161.0	56.1	73.5	263.33	76.67	83.33	0.00	60.00
12	AF-012	34	城区	男	175.0	109.8	112.1	277.78	55.56	55.56	0.00	11.11
13	AF-013	41	郊区	男	168.4	63.6	82.6	136.66	276.66	0.00	0.00	57.20
14	AF-014	42	郊区	男	177.2	81.9	87.5	100.00	343.33	0.00	66.67	14.67

图 2-1 SPSS 的数据编辑窗口——数据视图

SPSS 的数据编辑窗口分为数据视图（Data View，图 2-1）和变量视图（Variable View，图 2-2）两种视图，分别用于输入和编辑数据及定义和修改变量属性。单击数据编辑窗口左下方的视图标签卡可以进行两种视图的切换。

nutrition.sav [DataSet5] - IBM SPSS Statistics Data Editor

	Name	Type	Width	Decimals	Label	Values	Missing	Columns	Align	Measure	Role
1	编号	String	8	0		None	None	6	Left	Nominal	Input
2	年龄	Numeric	3	0	年龄/岁	None	None	5	Right	Scale	Input
3	城郊区	Numeric	6	0		{0, 郊区}...	None	7	Right	Nominal	Input
4	性别	Numeric	3	0		{1, 男}...	None	6	Right	Nominal	Input
5	身高	Numeric	5	1	身高/cm	None	None	6	Right	Scale	Input
6	体重	Numeric	5	1	体重/kg	None	None	6	Right	Scale	Input
7	腰围	Numeric	5	1	腰围/cm	None	None	6	Right	Scale	Input
8	大米	Numeric	6	2	大米/g	None	None	6	Right	Scale	Input
9	面粉	Numeric	6	2	面粉/g	None	None	6	Right	Scale	Input
10	其他谷物	Numeric	6	2	其他谷物/g	None	None	8	Right	Scale	Input
11	牛奶	Numeric	6	2	牛奶/g	None	None	6	Right	Scale	Input
12	鸡蛋	Numeric	6	2	鸡蛋/g	None	None	6	Right	Scale	Input
13	鱼	Numeric	6	2	鱼/g	None	None	6	Right	Scale	Input
14	肉	Numeric	6	2	肉/g	None	None	6	Right	Scale	Input
15	蔬菜	Numeric	6	2	蔬菜/g	None	None	5	Right	Scale	Input

图 2-2 SPSS 的数据编辑窗口——变量视图

在数据编辑窗口的数据视图下，数据以类似于 Microsoft© Excel 电子表格的形式显示。数据上方、快捷工具栏下方的单元格编辑器内可以显示当前单元格的精确数值，但与 Excel 不同，在单元格编辑器中不能直接输入公式。

在数据编辑窗口的变量视图下，每一行单元格代表一个变量，即数据视图下的一列；每一列代表变量的一个属性，如 Name（名称）、Type（类型）等。

2. 结果输出窗口　执行了某一项数据管理或统计分析任务后，SPSS 自动打开结果输出窗口，如图 2-3 所示。SPSS 的所有统计分析结果，包括文本、表格、图形以及出错和警告提示，均显示在结果输出窗口中。

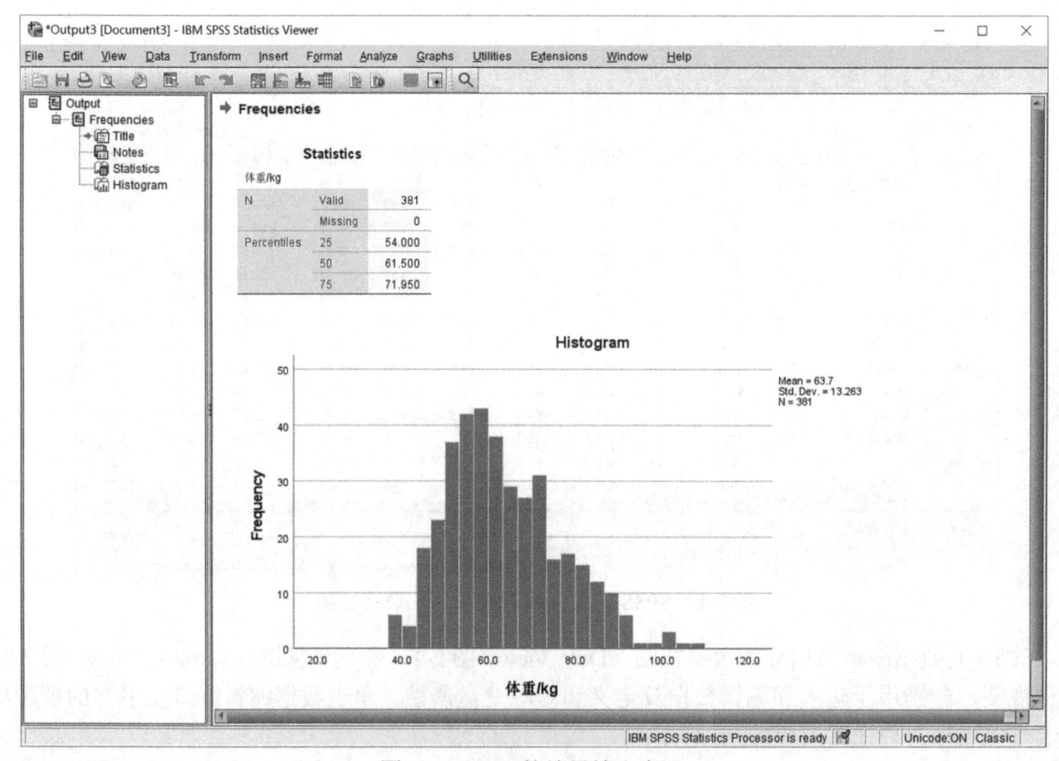

图 2-3　SPSS 的结果输出窗口

结果输出窗口分左、右两个窗格，左窗格显示右窗格输出内容的项目标题，右窗格显示具体的统计分析结果或各种提示信息。双击右窗格中的文本、表格或图形，可以进入相应编辑状态，以便对输出结果进行编辑和格式设置。

此外，可以将选定的输出结果（如表格或图形）导出为 .doc，.xlsx，.ppt，.pdf，.html 等格式的文档文件，以及 .jpg，.png，.tif 等格式的图像文件，以供保存或由其他应用软件使用。整个结果输出窗口的内容也可保存为扩展名为 .spv 的文件，供以后在 SPSS 中直接打开查看。

3. 程序编辑窗口　在 SPSS 中，尽管绝大多数统计分析任务可以在图形窗口界面下完成，但是对于某一个需要几十次甚至上百次单击操作才能完成的复杂分析过程，重复多次执行这个过程将是耗时和枯燥的事情。将这些操作步骤集合为一个程序，一步即完成一次分析过程则可以极大地提高效率。SPSS 的程序编辑窗口提供了编写、调试和运行 SPSS 程序的界面。

用对话框方式执行某一项数据管理或统计分析任务时，单击该对话框（如图 2-3 对应的图 2-4 对话框）中的 Paste 按钮，SPSS 自动打开程序编辑窗口，显示完成相应任务的命令语句，如图 2-5 所示。可以对程序中的命令行进行编辑，设置断点（breakpoint），执行全部或部分命令语句。为便于今后执行程序，可将编辑、调试好的程序保存为扩展名为 .sps 的文件。

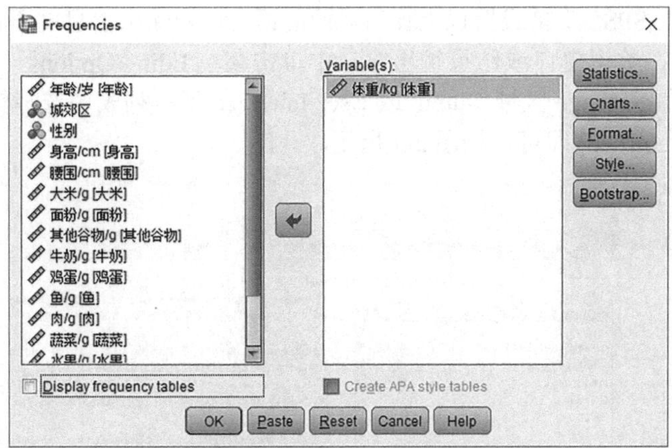

图 2-4　可得到图 2-3 结果的对话框

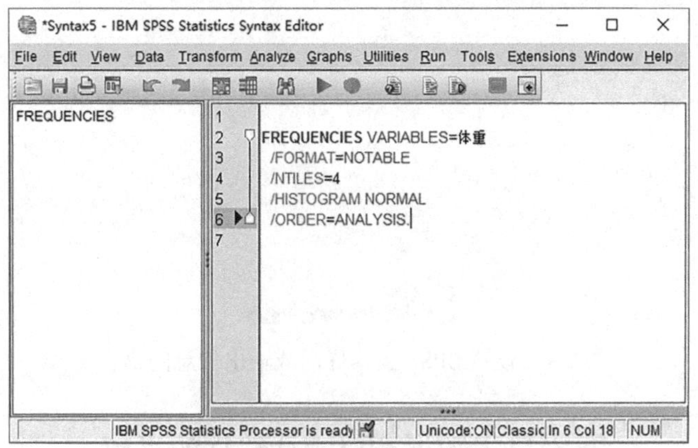

图 2-5　SPSS 的程序编辑窗口

4. 图形编辑窗口　在结果输出窗口双击图形，即可打开图形编辑窗口，如图 2-6 所示。单击想要编辑的图形对象，利用图形编辑窗口中提供的菜单和各种工具栏按钮，或双击图形对象后在打开的属性（Properties）对话框中，对图形对象进行编辑操作。

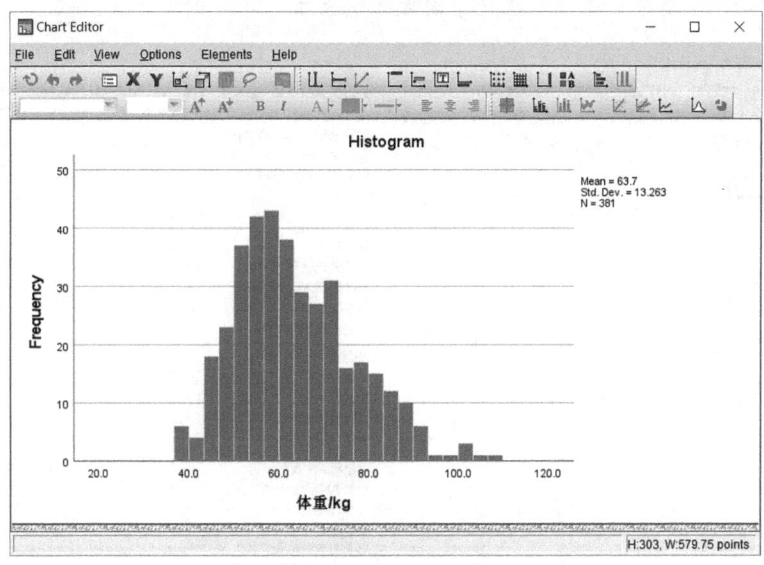

图 2-6　SPSS 的图形编辑窗口

5. 设置显示语言　SPSS 支持设置以上窗口界面的语言以及输出信息的语言。如果要将语言改为简体中文，则可以在数据窗口或结果输出窗口中单击菜单 Edit→Options，打开 Options 对话框 Language 选项卡，在 Language 区域 Output 或 User Interface 下拉列表中选择输出信息或窗口界面的语言为 Chinese (Simplified) 即可，如图 2-7 所示。

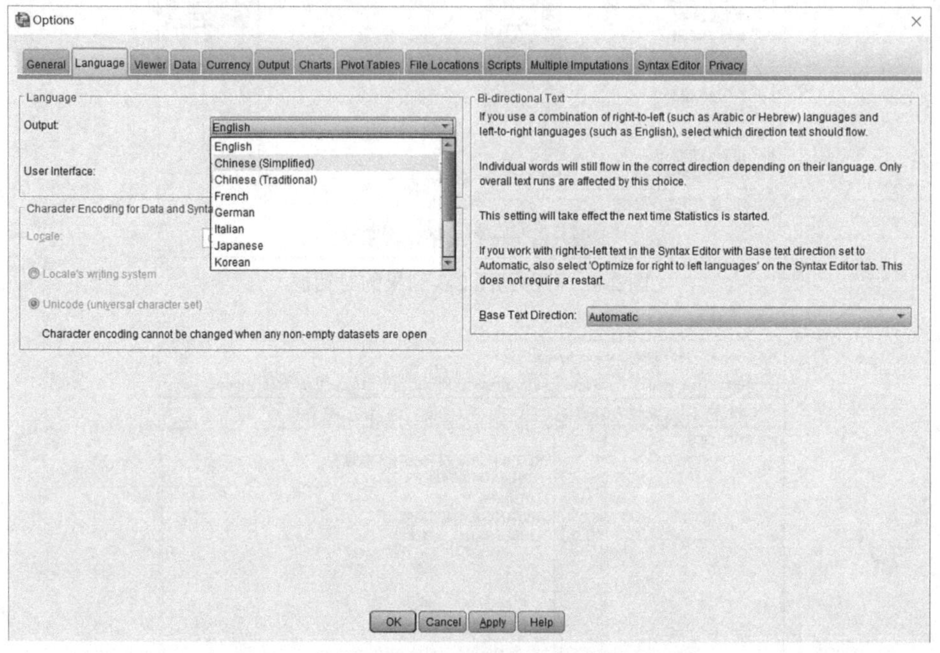

图 2-7　设置 SPSS 窗口界面或输出信息的语言

我国自主知识产权统计软件的兴起

我国自主开发的统计软件有很多，其中应用最广泛、功能最齐全的是 DPS 统计软件（http://www.dpsw.cn）。它是目前我国唯一一款实验设计及统计分析功能齐全、资料信息方面可确保用户安全、国产的具自主知识产权的统计分析软件（图 2-8）。它在实验设计中大样本的均匀实验设计、多元统计分析中动态聚类分析等方面已处于国际领先地位。

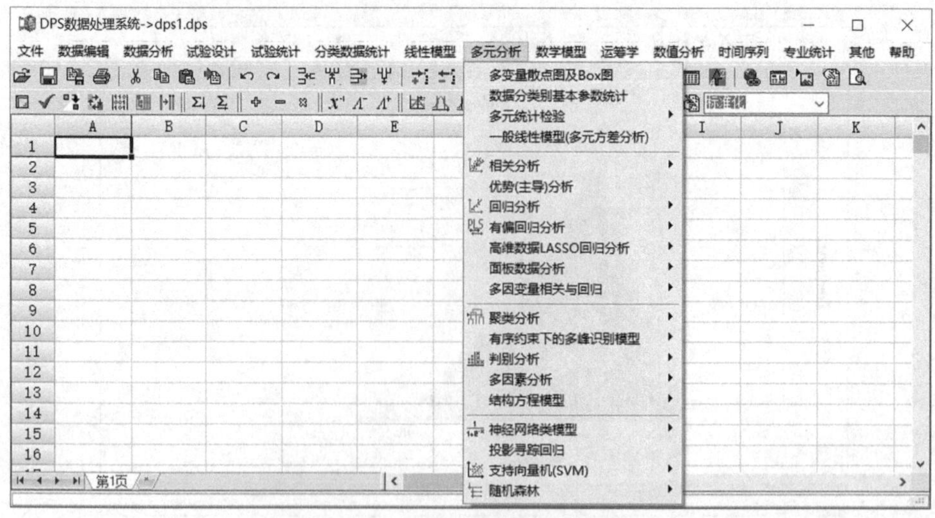

图 2-8　国产统计软件 DPS 运行界面

在国内流行的十大统计分析软件应用排名中，DPS 是唯一入围的国产软件，排名仅次于 SPSS（美国）、Matlab（美国）、SAS（美国），位居第四名。DPS 统计软件 1997 年正式出版，目前最新版本是 v19.05。它在我国的社会科学、自然科学各个领域的应用得到迅速扩展。

第二节　建立数据文件

建立数据文件是进行统计分析的第一步，建立可以反映实验结果、便于统计分析的数据是完成统计任务的良好开端。SPSS 数据文件既可以在 SPSS 环境下创建，也可以是导入的外部数据文件。以下以图 2-9 中的居民营养数据为例介绍建立数据文件 nutrition.sav 的方法。

	A	B	C	D	E	F	G	H	I	J	K	L	M	N	O	P	Q	R	S
1	编号	年龄/岁	城郊区	性别	身高/cm	体重/kg	腰围/cm	大米/g	面粉/g	其他谷物/g	牛奶/g	鸡蛋/g	鱼/g	肉/g	蔬菜/g	水果/g	蛋白质供能/%	脂肪供能/%	糖类供能/%
2	AF-001	24	城区	男	182.0	92.0	94.0	292.01	136.66	36.67	122.22	40.13	100.40	332.00	350.97	259.13	18.47	28.72	52.81
3	AF-002	28	城区	女	162.0	55.5	78.0	0.00	186.67	100.00	0.00	64.82	0.00	0.00	128.56	88.67	10.66	33.77	55.57
4	AF-003	21	城区	女	164.0	59.0	95.0	246.67	50.00	66.67	146.67	33.44	0.00	0.00	121.89	88.67	10.95	19.29	69.76
5	AF-004	28	城区	男	187.0	65.5	86.0	100.00	116.67	66.67	69.44	0.00	0.00	100.00	133.32	197.17	14.20	26.42	59.38
6	AF-005	36	郊区	男	176.0	84.6	94.2	106.67	226.67	30.67	158.89	72.40	0.00	60.00	142.33	50.67	13.24	35.03	51.73
7	AF-006	38	城区	男	171.1	71.6	85.2	266.67	33.34	50.00	0.00	42.10	77.33	157.50	229.49	0.00	16.90	40.35	42.75
8	AF-007	31	城区	女	173.0	82.1	98.0	133.33	13.33	100.00	160.00	35.20	0.00	300.00	315.99	63.33	24.84	31.59	43.57
9	AF-008	25	城区	男	170.0	68.5	82.5	85.48	36.28	15.33	133.33	16.44	16.67	89.95	33.09	33.33	14.12	49.66	36.22
10	AF-009	26	城区	男	171.0	71.0	96.0	83.33	350.00	50.00	0.00	50.00	0.00	196.67	462.59	220.00	13.18	42.06	44.76
11	AF-010	25	城区	女	165.0	45.0	70.0	100.00	106.66	0.00	166.67	0.00	23.33	55.94	96.66	0.00	15.32	30.98	53.70
12	AF-011	32	城区	女	161.0	56.1	73.5	263.33	76.67	83.33	0.00	60.00	133.34	93.33	363.33	93.00	19.15	34.91	45.95
13	AF-012	34	城区	男	175.0	109.8	112.1	277.78	55.56	55.56	0.00	11.11	85.93	40.74	181.48	0.00	14.05	40.56	45.39
14	AF-013	41	郊区	男	168.4	63.6	82.6	136.66	276.66	0.00	0.00	57.20	0.00	183.33	200.00	40.00	17.87	26.59	55.54
15	AF-014	42	郊区	男	177.2	81.9	87.5	100.00	343.33	0.00	66.67	14.67	0.00	0.00	516.67	50.00	13.52	15.28	71.20
16	AF-015	25	城区	女	155.5	49.5	62.0	59.00	66.00	0.00	40.00	37.33	0.00	35.67	108.67	67.21	9.54	49.05	41.41
17	AF-016	38	城区	男	180.5	87.7	93.0	283.34	0.00	0.00	0.00	89.20	0.00	33.34	336.65	0.00	14.84	39.58	45.58

nutri

图 2-9　居民营养数据示例

一、设计和定义变量

SPSS 数据文件是一种有结构的数据文件，由变量和记录两部分组成。变量代表观察的指标、调查的项目等，是要在录入数据之前设计出来的。

1. 设计变量　在 SPSS 中，设计变量有以下几条基本原则：

（1）不同观察对象的数据不在同一行中出现，即一条记录只能是一个观察对象的数据。

（2）每个观测指标/项目只占据一列的位置，即同一指标的数值应当录入到同一变量中。

（3）最终的数据集应该包含原始数据的所有信息。

但是，由于统计方法不同可能要求不同的数据格式，因此也有一些例外情况：

（1）重复测量设计的数据，同一指标不同时间上的观测值放在不同变量中。

（2）异体配对设计的数据，两个观察对象的数据放在一行上。

在本例中，根据以上原则和实际观察的项目，需要建立 19 个变量，分别代表编号和年龄、城郊区、性别、身高、体重等 19 项指标。

2. 定义变量　在 SPSS 数据编辑窗口的变量视图下完成变量的定义，主要包括变量名、变量类型、变量标签、变量值标签、变量测度等属性的定义。

（1）变量名：在图 2-2 所示的变量视图中，在第一列 Name 中输入变量名。如果没有手工设置变量名，则系统自动以 VAR00001，VAR00002，……作为变量名。SPSS 中的变量名可使用 1～64 个字符或汉字，英文字母不区分大小写。本例即可以“编号”“年龄”“城郊区”“性别”“身高”“体重”“腰围”等直接作为变量名。

（2）变量类型与宽度：在图 2-2 所示的变量视图中，单击需要设置类型的变量对应的 Type 单元格，再单击该单元格右侧的“…”按钮，打开 Variable Type 对话框，如图 2-10 所示。

SPSS 支持 9 种变量类型，常用的变量类型有：

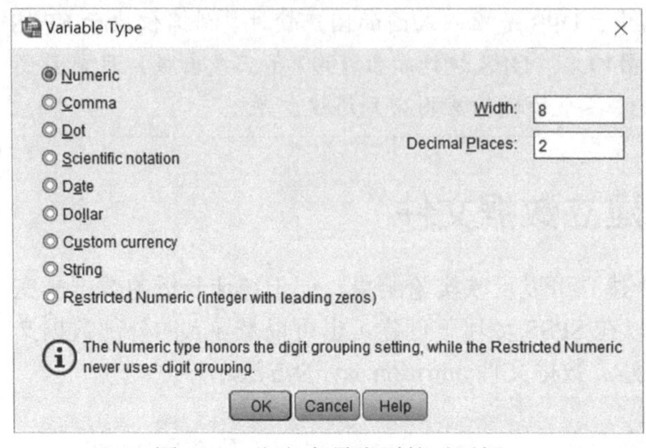

图 2-10　定义变量类型的对话框

1）数值型（Numeric）：该类型的应用最为广泛，也是系统默认的变量类型。设置了数值型变量后，还要同时在 Width 和 Decimal Places 文本框中设置变量的总宽度（系统默认为 8）和保留的小数位数（系统默认为 2）。在本例中，变量年龄、性别、身高、体重等均设置为数值型，其中年龄、性别、城郊区设置为整数（小数位数为 0）。

2）字符型（String）：字符型变量主要起标识、说明或备注的作用，如姓名、家庭住址等。在 SPSS 的很多统计分析方法中不能使用字符型变量，因此诸如性别、病理结果等变量都不采用字符型，而是对它们进行编码后采用数值型。本例中由于编号中含有字母和符号“-”，因此编号设置为字符型变量。

3）日期型（Date）：日期型变量实际上是一类特殊的数值型变量，对它们可以进行加减运算，如计算两个日期之间相差的天数等。

（3）变量标签：变量标签（Label）主要用于说明英文或简写变量名的含义以及说明变量的观察单位等。为变量设置了变量标签后，输出结果中的变量名即被变量标签代替。变量标签可以使用汉字、英文字母、数字及其他符号，总长度不能超过 256 个字符。在图 2-2 所示变量视图中的 Label 一列添加变量标签。

（4）变量值标签：对于分类型变量，如性别、城郊区，通常都是对它们编码后定义为数值型变量。变量值标签（Value Label）用于对这些编码的含义进行说明，从而使数据的可读性增强，同时在数据编辑窗口的数据视图下可以方便地选择值标签来录入数据。

在本例中，可以将性别“男”编码为 1，“女”编码为 2；对于表示来自城区还是郊区的变量“城郊区”，可以将“城区”编码为 1，“郊区”编码为 0。单击变量视图的 Values 单元格，打开如图 2-11 所示 Value Labels 对话框，依次定义每个编码的标签。

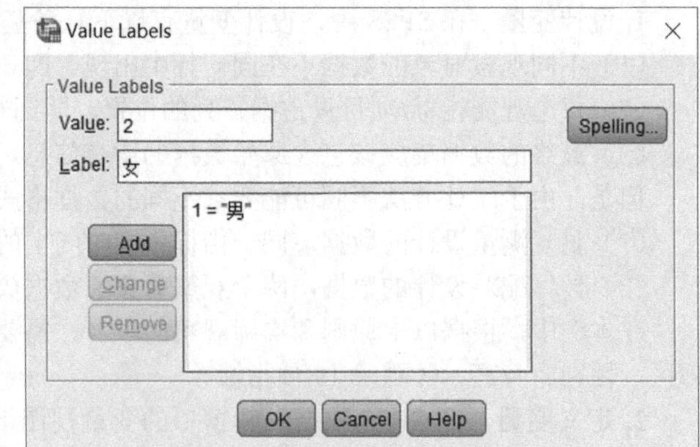

图 2-11　定义变量值标签的对话框

首先在 Value 框中输入编码，然后在 Label 框中输入编码的含义，单击 Add 按钮添加新标签，单击 Change 按钮完成标签的修改，单击 Remove 按钮删除已定义的标签。

（5）变量测度：按照变量的测量精度，SPSS 将数值型变量的测度（Measure）分为标度测度、有序测度和名义测度，它们的测量精度越来越低：

1）标度测度（Scale）：对应于定量的、连续型变量，如本例中的年龄、身高、体重、腰围、蛋白质供能比等。

2）有序测度（Ordinal）：对应于有序分类变量，默认数字顺序表示等级顺序。

3）名义测度（Nominal）：对应于无序分类变量，如本例中的性别、城郊区。

利用 SPSS 进行统计分析时，变量测度的设置一般不影响统计分析过程和结果，只有在使用 Chart Builder（图形构建器）绘制图形以及使用非参数检验的智能分析模块时，对变量的测度才有明确的要求。

经过上述定义后，图 2-9 中数据的变量结构和属性如图 2-2 所示。

二、录入及保存数据

在变量视图下定义完变量的各种属性后，切换到数据视图，在其中的单元格中逐一录入数据即可。与 Excel 类似，可以通过剪切/复制、粘贴命令录入数据。但与 Excel 不同的是，在 SPSS 数据编辑窗口中不支持录入公式，只能输入原始数值。

此外，对于分类型变量，如果定义了值标签，单击菜单 View→Value Labels 后将在单元格中显示值标签。在显示值标签的数据单元格中单击右侧的箭头按钮，在弹出的列表中选择某个值标签可以录入相应数据。

单击菜单 File→Save As 将录入完成的数据保存为数据文件 nutrition.sav。SPSS 默认的数据文件扩展名为 .sav，此外还可以将数据保存为 .csv 或 .xlsx 等其他格式的数据文件。

三、导入外部数据文件

除了可以直接在 SPSS 中建立数据文件，SPSS 还支持导入多种外部数据文件，如 Excel 数据文件、文本文件、其他统计软件生成的数据文件以及支持 SQL 查询的数据库文件。

例如，要将 Excel 文件格式的居民营养数据（图 2-9）读入 SPSS，可在 SPSS 中单击菜单 File→Open→Data 或 File→Import Data→Excel，选中需要导入的 Excel 数据文件后，打开如图 2-12 所示的对话框。

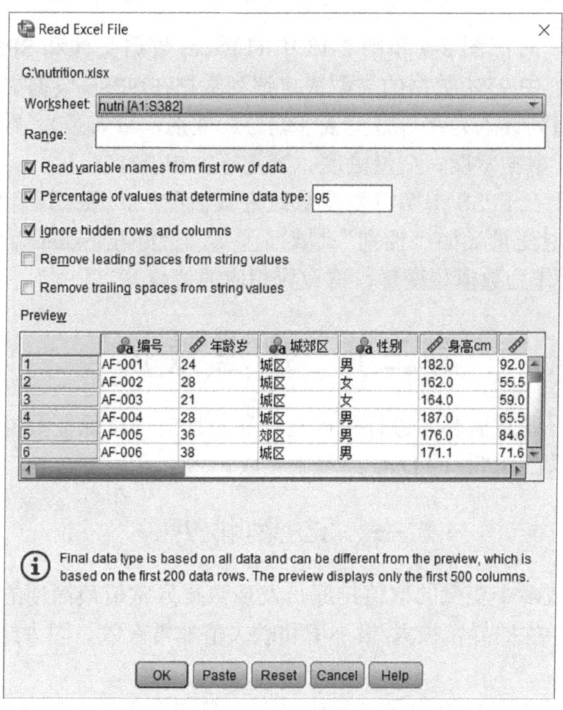

图 2-12　读取 Excel 数据源对话框

在图 2-12 对话框中，Read variable names from first row of data 选项表示从 Excel 工作表的第一行读取变量名，Worksheet 列表框和 Range 文本框指定存放数据的工作表和范围，如果在 Range 中不指定范围则表示读取全部数据。数据导入 SPSS 后，数据编辑窗口的变量视图如图 2-13 所示。

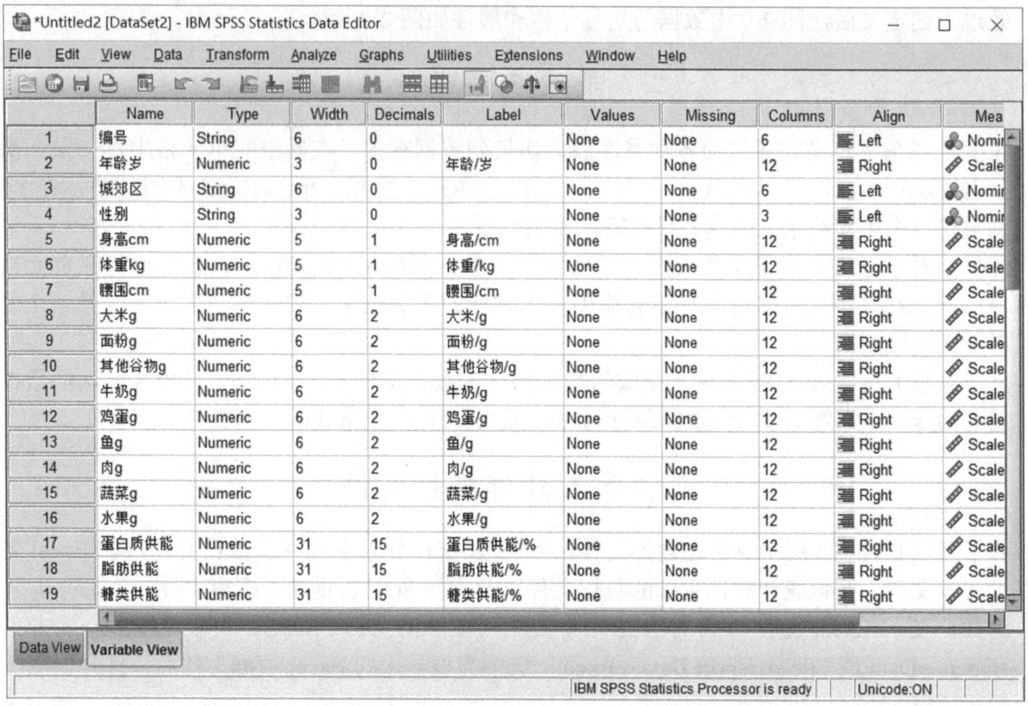

*Untitled2 [DataSet2] - IBM SPSS Statistics Data Editor

File　Edit　View　Data　Transform　Analyze　Graphs　Utilities　Extensions　Window　Help

	Name	Type	Width	Decimals	Label	Values	Missing	Columns	Align	Mea
1	编号	String	6	0		None	None	6	Left	Nomir
2	年龄岁	Numeric	3	0	年龄/岁	None	None	12	Right	Scale
3	城郊区	String	6	0		None	None	6	Left	Nomir
4	性别	String	3	0		None	None	3	Left	Nomir
5	身高cm	Numeric	5	1	身高/cm	None	None	12	Right	Scale
6	体重kg	Numeric	5	1	体重/kg	None	None	12	Right	Scale
7	腰围cm	Numeric	5	1	腰围/cm	None	None	12	Right	Scale
8	大米g	Numeric	6	2	大米/g	None	None	12	Right	Scale
9	面粉g	Numeric	6	2	面粉/g	None	None	12	Right	Scale
10	其他谷物g	Numeric	6	2	其他谷物/g	None	None	12	Right	Scale
11	牛奶g	Numeric	6	2	牛奶/g	None	None	12	Right	Scale
12	鸡蛋g	Numeric	6	2	鸡蛋/g	None	None	12	Right	Scale
13	鱼g	Numeric	6	2	鱼/g	None	None	12	Right	Scale
14	肉g	Numeric	6	2	肉/g	None	None	12	Right	Scale
15	蔬菜g	Numeric	6	2	蔬菜/g	None	None	12	Right	Scale
16	水果g	Numeric	6	2	水果/g	None	None	12	Right	Scale
17	蛋白质供能	Numeric	31	15	蛋白质供能/%	None	None	12	Right	Scale
18	脂肪供能	Numeric	31	15	脂肪供能/%	None	None	12	Right	Scale
19	糖类供能	Numeric	31	15	糖类供能/%	None	None	12	Right	Scale

Data View　Variable View

IBM SPSS Statistics Processor is ready　Unicode:ON

图 2-13　导入图 2-9 中 Excel 数据文件后的 SPSS 变量视图

根据对话框的设置，对照图 2-9 和图 2-13 中的 Excel 数据文件和 SPSS 数据文件可以看出，SPSS 根据 Excel 数据一列中 95% 数据的类型决定该列数据在 SPSS 数据文件中的类型，数值列读入为数值型变量，非数值列读入为字符型变量（编号、性别、城郊区）。数据被导入后可以根据实际情况修改变量的类型、数据宽度、变量测度、变量标签和值标签。

需要注意的是，由于在 SPSS 中字符型变量改为数值型后，原来保存的非数字字符串会全部丢失，因此，对于分类型变量（如“性别”“城郊区”），最好在 Excel 中先将它们的取值用数值编码，导入到 SPSS 中后作为数值型变量，再设置相应的值标签。

第三节　整理数据

在进行统计分析前，通常需要先进行数据检查和数据清理以保证数据的完整和准确。这些数据整理工作绝大部分可以在 SPSS 的 Data 菜单中完成。

一、记录排序

将所有记录按一个或多个变量的取值排序是发现数据异常值最简便的方法，特别是对查找在数据收集和录入过程中产生的异常极大/极小值和缺失值非常有效，因为经过排序这些值会出现在数据的顶部或底部。

当需要按一个变量的值对所有记录进行排序时，只需在数据视图下该变量的变量名上右击，在弹出的快捷菜单中选择 Sort Ascending（升序）或 Sort Descending（降序）即可。如果需要根据多个变量按先后顺序排序，则需单击菜单 Data→Sort Cases，在打开的 Sort Cases 对话框中完成。

在数据文件 nutrition.sav 中，若需要按城郊区和性别对体重降序排序，则从对话框左边变量列表中依次选择变量“城郊区”、“性别”和“体重”调入 Sort by 列表框，在其中选中变量“体重”后选中下方的 Descending 以便按体重的降序排列，如图 2-14 所示。

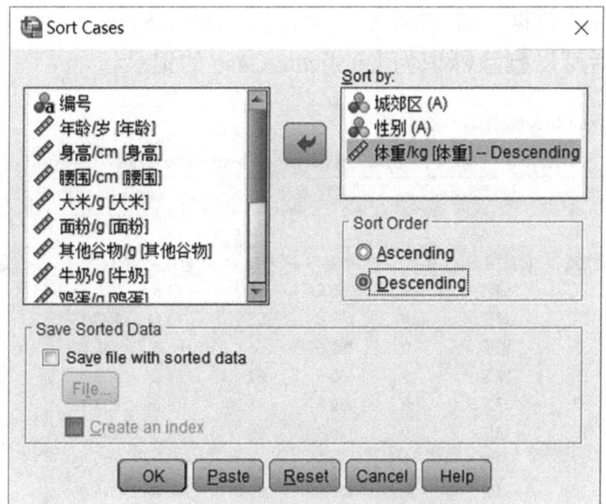

图 2-14　对记录排序的对话框

二、记录识别

清理数据的过程中，通常需要查找重复录入的记录或取值异常的记录。SPSS 提供了根据指定变量识别重复记录以及异常记录的功能。

1. 识别重复记录　单击菜单 Data→Identify Duplicate Cases 菜单，打开 Identify Duplicate Cases 对话框，在该对话框中指定哪些变量取值相同的记录属于重复记录。

例如，要找出数据文件 nutrition.sav 中的重复记录（定义为性别、年龄、身高、体重和腰围均相等的记录），则在图 2-15 所示的对话框中，将左侧变量列表中的变量“性别”“年龄”“身高”“体重”“腰围”调入右边的 Define matching cases by 列表框，选中 First case in each group is primary 表示在原数据文件中排在前面的记录作为原始记录。

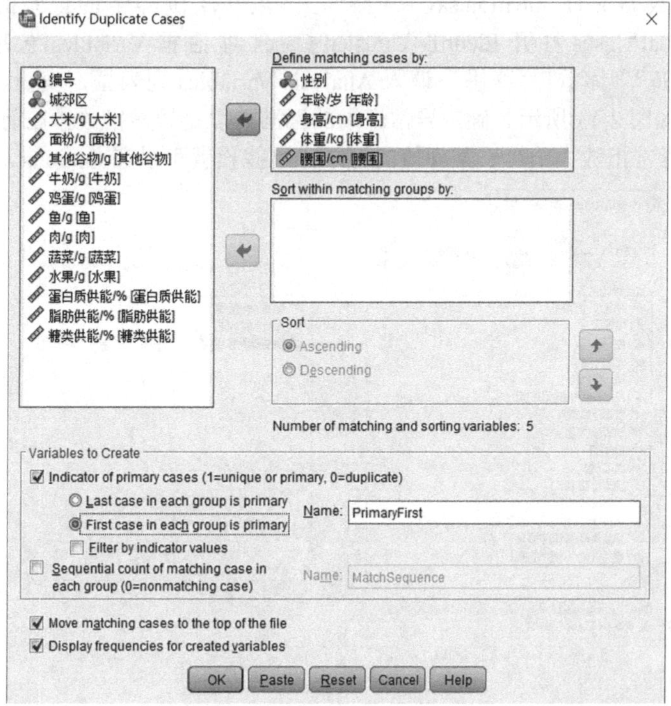

图 2-15　识别重复记录的对话框

执行完对话框任务后，数据文件中增加一个变量，标识相应记录是原始记录还是重复记录，如图 2-16 所示。必要的话可以删除标识为 Duplicate Case 的记录。

*nutrition.sav [DataSet3] - IBM SPSS Statistics Data Editor

File　Edit　View　Data　Transform　Analyze　Graphs　Utilities　Extensions　Window　Help

176 : PrimaryLast　　Visible: 23 of 23 Variables

	编号	年龄	城郊区	性别	身高	体重	腰围	大米	PrimaryLast	var
1	AF-124	27	郊区	女	169.8	53.2	70.5	223.33	Primary Case	
2	AF-125	27	郊区	女	169.8	53.2	70.5	223.33	Duplicate Case	
3	AF-174	35	城区	女	160.5	64.0	84.5	165.00	Primary Case	
4	AF-175	35	城区	女	160.5	64.0	84.5	165.00	Duplicate Case	
5	AF-178	37	郊区	女	149.5	58.2	79.0	433.33	Primary Case	
6	AF-179	37	郊区	女	149.5	58.2	79.0	433.33	Duplicate Case	
7	AF-180	37	郊区	女	149.5	58.2	79.0	433.33	Duplicate Case	
8	AF-289	18	郊区	男	169.0	53.0	66.0	316.66	Primary Case	
9	AF-372	18	郊区	女	158.5	57.9	77.0	75.00	Primary Case	
10	AF-093	18	城区	女	154.1	52.0	75.4	166.67	Primary Case	
11	AF-116	18	城区	女	164.1	90.9	97.5	442.00	Primary Case	
12	AF-154	19	郊区	男	160.0	44.7	58.0	210.00	Primary Case	
13	AF-044	19	郊区	男	174.0	67.0	81.0	306.67	Primary Case	
14	AF-283	19	郊区	女	152.5	49.3	70.0	160.00	Primary Case	

Data View　Variable View

IBM SPSS Statistics Processor is ready　Unicode:ON　Classic

图 2-16　识别重复记录后的数据文件

2. 识别异常记录　利用 SPSS 的 Identify Unusual Cases 对话框可以识别变量中的异常值。首先通过聚类分析确定若干同类组（peer group）以及每个同类组的变量标准值（variable norm），然后计算异常指数（anomaly index）表示每个样本与所在同类组标准值的差距。样本的异常指数越大，该样本越有可能是异常的，一般认为异常指数大于 2 时该样本就极有可能是异常样本。

例如，要识别数据文件 nutrition.sav 中身高、体重和腰围异常的记录时，可以单击菜单 Data→Identify Unusual Cases 打开 Identify Unusual Cases 对话框 Variables 选项卡。将 Variables 列表框中变量"身高""体重""腰围"调入 Analysis Variables 列表框，变量"编号"调入 Case Identifier Variable，如图 2-17 所示。确定异常记录的标准可以是异常指数排在前百分之几或前几名的记录，也可以是异常指数大于等于某阈值的记录，这些设置可以在 Options 选项卡的 Percentage

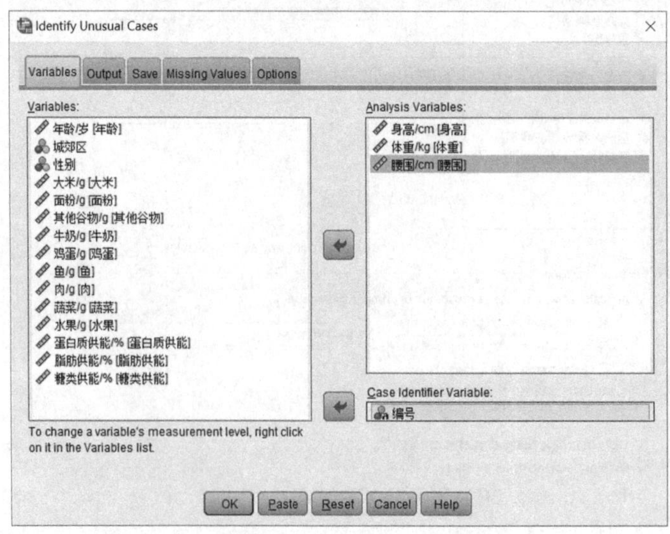

图 2-17　在识别异常记录的对话框中设置变量

（默认是 5%）或 Number 框以及 Cutoff 框（默认是 2）中输入，如图 2-18 所示。此外，在 Output 选项卡中勾选 Peer group norms 可以显示每个同类组的变量标准值。

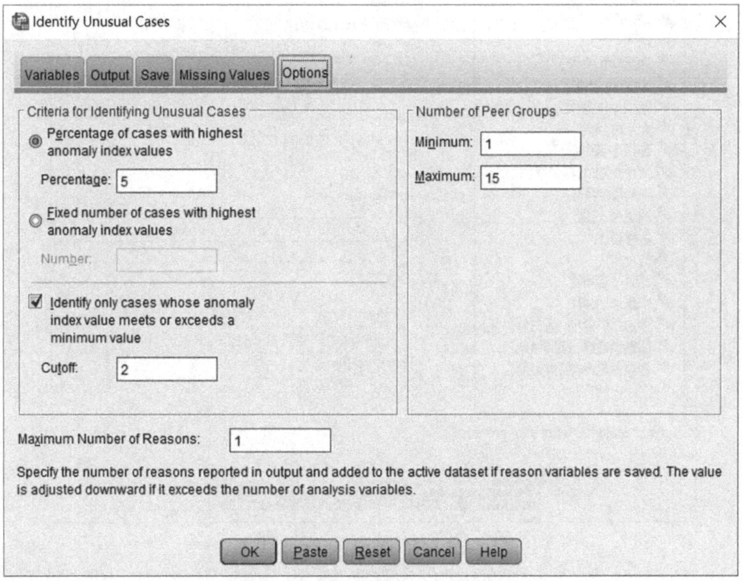

Identify Unusual Cases
Variables | Output | Save | Missing Values | Options
Criteria for Identifying Unusual Cases
Percentage of cases with highest anomaly index values
Percentage: 5
Fixed number of cases with highest anomaly index values
Number:
Identify only cases whose anomaly index value meets or exceeds a minimum value
Cutoff: 2
Number of Peer Groups
Minimum: 1
Maximum: 15
Maximum Number of Reasons: 1
Specify the number of reasons reported in output and added to the active dataset if reason variables are saved. The value is adjusted downward if it exceeds the number of analysis variables.
OK | Paste | Reset | Cancel | Help

图 2-18 设置异常记录的标准

按以上设置识别出的异常记录情况如图 2-19 和图 2-20 所示（此处显示前 10 条记录）。

Anomaly Case Index List

Case	编号	Anomaly Index
142	AF-012	3.903
357	AF-303	3.368
365	AF-209	3.032
31	AF-049	2.959
151	AF-182	2.858
262	AF-294	2.758
232	AF-309	2.729
379	AF-331	2.713
70	AF-039	2.603
326	AF-243	2.558

图 2-19 异常记录的异常指数

Anomaly Case Reason List

Reason: 1

Case	编号	Reason Variable	Variable Impact	Variable Value	Variable Norm
142	AF-012	体重	0.578	109.8	75.992
357	AF-303	身高	0.439	145.3	161.737
365	AF-209	身高	0.848	148.0	171.043
31	AF-049	体重	0.604	105.7	75.992
151	AF-182	体重	0.468	101.2	75.992
262	AF-294	腰围	0.435	56.0	74.009
232	AF-309	腰围	0.575	95.0	74.009
379	AF-331	身高	0.507	146.0	161.737
70	AF-039	体重	0.473	100.0	75.992
326	AF-243	身高	0.793	142.0	161.737

图 2-20 异常记录的异常原因及相应标准值

从输出结果可以看出，异常指数最高的是第 142 条记录（“编号”变量取值为 AF-012），该记录的体重指标异常（实际值为 109.8，标准值是 75.992）。异常指数次高的是第 357 条记录（编号为 AF-303），该记录的身高指标异常（实际值为 145.3，标准值为 161.737）。

三、记录筛选

在进行某些统计分析时，有时只需要对全部记录中的一部分记录进行处理，如只希望对城区的男性受调查者进行统计分析。此时即可利用 SPSS 的筛选记录功能进行选择，而不必删除暂时不需要的记录。

单击菜单 Data→Select Cases 打开 Select Cases 对话框，如图 2-21 所示。Random sample of cases 选项用于随机选择指定比例的记录，利用 If condition is satisfied 选项则可以灵活地指定筛选记录的条件。

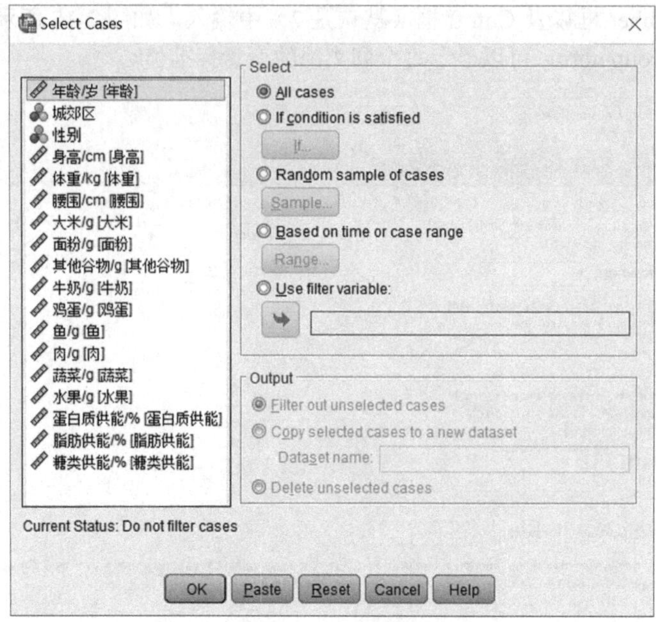

图 2-21　筛选记录的对话框

例如，要筛选出数据文件 nutrition.sav 中城区的男性受调查者时，勾选 If condition is satisfied，单击 If 按钮打开设置条件的对话框，在文本框中输入筛选条件“城郊区=1 & 性别=1”，如图 2-22 所示。

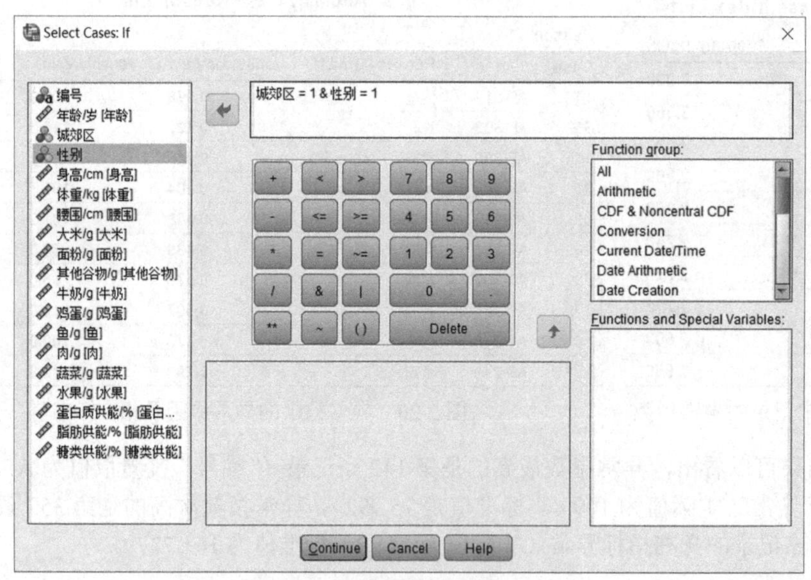

图 2-22　设置筛选条件的对话框

执行完 Select Cases 对话框后，数据窗口中只显示被选中的记录，而未被选中的记录被隐藏（注：在 SPSS 28 之前版本中，并不隐藏未被选中的记录，而是在这些记录的行号前画一个斜线）。数据文件中还自动增加一个变量 filter_$，变量取值 1（值标签为 Selected）表示相应记录被选中，取值 0（值标签为 Not Selected）表示记录未被选中。将变量 filter_$ 改名后即可将记录是否被选中保存在指定变量中。未被选中的记录将不再参加以后利用 Analyze 菜单进行的统计分析，直到执行新的记录筛选命令并在对话框中选中 All cases 以恢复显示未被选中的记录。

在图 2-22 所示对话框中输入的条件表达式中，符号“&”表示两个条件的逻辑与运算，类

似的运算还有逻辑或运算（符号“|”）和逻辑非运算（符号“～”），它们在对话框中均有相应按钮。将逻辑与、或、非运算组合使用，可以写出更复杂的条件表达式。例如，推荐的蛋白质、脂肪及糖类供能比分别是 10%～15%、20%～30% 和 55%～65%，如果要筛选出蛋白质、脂肪或糖类供能比不在推荐范围内的记录时，条件表达式就可以写成“～(蛋白质供能＞=10 & 蛋白质供能＜=15) | ～(脂肪供能＞=20 & 脂肪供能＜=30) | ～(糖类供能＞=55 & 糖类供能＜=65)”。

对于比较复杂或经常要用到的记录筛选条件，还可以使用 SPSS 提供的数据验证功能进行数据验证筛选，同时可以保存验证条件供随时调用。单击菜单 Data→Validation→Define Rules，打开 Define Validation Rules 对话框。如果条件只涉及一个变量，则在 Single-Variable Rules 选项卡中输入验证条件，否则在 Cross-Variable Rules 选项卡的 Logical Expression 框中输入条件。例如，要筛选出蛋白质、脂肪或糖类供能比不在推荐范围内的记录时，验证规则为“～(蛋白质供能＞=10 & 蛋白质供能＜=15) | ～(脂肪供能＞=20 & 脂肪供能＜=30) | ～(糖类供能＞=55 & 糖类供能＜=65)”，如图 2-23 所示。

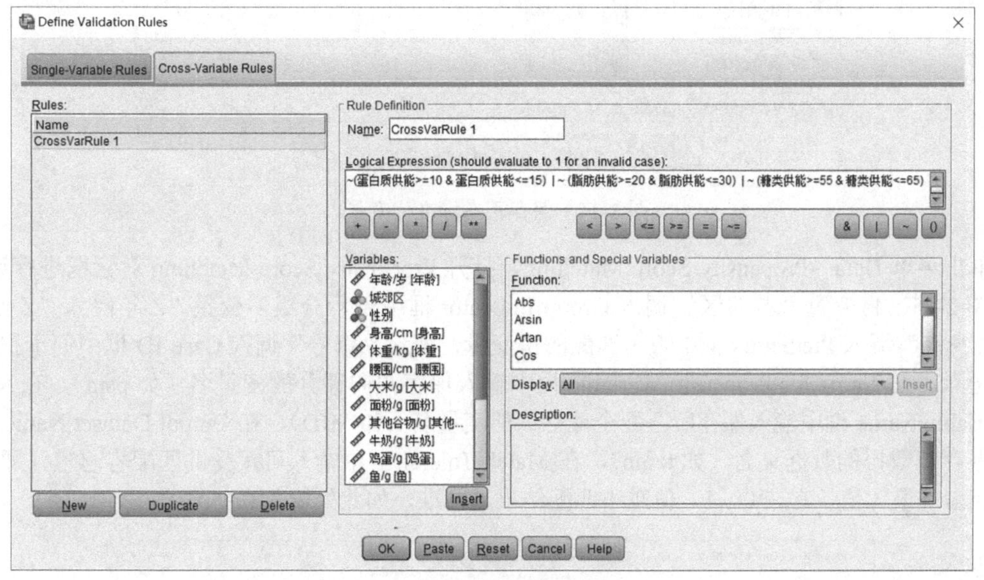

图 2-23　定义跨变量验证规则

需要使用定义的规则进行验证时，只需单击菜单 Data→Validation→Validate Data，打开 Validate Data 对话框，在 Single-Variable Rules 或 Cross-Variable Rules 选项卡中找到之前定义好的规则即可。此时 SPSS 将输出违背了该验证规则的记录数及记录所在行号。

四、记 录 匹 配

在实际医学科研中，收集到的数据可能存在处理组与对照组组间数量不均衡或某些可能影响实验结果的变量（称为协变量）不匹配的情况，因此需要进行样本的匹配。如果在安装 SPSS 的过程中选择安装了 Essentials for Python，则可以利用 SPSS 提供的两种方法进行样本匹配，即倾向评分匹配（propensity score matching）和病例-对照匹配（case-control matching）。

1. 倾向评分匹配　倾向评分匹配的基本思想是首先对指定协变量进行逻辑斯谛（Logistic）回归分析，计算每个样本划分到处理组的概率（即倾向评分），然后将不同组间倾向评分相近的个体进行匹配。

例如，要在数据文件 nutrition.sav 中根据性别、年龄和身高选择与城区居民匹配的郊区居民。首先对相应变量进行最大-最小归一化或正态标准化处理，使这些变量处于相同的数量级。进行正态标准化的方法是单击菜单 Analyze→Descriptive Statistics→Descriptives，打开 Descriptives 对话框，将变量“年龄”、“性别”和“身高”调入 Variable(s) 框，勾选 Save standardized values as variables 表示保存经过正态标准化的变量，如图 2-24 所示。数据文件中将增加三个变量“Z 年龄”、“Z 性别”和“Z 身高”，它们分别是年龄、性别和身高的正态标准化结果。

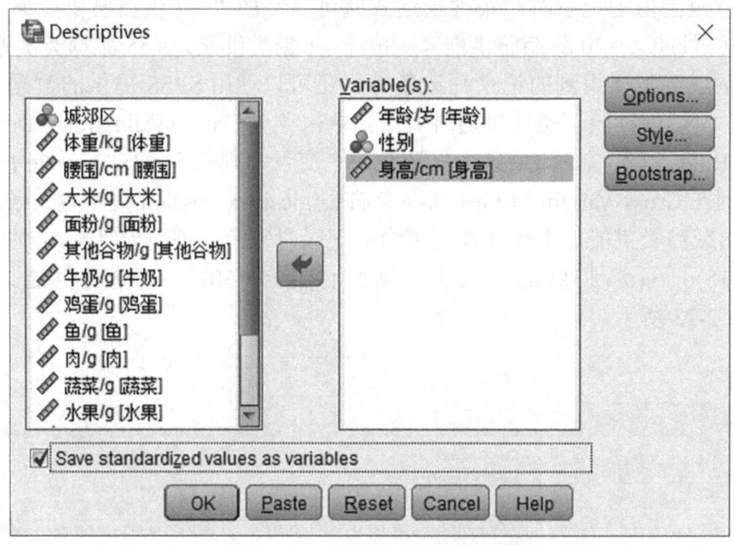

图 2-24　保存正态标准化变量

单击菜单 Data→Propensity Score Matching，打开 Propensity Score Matching 对话框进行设置。参考图 2-25，将变量“城郊区”调入 Group Indicator 框中表示分组，变量“Z 年龄”、“Z 性别”和“Z 身高”调入 Predictors 框中表示匹配的协变量，变量“编号”调入 Case ID 框中便于找到匹配的记录。在 Name for Propensity Variable 框中输入保存倾向评分的变量名（如 psm），在 Match ID Variable Name 框中输入保存所匹配个体标识的变量名（如 MID），在 Output Dataset Name 框中输入保存新数据的数据集名（如 temp），在 Match Tolerance 中输入可接受的匹配容忍值（即倾向评分相差的最大值，它在 0～1，值越小匹配结果越精准，如此处输入 0.05）。

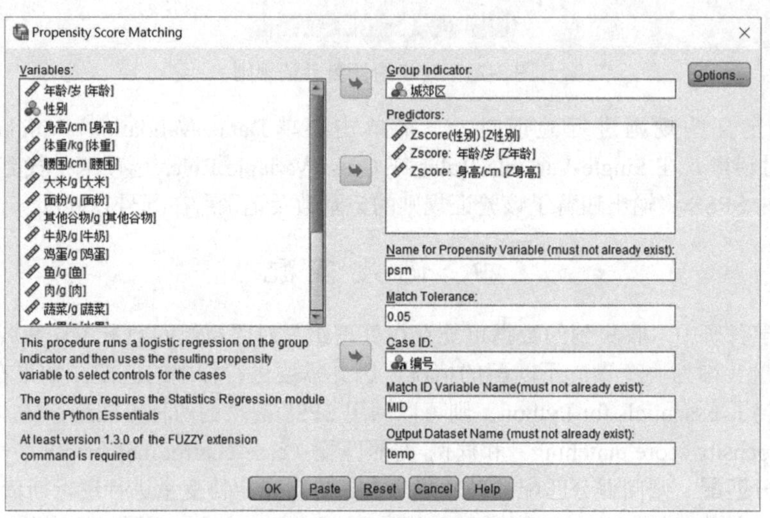

图 2-25　倾向评分匹配对话框

执行对话框后的 temp 数据集如图 2-26 所示。根据变量 MID 可知，与来自城区的 AF-006 号居民（男，38 岁，身高 171.1cm）匹配的郊区居民是 AF-285 号（男，37 岁，身高 171.6cm），它们的倾向评分分别为 0.45593 和 0.46051。

*nutrition.sav [DataSet1] - IBM SPSS Statistics Data Editor

File Edit View Data Transform Analyze Graphs Utilities Extensions Window Help

6 : 编号　AF-006　Visible: 24 of 24 Variables

	编号	年龄	城郊区	性别	身高	体重	腰围	Z身高	psm	mid
2	AF-002	28	城区	女	162.0	55.5	78.0	-0.45914	0.60071	AF-014
3	AF-003	21	城区	女	164.0	59.0	95.0	-0.20891	0.60385	AF-108
4	AF-004	28	城区	男	187.0	65.5	86.0	2.66865	0.70070	
5	AF-005	36	郊区	男	176.0	84.6	94.2	1.29242	0.54035	
6	AF-006	38	城区	男	171.1	71.6	85.2	0.67938	0.45593	AF-285
7	AF-007	31	城区	女	173.0	82.1	98.0	0.91709	0.78913	AF-107
8	AF-008	25	城区	男	170.0	68.5	82.5	0.54176	0.37177	AF-253
9	AF-009	26	城区	男	171.0	71.0	96.0	0.66687	0.39483	AF-266
269	AF-282	26	城区	男	169.0	74.7	87.0	0.41664	0.35854	AF-158
270	AF-283	19	郊区	女	152.5	49.3	70.0	-1.64769	0.37562	
271	AF-284	20	郊区	女	153.0	56.5	82.5	-1.58514	0.38953	
272	AF-285	37	郊区	男	171.6	69.8	81.0	0.74193	0.46051	
273	AF-286	32	郊区	男	165.0	61.0	83.5	-0.08380	0.31654	
274	AF-287	19	郊区	女	152.8	43.9	63.0	-1.61016	0.38108	
275	AF-288	31	郊区	男	170.0	69.7	87.0	0.54176	0.40052	

Data View　Variable View

IBM SPSS Statistics Processor is ready　Unicode:ON　Classic

图 2-26　进行倾向评分匹配后的数据集

2. 病例-对照匹配　倾向评分匹配方法是指定倾向评分的匹配容忍值，并根据该容忍值的大小确定所匹配的样本。进行样本匹配的另一种思路是指定协变量的匹配容忍值，如果两个样本的这些协变量的取值之差均不超过匹配容忍值，则可确定匹配样本。

单击菜单 Data→Case-Control Matching，打开 Case-Control Matching 对话框。参考图 2-27 进行设置，将变量“城郊区”调入 Group Indicator 框中表示分组，变量“性别”、“年龄”和“身高”调入 Variables to Match on 框中表示匹配的协变量，变量“编号”调入 Case ID 框，在 Match Tolerances 框中输入性别、年龄和身高的匹配容忍值 0（表示匹配样本的性别相同）、2（年龄相差 2 岁）和 2（身高相差 2cm）（各协变量的容忍值之间用空格分隔）。

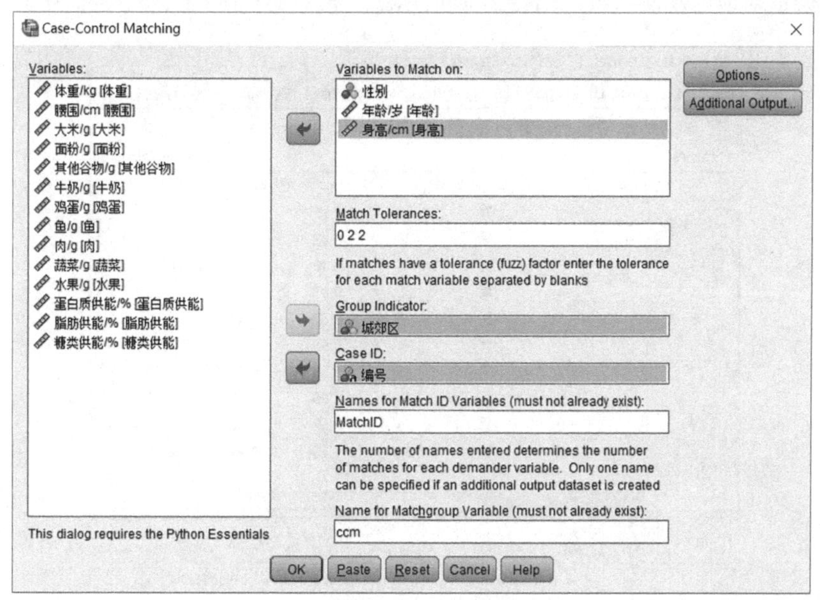

图 2-27　设置病例-对照匹配

执行对话框后的数据文件如图 2-28 所示。根据变量 MatchID 可知，与来自城区的 AF-006 号居民（男，38 岁，身高 171.1cm）匹配的郊区居民是 AF-308 号（男，40 岁，身高 170.0cm），他们的性别相同，年龄相差不超过 2 岁，身高相差不超过 2cm。

*nutrition.sav [DataSet1] - IBM SPSS Statistics Data Editor

6 : 编号 AF-006 Visible: 26 of 26 Variables

	编号	年龄	城郊区	性别	身高	体重	腰围	ccm	matchid	var
2	AF-002	28	城区	女	162.0	55.5	78.0	-2889038539244...		
3	AF-003	21	城区	女	164.0	59.0	95.0	-4270601222868...		
4	AF-004	28	城区	男	187.0	65.5	86.0	-8347756617155...	AF-184	
5	AF-005	36	郊区	男	176.0	84.6	94.2	.		
6	AF-006	38	城区	男	171.1	71.6	85.2	78560036447430...	AF-308	
7	AF-007	31	城区	女	173.0	82.1	98.0	92029718598422...		
8	AF-008	25	城区	男	170.0	68.5	82.5	46076635476981...	AF-277	
9	AF-009	26	城区	男	171.0	71.0	96.0	86782464570598...	AF-033	
292	AF-305	38	郊区	男	163.0	57.9	77.0	.		
293	AF-306	37	郊区	男	165.0	59.6	82.0	.		
294	AF-307	42	郊区	男	171.5	77.0	92.0	.		
295	AF-308	40	郊区	男	170.0	69.7	93.0	.		
296	AF-309	59	郊区	男	150.0	62.4	95.0	.		
297	AF-310	34	郊区	男	165.0	61.5	81.0	.		
298	AF-311	44	郊区	男	156.0	60.3	88.0	.		

Data View Variable View

IBM SPSS Statistics Processor is ready Unicode:ON Classic

图 2-28 进行病例-对照匹配后的数据集

五、数据重构

在 SPSS 中对相关样本进行统计分析时，选择的统计分析方法不同时对数据文件格式的要求可能不同。对相关样本可以有两种数据格式，即宽格式和长格式。以 3 次重复测量的相关样本为例。宽格式设置 3 个观察值变量 TG0、TG12 和 TG24 保存重复测量的结果，每个对象重复测量的 3 个相关数据放在一行上，如图 2-29 所示。长格式只设置一个观察值变量 TG，另设置一个变量 weeks 表示观察值对应的观测次数，如图 2-30 所示。

wide.sav [DataSet2] - IBM SPSS Statistics Data Editor

File Edit View Data Transform Analyze Graphs Utilities Extensions Window Help

1 : caseid 1 Visible: 6 of 6 Variables

	caseid	sex	age	TG0	TG12	TG24
1	1	男	32	0.93	2.13	1.77
2	2	男	36	0.82	1.64	0.75
3	3	女	45	1.18	1.15	0.72
4	4	男	38	0.83	1.50	2.10
5	5	男	26	0.82	2.17	0.50
6	6	女	24	0.58	1.23	1.16
7	7	男	28	1.88	1.11	1.40
8	8	男	26	0.96	1.73	3.73
9	9	男	29	0.62	1.39	0.47
10	10	男	39	1.66	1.24	0.98
11						

Data View Variable View

IBM SPSS Statistics Processor is ready Unicode:ON

图 2-29 宽格式的重复测量数据

*wide.sav [DataSet2] - IBM SPSS Statistics Data Editor

	caseid	sex	age	weeks	TG
1	1	男	32	1	0.93
2	1	男	32	2	2.13
3	1	男	32	3	1.77
4	2	男	36	1	0.82
5	2	男	36	2	1.64
6	2	男	36	3	0.75
7	3	女	45	1	1.18
8	3	女	45	2	1.15
9	3	女	45	3	0.72
10	4	男	38	1	0.83
11	4	男	38	2	1.50

图 2-30 长格式的重复测量数据

1. 宽格式转为长格式 单击菜单 Data→Restructure，打开 Restructure Data Wizard 对话框，选中 Restructure selected variables into cases 表示将宽格式数据中多个变量（variable）中的数据整合到一个变量的多行（case）中。单击 Next 按钮进入向导第 2 步，如图 2-31 所示。

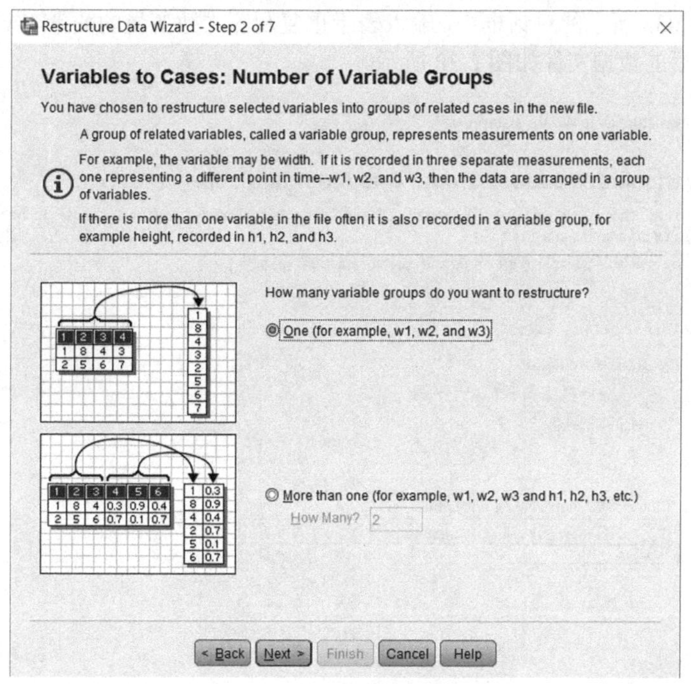

图 2-31 设置生成的变量个数

在第 2 步中确定变量组的数目，即要在长格式数据中设置几个变量来代表不同的变量组。例如，如果要一次性将 3 个不同的指标的多次重复观测分别整合到一个变量中，则此处选择要转换 3 个变量组。单击 Next 按钮进入向导第 3 步。

在第 3 步中参考图 2-32 进行设置，用选定的变量 caseid 标识同一个观察对象；输入重构生成的新变量的变量名为 TG，它的取值来源于变量 TG0，TG12 和 TG24；变量 sex 和 age 固定保持不变。单击两次 Next 按钮进入第 5 步。

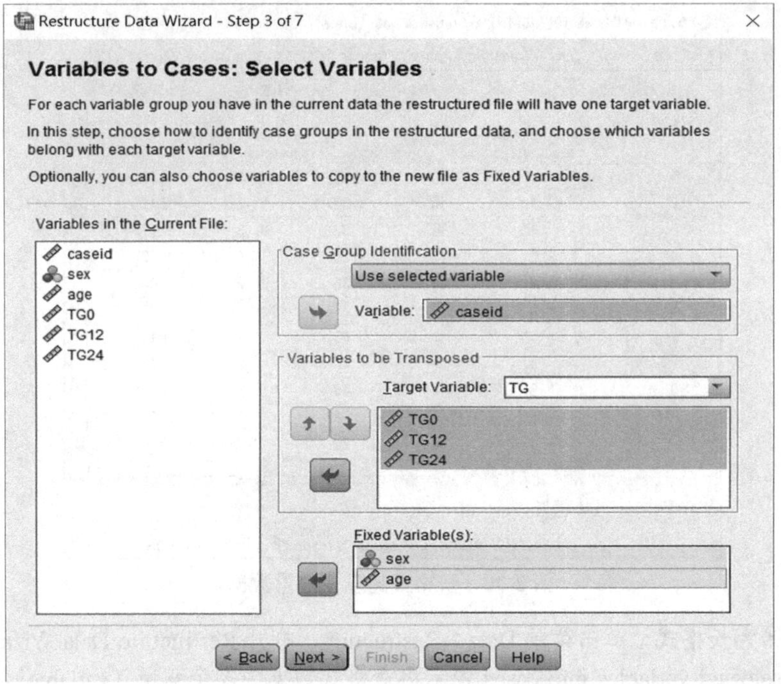

图 2-32 设置宽格式变长格式的有关变量

在第 5 步如图 2-33 所示的对话框中，输入表示重复观测次数变量的变量名 weeks。单击 Finish 按钮完成格式转换后的数据文件如图 2-30 所示。

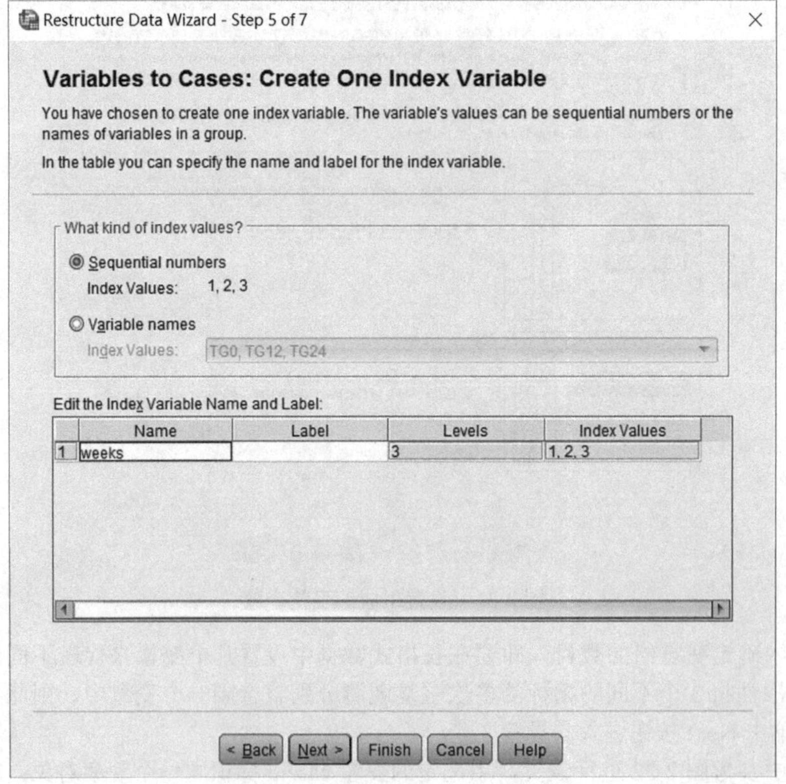

图 2-33 设置表示相关样本的变量

2. 长格式转为宽格式 在图 2-30 所示长格式数据文件中，单击菜单 Data→Restructure，打开 Restructure Data Wizard 对话框，选中 Restructure selected cases into variables 表示将长格式数据中多行数据整合到多个变量的一行中。单击 Next 按钮进入第 2 步。在图 2-34 所示对话框中，将变量 caseid 调入 Identifier Variable(s) 列表框，表示该变量标识同一个观察对象；将变量 weeks 调入 Index Variable(s) 列表框，表示根据该变量生成多个变量。连续单击 Next 按钮后单击 Finish 按钮完成格式转换，结果类似图 2-29 所示的数据文件。在新生成的长格式数据文件中，由于源文件中变量 weeks 有 3 个取值（分别为 1，2 和 3），所以在新文件中生成 3 个新变量，变量名中加上了 weeks 变量的取值，即 TG.1，TG.2 和 TG.3。

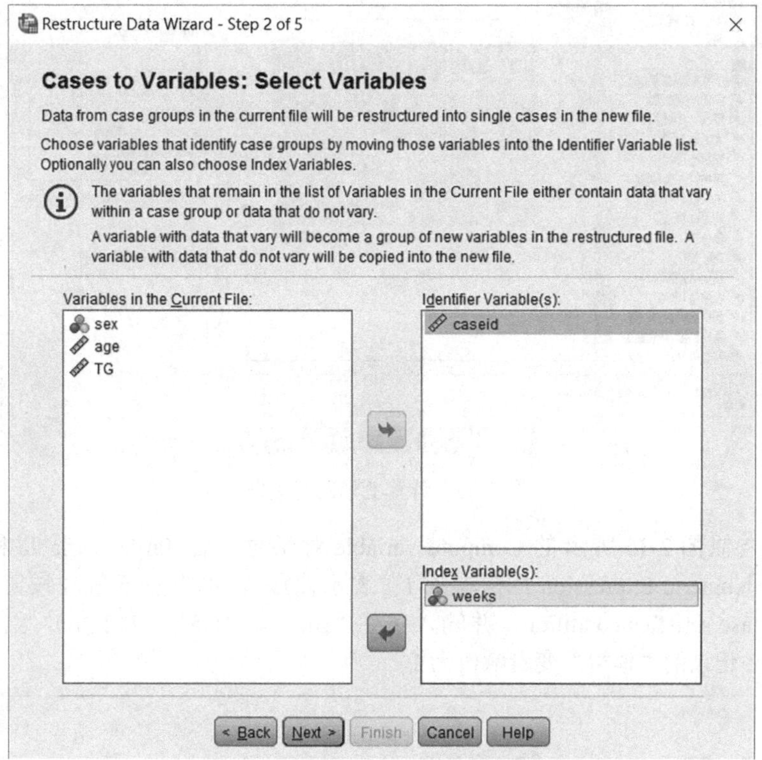

图 2-34 设置长格式变宽格式的有关变量

第四节 生成数据变量

在很多情况下，收集的原始数据还不能满足数据分析的全部要求，还需要对数据进行适当的转换，或根据原始数据生成新的数据。这些工作绝大部分可以在 SPSS 的 Transform 菜单中完成。

一、计算变量

在 Transform 菜单中提供的 Compute Variable 子菜单是计算变量时应用最为广泛的。利用它既可以根据原有变量生成新变量，也可以修改原有变量的取值。在书写计算变量的公式时，除了可以使用加、减、乘、除、乘方这 5 种运算，SPSS 还提供了大量内置函数，如 Sqrt（求平方根）、Ln（取自然对数）等，从而丰富了变量的计算方法。有关 SPSS 函数的具体使用说明可参考 SPSS 的 Help 文件。

【实操 2-1】计算新变量方法实操

【实操 2-1】 在居民营养数据文件 nutrition.sav 中增加一个变量表示肥胖程度。

首先根据身高和体重计算出体质指数 BMI [=体重（kg）/身高（m）^{2}]，然后根据 BMI 的值（≤18.5kg/m^2，～24kg/m^2，～28kg/m^2 及＞28kg/m^2）确定肥胖程度

（偏瘦、正常、超重及肥胖）。单击菜单 Transform→Compute Variable，打开 Compute Variable 对话框。在 Target Variable 框内输入新变量的变量名 BMI，在 Numeric Expression 框内输入“体重/(身高/100)**2”（原始数据中身高以厘米为单位，故在计算 BMI 时身高需除以 100），如图 2-35 所示。计算结束后，原数据文件的最右列将出现新变量 BMI。

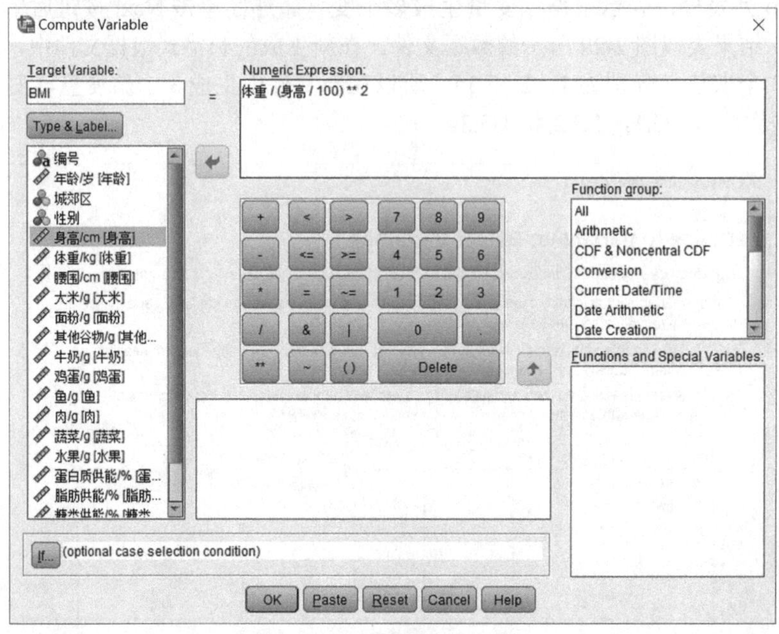

图 2-35　计算变量的对话框

再次打开类似图 2-35 所示的 Compute Variable 对话框，在 Target Variable 框内输入变量名“体型”，在 Numeric Expression 框内输入 1（表示偏瘦），单击左下角 If 按钮打开对话框后勾选 Include if case satisfies condition，并输入条件“BMI＜=18.5”（图 2-36），结果就是将所有 BMI≤18.5kg/m^2 记录的“体型”变量赋值为 1。

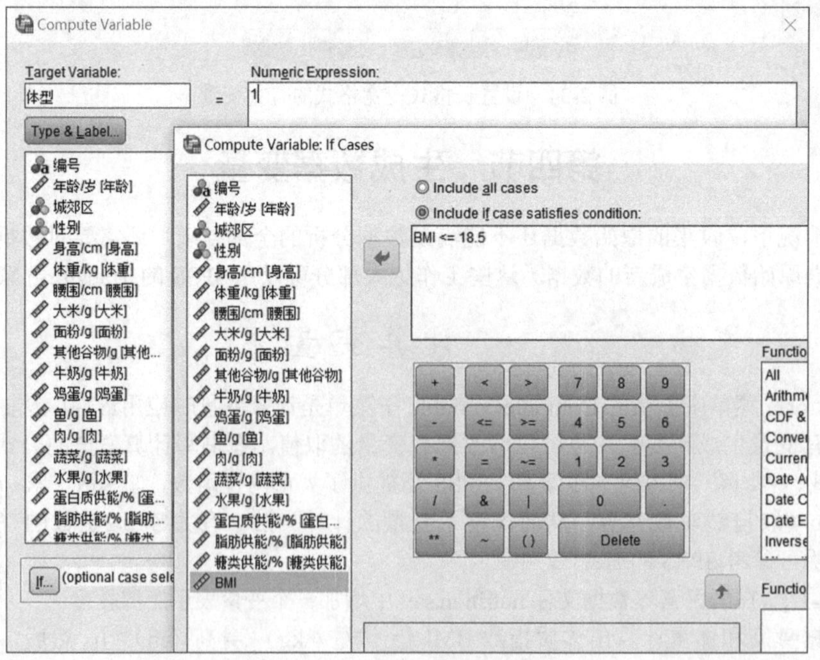

图 2-36　添加计算变量的条件

再次打开计算变量对话框，在 Numeric Expression 框内输入 2（表示正常），输入条件“BMI＞18.5 & BMI＜=24”，执行完该对话框后则把 BMI 在 18.5～24kg/m^2 之间的记录的“体型”变量赋值为 2。以上操作再执行两次，Numeric Expression 框内分别输入 3 和 4，条件分别为“BMI＞24 & BMI＜=28”和“BMI＞28”，即可完成变量“体型”的所有赋值。

在使用计算变量对话框时，注意以下几点：

（1）输入的表达式中不能使用中括号“[ ]”，也不能出现中文标点符号。

（2）输入的新变量的命名遵守 SPSS 数据文件对变量名的要求。

（3）对话框中部计算面板中的“**”运算符为乘方运算，如“age ** 3”表示求变量 age 的三次方。

二、可视化分箱

要对连续型变量分段除了可以利用上述计算变量的方法，还可以利用更为方便、强大的可视化分箱功能。它不仅支持手工输入无规律的变量分段规则，还支持按照一定要求自动生成变量分段规则，并能给新生成的分段变量自动添加值标签。

【实操 2-2】 在居民营养数据文件 nutrition.sav 中增加一个变量表示是否肥胖（BMI≤28kg/m^2 为不肥胖）。

【实操 2-2】数据分箱方法实操

首先参考【实操 2-1】中的方法建立新变量 BMI。单击菜单 Transform→Visual Binning，在打开的对话框中选择要分箱的变量 BMI 并调入 Variables to Bin 列表框，单击 Continue 按钮打开 Visual Binning 对话框。对话框中部显示了待分箱变量的分布直方图，以便对该变量的取值情况有一个大致的了解。

在对话框上部 Binned Variable 文本框中输入变量名“是否肥胖”，在对话框中下部的 Grid 区域中单击 Value 列的第一个格并输入不肥胖体型的 BMI 上限 28，再单击下面的格则显示 HIGH（如果还有其他分段，则在此处继续输入分段的上限，直到最后出现 HIGH）。在 Label 列中可以手动输入变量值标签（如图 2-37 所示），也可以单击 Make Labels 按钮自动添加变量值标签。生成的新变量“是否肥胖”的取值为 1 和 2。

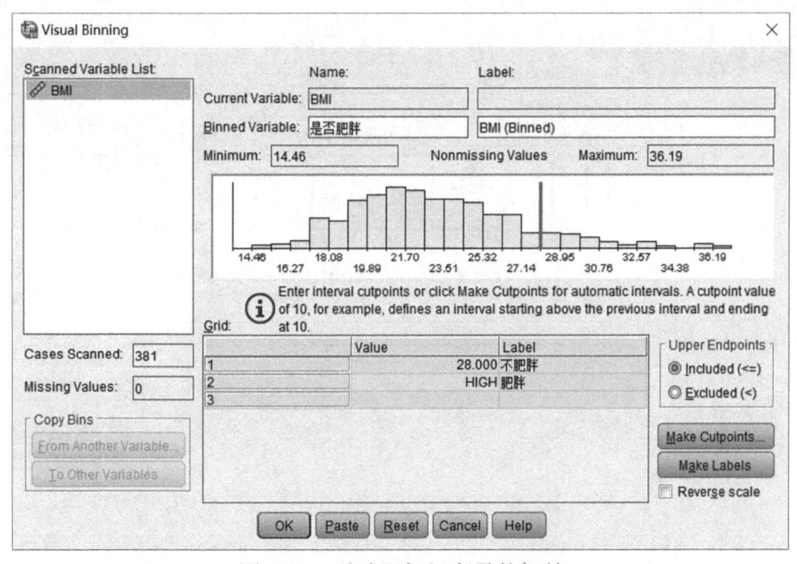

图 2-37 手动添加新变量的标签

此外，利用可视化分箱功能还可以便捷地实现变量的等距分箱或等样本量分箱。例如，如果希望把受调查者按年龄每 10 岁划分为一个年龄段，则可以在类似图 2-37 所示的 Visual Binning 对话框中，单击 Make Cutpoints 按钮打开 Make Cutpoints 对话框。选中 Equal Width Intervals 表示定义等间距分箱变量，在下面的 Width 框中输入 10 表示间距为 10 岁，在 First Cutpoint Location 中输入 19 表示第一个年龄段的上限为 19 岁，则单击 Number of Cutpoints 框后自动填写 4 表示共有 4 个分段点（即分为 5 段），如图 2-38 所示。单击 Apply 按钮应用该规则后回到主对话框。单击 Make Labels 按钮添加值标签，如图 2-39 所示。

Make Cutpoints

Equal Width Intervals

Intervals - fill in at least two fields

First Cutpoint Location: 19

Number of Cutpoints: 4

Width: 10

Last Cutpoint Location: 49

Equal Percentiles Based on Scanned Cases

Intervals - fill in either field

Number of Cutpoints:

Width(%):

Cutpoints at Mean and Selected Standard Deviations Based on Scanned Cases

+/- 1 Std. Deviation

+/- 2 Std. Deviation

+/- 3 Std. Deviation

Apply will replace the current cutpoint definitions with this specification.
A final interval will include all remaining values: N cutpoints produce N+1 intervals.

Apply　Cancel　Help

图 2-38　自动生成分界点的对话框

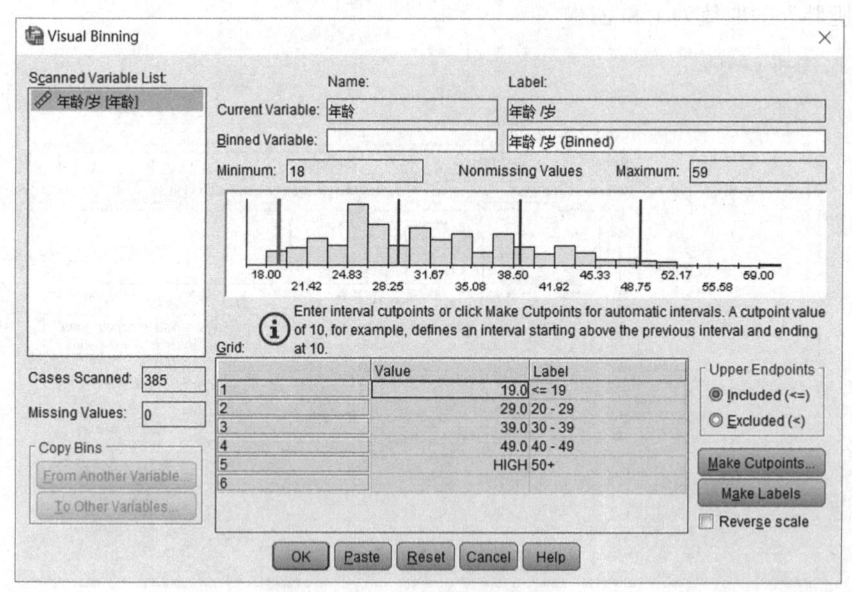

图 2-39　自动等间距分箱

三、重新编码

在进行统计分析时，有时需要把定量资料转化为等级资料，或将某个连续型变量的取值划分为几个段。这时就可以利用 SPSS 的重新编码功能来完成。

SPSS 的重新编码功能分为两种方式，即在原变量上重新编码和建立一个新变量保存重新编码的结果。由于在原变量上重新编码会使原变量的数据丢失，因此多数时候是采用第二种方式。这两种重新编码方式分别对应 Transform 菜单中的 Recode into Same Variables 和 Recode into Different Variables 子菜单。利用重新编码功能也可以实现上述按年龄每 10 岁划分年龄段的任务。

单击菜单 Transform→Recode into Different Variables，打开 Recode into Different Variables 对话框。将对话框左侧变量列表中的“年龄”调入对话框中部 Numeric Variable→Output Variable 列表框，在右侧 Output Variable 区域输入新变量名“年龄段”，单击激活的 Change 按钮后对话框如图 2-40 所示。

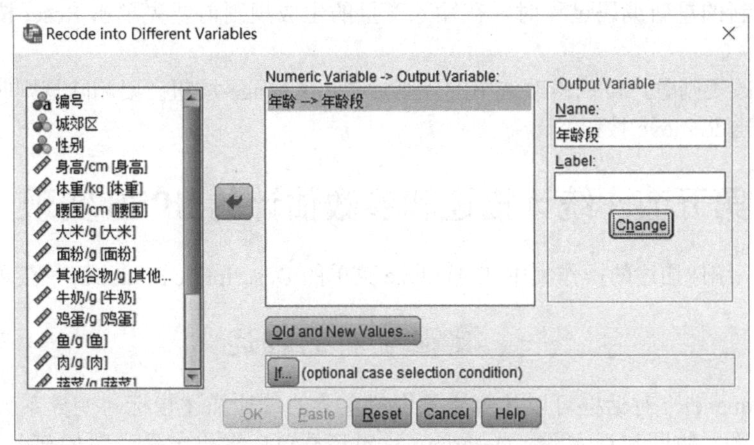

图 2-40　重新编码到新变量的对话框

单击对话框下部 Old and New Values 按钮，打开 Recode into Different Variables: Old and New Values 对话框定义新变量的生成规则。在对话框左侧的 Old Value 区域输入原变量的取值或取值范围，在右侧的 New Value 区域输入新变量的赋值，如图 2-41 所示。

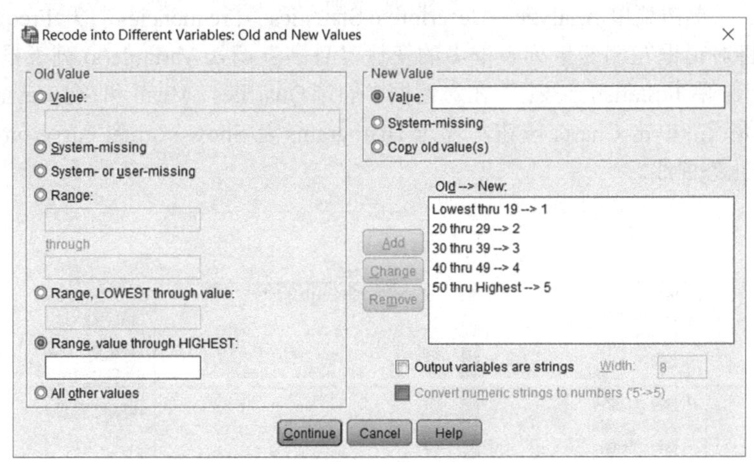

图 2-41　新变量生成规则对话框

（1）选中 Old Value 区域的“Range，LOWEST through value”选项，在下面的文本框中输入 19，在 New Value 区域的 Value 文本框中输入 1，单击激活的 Add 按钮，完成第一条规则，即年龄≤19 岁的记录其“年龄段”变量的取值为 1。

（2）选中 Old Value 区域的 Range 选项，在下面的两个文本框分别输入 20 和 29，在 New Value 区域的 Value 文本框中输入 2，单击 Add 按钮完成第二条规则即年龄 20～29 岁的记录其“年龄段”变量的取值为 2。以此类推，输入年龄 30～39 岁和 40～49 岁的记录其“年龄段”变量的取值分别为 3 和 4。

（3）选中“Range，value through HIGHEST”后，在下面的文本框中输入 50，在 New Value 区域的 Value 文本框中输入 5，单击 Add 按钮后完成最后一条规则即年龄≥50 岁的记录其“年龄段”变量的取值为 5。

使用 Recode into Different Variables 对话框时，有以下几点需要注意：

（1）新变量一旦生成以后，它的值不会因为生成规则的改变而自动改变，需要改变变量取值时要重新执行一次重新编码过程。

（2）在 Old Value 区域输入原变量范围时，文本框中输入的数值包含在该范围内。

（3）在执行新的重新编码过程时，在输入变量的生成规则前要先单击 Reset 按钮删除以前的规则。

（4）需要修改规则时，可以修改选中的规则后单击 Change 按钮；要删除规则时，则选中待删除规则，然后单击 Remove 按钮。

第五节　统计描述和参数估计的 SPSS 实现

在 SPSS 中，统计描述的操作集中在 Analyze 菜单的 Descriptive Statistics 子菜单中。

一、定量资料的描述

SPSS 的 Frequencies 对话框可以计算定量资料主要的统计描述指标（变异系数需手工计算），并绘制常用的条图、饼图和直方图。Descriptives 对话框可以求出定量资料的部分统计描述指标，并能保存变量的正态标准化结果（也称为 Z-score）。

【实操 2-3】定量资料统计描述实操

【实操 2-3】 利用居民营养数据文件 nutrition.sav 对居民的身高做基本统计描述。

由于身高变量的分布状况未知，因此基于集中趋势求出均数和中位数，离散趋势求出标准差和四分位数，并绘制直方图直观地了解变量的分布状况。

单击菜单 Analyze→Descriptive Statistics→Frequencies 打开 Frequencies 对话框。将对话框左侧变量列表框中的变量“身高”调入 Variable(s) 列表框，如图 2-42 所示；单击 Statistics 按钮，在对话框中勾选 Quartiles、Mean 和 Std. deviation，如图 2-43 所示；单击 Charts 按钮，勾选 Histograms 及 Show normal curve on histogram 显示直方图及对应的正态曲线。

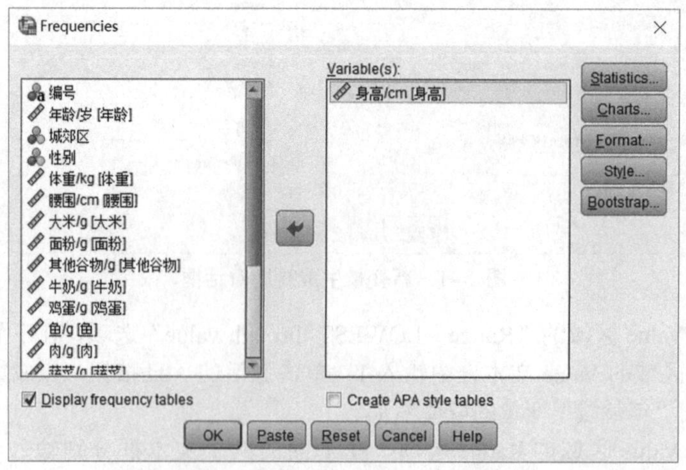

图 2-42　频数分析 Frequencies 对话框

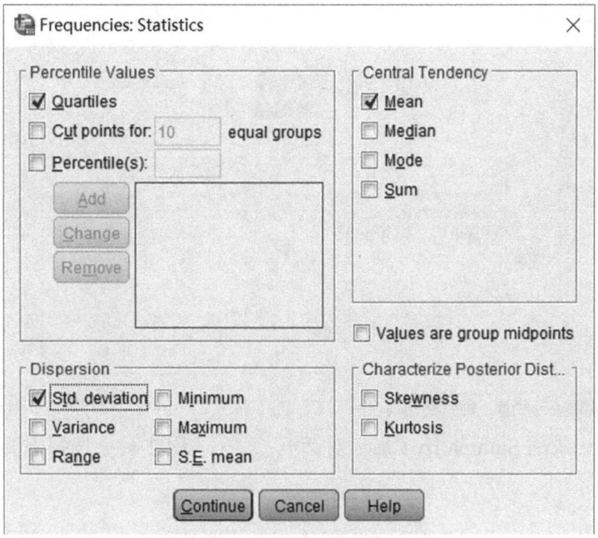

图 2-43 设置统计描述指标

结果如图 2-44 和图 2-45 所示。可知身高的均数和标准差分别为 165.67cm 和 7.99cm，中位数为 165.5cm，四分位数间距为 (160.00cm，171.50cm)（注：根据“均数和标准差最多保留到变量原始测量精度后 1 位小数”的惯例，对 SPSS 提供的统计描述结果的小数位进行取舍）。从图 2-45 所示的直方图可以看出数据分布曲线基本对称。

Statistics

身高/cm

N	Valid	381
	Missing	0
Mean		165.670
Std. Deviation		7.9929
Percentiles	25	160.000
	50	165.500
	75	171.500

图 2-44 身高的集中趋势和离散趋势

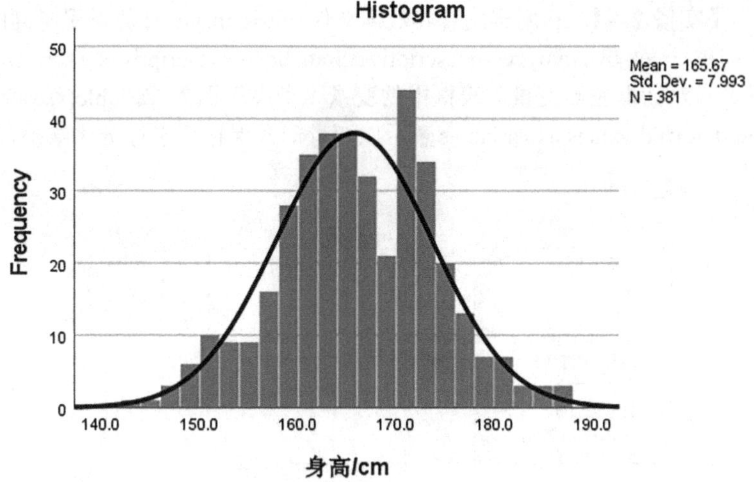

图 2-45 身高的分布直方图

【实操 2-4】计算记录汇总指标方法实操

【实操 2-4】 利用居民营养数据文件 nutrition.sav 对男性和女性的体质指数做基本统计描述。

单击菜单 Analyze→Reports→Case Summaries 打开 Summarize Cases 对话框。参考图 2-46 设置要分析的体质指数变量 BMI 和分组变量“性别”。单击 Statistics 按钮打开对话框，参考图 2-47 从左侧的统计量中选择需要计算的统计量。最后结果如图 2-48 所示。

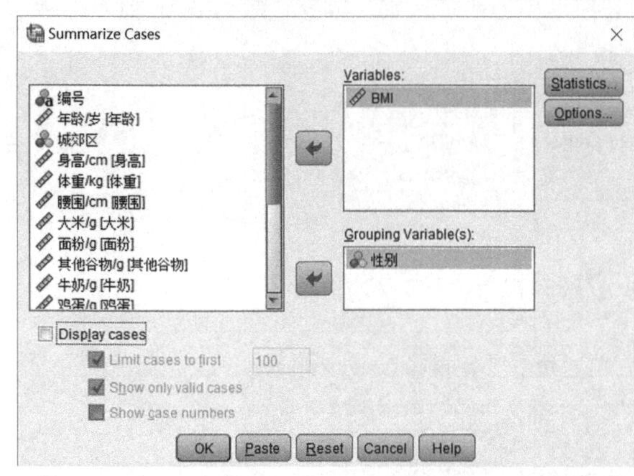

图 2-46　汇总统计记录的 Summarize Cases 对话框

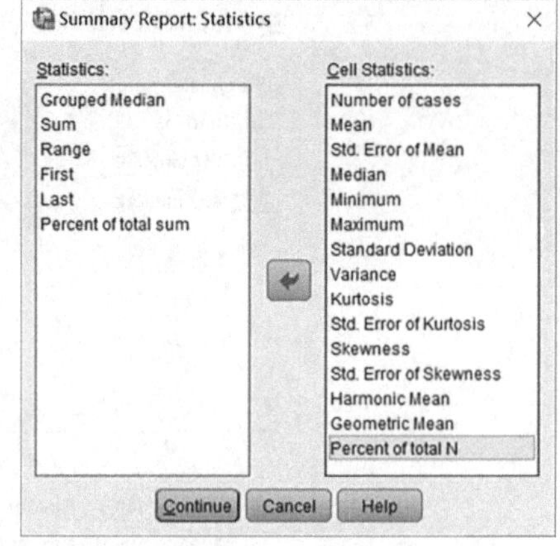

图 2-47　选择需要的描述性统计量

Case Summaries

BMI

性别	N	Mean	Std. Error of Mean	Median	Minimum	Maximum	Std. Deviation	Skewness	Std. Error of Skewness	Kurtosis	Std. Error of Kurtosis	Harmonic Mean	Geometric Mean	% of Total N
男	225	23.8657	0.25039	23.5557	15.67	35.85	3.75581	0.576	0.162	0.477	0.323	23.3007	23.5799	59.1%
女	156	21.9709	0.30171	21.3204	14.46	36.19	3.76835	1.059	0.194	1.599	0.386	21.3956	21.6736	40.9%
Total	381	23.0899	0.19827	22.5178	14.46	36.19	3.87013	0.698	0.125	0.589	0.249	22.4811	22.7799	100.0%

图 2-48　记录汇总统计量结果

图 2-48 列出了对体质指数进行分组统计描述的结果，如均数、标准差、几何均数（Geometric Mean）、调和均数（Harmonic Mean）、中位数等。此外还包括分布的偏度系数及其标准误、峰度系数及其标准误，如女性体质指数的偏度系数和峰度系数分别为 1.059 和 1.599，标准误分别为 0.194 和 0.386。对偏度系数和峰度系数是否等于 0 做初步的判断，计算 Z 统计量 $1.059/0.194=5.459>1.96$，$1.599/0.386=4.142>1.96$，初步判断女性体质指数不服从正态分布。

【实操 2-5】计算正态标准分方法实操

【实操 2-5】 利用居民营养数据文件 nutrition.sav 计算居民身高的正态标准分。

单击菜单 Analyze→Descriptive Statistics→Descriptives 打开 Descriptives 对话框。将对话框左侧变量列表框中的变量“身高”调入 Variable(s) 列表框；勾选 Save standardized values as variables 表示以变量形式保存正态标准化结果，如图 2-49 所示。

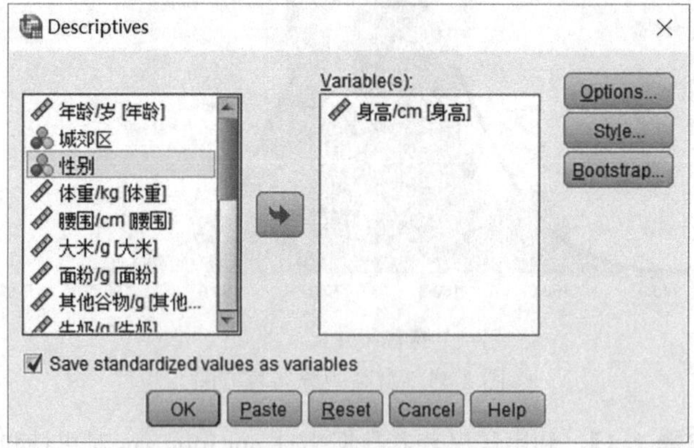

图 2-49　描述性分析 Descriptives 对话框

数据文件中增加变量“Z 身高”，保存的就是对变量“身高”进行正态标准化的结果。

二、数据分布的描述

探索性分析过程 Explore 除了可以计算定量资料的基本统计描述指标，还可以给出一些简单的检验结果和图形。与 Case Summaries 过程类似，在 Explore 过程中也可以加入因素变量（分组变量）。

【实操 2-6】 利用居民营养数据文件 nutrition.sav 判断男性和女性的体质指数是否服从正态分布以及总体方差是否相等。

【实操 2-6】正态性检验实操

单击菜单 Analyze→Descriptive Statistics→Explore 打开 Explore 对话框。参考图 2-50 设置要分析的体质指数变量 BMI 和分组变量“性别”。单击 Plots 按钮，参考图 2-51 勾选 Normality plots with tests 进行正态性检验，选中 Untransformed 表示进行未经变量变换的方差齐性检验。最后结果如图 2-52～图 2-55 所示。

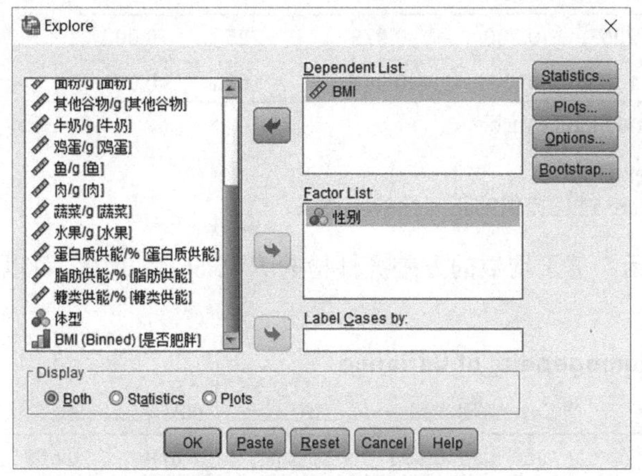

图 2-50　探索性分析 Explore 主对话框

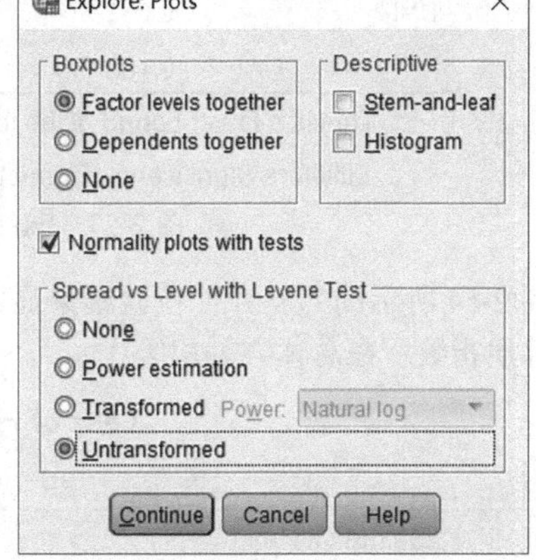

图 2-51　进行正态性和方差齐性检验

在图 2-52 的结果中，除了均数、标准差等指标，还包括 5% 截尾均数（Trimmed Mean）和均数的 95% 置信区间，如男性体质指数的 95% 置信区间为 (23.37kg/m^2, 24.36kg/m^2)。

Descriptives

	性别			Statistic	Std. Error
BMI	男	Mean		23.8657	0.25039
		95% Confidence Interval for Mean	Lower Bound	23.3723	
			Upper Bound	24.3591	
		5% Trimmed Mean		23.7285	
		Median		23.5557	
		Variance		14.106	
		Std. Deviation		3.75581	
		Minimum		15.67	
		Maximum		35.85	
		Range		20.18	
		Interquartile Range		4.97	
		Skewness		0.576	0.162
		Kurtosis		0.477	0.323
	女	Mean		21.9709	0.30171
		95% Confidence Interval for Mean	Lower Bound	21.3749	
			Upper Bound	22.5669	
		5% Trimmed Mean		21.7330	
		Median		21.3204	
		Variance		14.200	
		Std. Deviation		3.76835	
		Minimum		14.46	
		Maximum		36.19	
		Range		21.73	
		Interquartile Range		4.30	
		Skewness		1.059	0.194
		Kurtosis		1.599	0.386

图 2-52　由 Explore 过程计算的分组统计描述指标

图 2-53 提供了 Kolmogorov-Smirnov 法和 Shapiro-Wilk 法两种正态性检验结果，它们分别适用于样本量大于 50 例和小于 50 例的资料。表中 Sig. 对应的列为假设检验的 P 值，通常当 $P>0.20$ 时认为资料服从正态分布。在本例中，男性和女性的样本量分别为 225 和 156，均超过 50 例，因此通过 Kolmogorov-Smirnov 法检验可得相应的正态性检验 $P>0.2$（软件输出中 0.200* 表示 >0.2）和 $P<0.001$，可以认为女性的体质指数不服从正态分布。

Tests of Normality

	性别	Kolmogorov-Smirnov[a] Statistic	df	Sig.	Shapiro-Wilk Statistic	df	Sig.
BMI	男	0.051	225	0.200*	0.979	225	0.002
	女	0.103	156	<0.001	0.940	156	<0.001

*. This is a lower bound of the true significance.

a. Lilliefors Significance Correction

图 2-53　Explore 过程提供的正态性检验结果

图 2-54 所示的方差齐性检验结果显示，基于均数的方差齐性检验 $P=0.661>0.10$，可以认为男女体质指数所在总体方差相等。

Test of Homogeneity of Variance

		Levene Statistic	df1	df2	Sig.
BMI	Based on Mean	0.193	1	379	0.661
	Based on Median	0.343	1	379	0.558
	Based on Median and with adjusted df	0.343	1	374.978	0.558
	Based on trimmed mean	0.288	1	379	0.592

图 2-54　Explore 过程提供的方差齐性检验结果

图 2-55 为描述体质指数的箱式图。从中可以看出，男性体质指数分布比女性略分散，平均水平（中位数）比女性略高，圆圈标识数据文件的第 12、190、296 行（男性）以及第 356、297 行等（女性）记录（实际操作时行号可能因记录顺序不同而不同）的体质指数可能是异常值，提示需要核对数据。

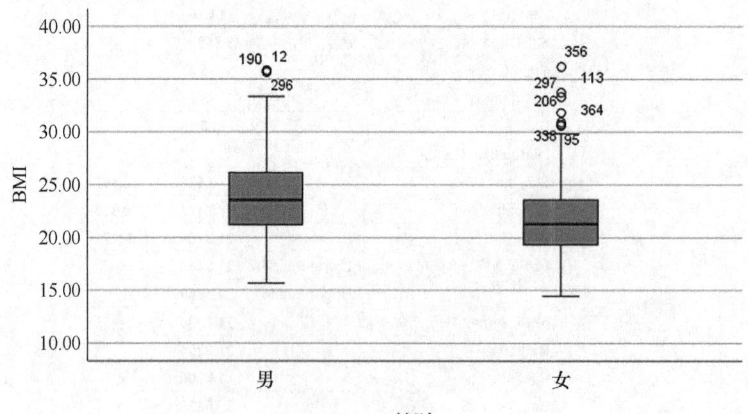

图 2-55　男女体质指数的箱式图

异常值：可能成为发现问题、理论创新的契机

在数据建模与数据分析过程中，很可能出现与其他观测值或预期数值有明显差别的异常值。忽视异常值的存在、无条件地将异常值放入数据的建模或分析过程中，会对结果造成不良影响，导致建模失败。因此，要重视异常值的出现，分析其产生的原因，这往往能使人们发现问题。

在神经科学领域，“大脑功能区域特定论”认为人的某种功能是由大脑中特定区域决定的，大脑的某些区域受损会导致一些特定功能的丧失。直到 20 世纪 70 年代，神经科学家都普遍认为大脑的结构和功能以及大脑区域与人体功能之间的关系在人的整个成年期基本上是固定的，不随时间而变化。20 世纪 60 年代，神经可塑性研究的先驱保罗·巴赫-y-里察（Paul Bach-y-Rita）的父亲因卒中几乎全身瘫痪并基本失去语言能力。但经过 3 年的康复训练，其父亲的身体完全恢复正常，大脑也完全康复，看不出曾被破坏的痕迹。这一“异常值”的发现颠覆了大脑功能区域特定论，父亲的康复经历成为巴赫转向从事大脑神经康复研究的重要契机，并开创和发展了脑神经康复医学。

爱因斯坦说过，“思维世界的发展，在某种意义上就是对惊奇的不断摆脱”。异常值的出现往往会为科学理论的创新提供机会，从而推动科学发展。因此，研究中不能轻易放过异常现象，应仔细反思，加深对理论的认识，因为它可能成为科学理论创新的重要契机。

三、定性资料的描述

率或构成比及其置信区间的计算比较简单，可以手工完成，也可以利用 Crosstabs 对话框完成。此外，利用 Proportion Confidence Intervals 对话框可以求率的置信区间。

【实操 2-7】定性资料统计描述实操

【实操 2-7】 利用居民营养数据文件 nutrition.sav 分别求城区和郊区居民的肥胖率及其 95% 置信区间。

单击菜单 Analyze→Descriptive Statistics→Crosstabs 打开 Crosstabs 对话框。参考图 2-56 设置分组变量“城郊区”和待分析的变量“是否肥胖”，单击 Cells 按钮后在对话框 Percentages 区域中勾选 Row（此处行百分比即为肥胖率）。最后结果如图 2-57 所示，城区和郊区的居民肥胖率分别为 14.4% 和 7.5%。

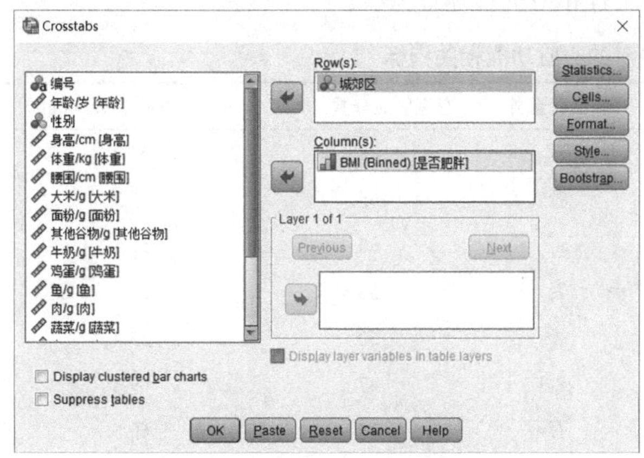

图 2-56　列联表分析 Crosstabs 对话框

城郊区 * BMI (Binned) Crosstabulation

			BMI (Binned)		
			不肥胖	肥胖	Total
城郊区	郊区	Count	186	15	201
		% within 城郊区	92.5%	7.5%	100.0%
	城区	Count	154	26	180
		% within 城郊区	85.6%	14.4%	100.0%
Total		Count	340	41	381
		% within 城郊区	89.2%	10.8%	100.0%

图 2-57　城郊区与肥胖情况的列联表

单击菜单 Analyze→Descriptive Statistics→Proportion Confidence Intervals，打开 Proportion Con-

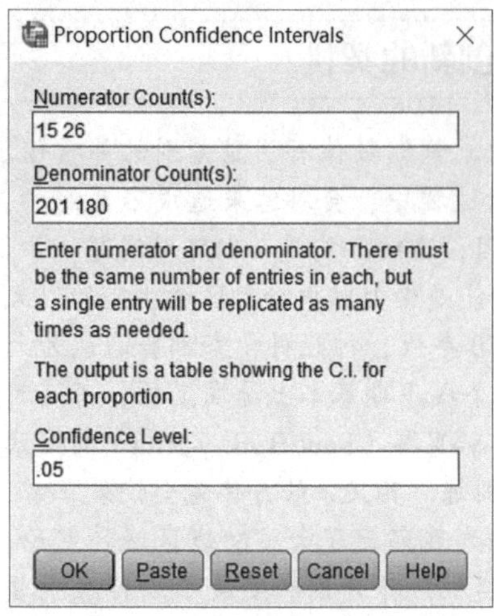

图 2-58 求率的置信区间的对话框

fidence Intervals 对话框。根据图 2-57 的结果，郊区居民的肥胖率为 15/201，城区居民的肥胖率为 26/180，因此在 Numerator Count(s) 和 Denominator Count(s) 框中分别输入“15 26”和“201 180”（注意数字之间的空格），表示计算率的分子和分母，如图 2-58 所示。

结果如图 2-59 所示，郊区和城区居民的肥胖率分别为 0.075 和 0.144（即 7.5% 和 14.4%），基于二项分布的 95% 置信区间分别为（0.044，0.117）和（0.099，0.201），即（4.4%，11.7%）和（9.9%，20.1%）。

SPSS 28 之前的版本中没有上述 Proportion Confidence Intervals 子菜单，可以借助 Analyze→Descriptive Statistics→Explore 菜单，通过 Explore 对话框求率的置信区间。

Proportion Confidence Intervals[a]

Proportions	Statistics							
	p	Binomial Lower CI	Binomial Upper CI	Poisson Lower CI	Poisson Upper CI	Difference from p0	Difference from p0 Lower CI	Difference from p0 Upper CI
1	0.075	0.044	0.117	0.042	0.123	-	-	-
2	0.144	0.099	0.201	0.094	0.212	0.070	0.007	0.133

a. Alpha = 0.050

图 2-59 肥胖率及其置信区间

思 考 题

一、知识梳理

1. 利用 SPSS 软件求定量资料的均数、中位数、标准差的方法有哪些？
2. 利用 SPSS 软件根据原始变量生成新变量的方法有哪些？

二、操作分析

在一项研究中，20 名年龄超过 80 岁的某疾病患者的心脏功能相关指标数据如表 2-1 所示。试在 SPSS 软件中建立数据文件，并对各个变量进行相应的描述性分析。

表 2-1 20 名患者的心脏功能相关指标

编号	性别	年龄（岁）	高血压	脑血管意外	左室射血分数（%）	左室舒张末直径（mm）
1	男	83	是	否	48	57.9
2	女	80	是	否	65	49.3
3	女	80	是	否	60	58.5
4	男	80	是	否	58	54.1
5	男	80	是	否	60	55.4
6	男	83	是	否	47	69.6
7	男	85	是	否	47	60.5
8	男	80	否	是	64	47.5
9	男	83	是	否	63	46.5
10	女	82	是	否	71	48.6

续表

编号	性别	年龄（岁）	高血压	脑血管意外	左室射血分数（%）	左室舒张末直径（mm）
11	男	81	是	否	65	48.0
12	女	80	是	是	70	49.4
13	男	82	是	否	37	60.5
14	男	83	否	否	55	55.3
15	男	84	是	否	73	49.2
16	男	83	是	否	65	50.4
17	男	85	是	否	65	49.0
18	男	81	是	是	63	52.6
19	女	81	是	否	65	48.0
20	女	81	否	否	51	60.5

（武文芳　郭文英　周　震）

第三章　单因素定量资料比较的统计方法

本章内容

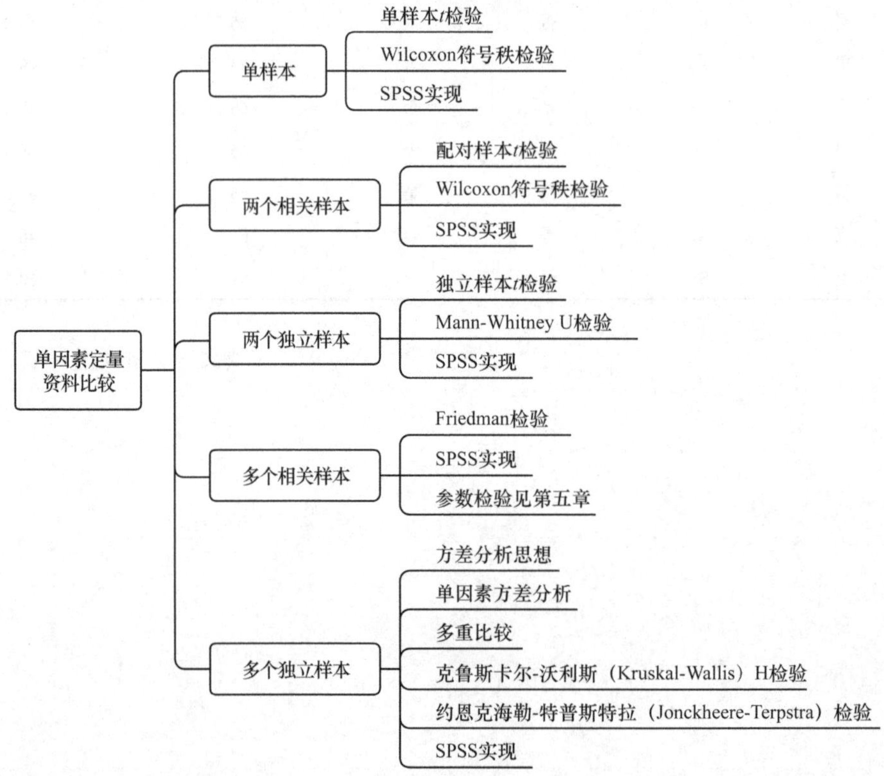

单因素实验即在实验时处理（干预）因素只有一个，如观察某药物三个剂量情况下患者疗效、高血压患者服用某种降压药前后血压的变化，这时进行的分析即单因素分析。根据结局变量（反应变量）的数据类型，需要选择不同的统计方法。本章介绍对定量型结局变量进行比较时采用的统计学方法。

第一节　参数检验与非参数检验

对定量资料进行比较的统计方法可以分为参数检验和非参数检验两大类，针对不同的实验设计，每一大类方法中又包含不同的假设检验方法。

参数检验（parametric test）是指对均数、方差等参数进行的统计检验。当总体分布已知时，参数检验根据样本数据对总体分布中的一些未知参数（如总体均数、总体方差、总体标准差等）进行统计推断。最常见的总体分布包括正态分布、二项分布、泊松分布（Poisson distribution）等。如果总体服从正态分布，则可用 t 检验和方差分析对定量资料进行比较和分析。

非参数检验（nonparametric test）是不依赖特定的总体分布，且不对总体参数进行推断的一类统计分析方法，又称任意分布检验（distribution-free test）。非参数检验对总体的位置进行统计推断。由于非参数检验方法在推断过程中不涉及有关总体分布的参数，因而被称为非参数检验。与参数检验相比，非参数检验有如下特点：

（1）非参数检验适用于总体呈非正态分布或总体分布不确定的情况，它对总体的分布没有限制，因而应用范围广；

（2）非参数检验不一定要求精确的数据，对于不能或没有精确测量的数据如等级资料也可以进行分析；

（3）由于非参数检验对总体和数据的限制较少，因此结果具有较好的稳健性。

非参数检验的方法很多，如秩和检验、卡方检验、等级相关分析等，在对定量资料或等级资料进行比较时都是基于秩（rank）及秩次统计量的。在这类检验中，对数据进行从小到大的排序，由数据的位次代替原始数据进行统计分析。

当样本数据满足参数检验的条件时，如果使用非参数检验进行分析，由于丢弃了原始数据，因而犯第二类错误的概率略大，其检验效能略低于参数检验方法。因此，如果数据满足进行参数检验的条件，则首选参数检验进行分析。当样本数据不满足参数检验条件时，非参数检验的检验效能则更高，即便是样本量较小的时候。数据偏离正态性越远，非参数检验的优势越明显。

第二节　单样本资料的比较

单样本资料是指在实验过程中只有一个样本组，实验的目的是推断样本所在总体的均数或中位数与已知总体的均数或中位数是否相等。根据样本数据是否来自正态总体，可以选择单样本 t 检验或威尔科克森（Wilcoxon）符号秩检验进行分析。

一、单样本 t 检验

（一）单样本 t 检验的基本思想

样本均数与总体均数进行比较，即推断样本均数 $\bar{X}$ 所代表的未知总体均数 μ 是否与已知总体均数 μ_0 有差别时，需采用单样本 t 检验（one-sample t-test）。应用单样本 t 检验时，要求样本是来自正态分布总体的随机样本。

单样本 t 检验的检验统计量为

$$t=\frac{\bar{X}-\mu_0}{S_{\bar{X}}}=\frac{\bar{X}-\mu_0}{S/\sqrt{n}},\quad \nu=n-1 \tag{3-1}$$

式中，S 为样本标准差，n 为样本量，统计量 t 服从自由度为 $n-1$ 的 t 分布。参考图 1-15 中的 t 分布曲线可知，t 值越远离 0，即在现有抽样误差下样本均数与总体均数的差距越大，越不能认为样本均数 $\bar{X}$ 所代表的未知总体均数 μ 等于已知总体均数 μ_0。当 t 值远离 0 到一定程度，即这个差距达到一定程度时就可以认为未知总体均数 μ 不等于已知总体均数 μ_0。这种推断的基础就是出现当前 t 值的概率小于事先确定的检验水准 α。

t 检验适用于用较少样本来推断其所代表总体的情形。当样本量较大时，通过式（3-1）可以得到较大的 t 值，进而得到较小的 P 值，最终得出“总体均数存在差异”的结论。这可能与真实情况不相符。因此，如果 t 检验结果是拒绝无效假设，则还需要报告效应量（effect size，ES）。效应量是指由因素引起的差别，是衡量处理效应大小的指标。它不受样本量的影响，表示了不同处理下总体均数之间差异的大小，可以在不同研究之间进行比较。科恩值（Cohen's d）是比较两个均数时常用的效应量，也称为标准化均数差，计算公式如下：

$$\text{Cohen's } d=\frac{\bar{X}-\mu_0}{S} \tag{3-2}$$

实际应用中 Cohen's d 取绝对值，并以 $0.2\leqslant d<0.5$、$0.5\leqslant d<0.8$、$d\geqslant 0.8$ 提示小的效应、中等效应和大的效应。

【例 3-1】 在治疗某疾病的抗病毒药物临床试验中，304 名男性患者的基线血清肌酐水平为（71.6±10.8）μmol/L。有文献报道健康成年男性血清肌酐水平平均为 82.5μmol/L，能否据此认为该类疾病男性患者血清肌酐水平与健康成年男性不同？

（1）建立检验假设，确定检验水准 $\alpha=0.05$。

H_0: $\mu=\mu_0$，即该类疾病男性患者与健康成年男性血清肌酐水平相等。

H_1: $\mu\neq\mu_0$，即该类疾病男性患者与健康成年男性血清肌酐水平不等。

（2）计算检验统计量。

本例 $n=304$，$\bar{X}=71.6\mu\text{mol/L}$，$S=10.8\mu\text{mol/L}$，$\mu_0=82.5\mu\text{mol/L}$，则

$$t=\frac{\bar{X}-\mu_0}{S_{\bar{X}}}=\frac{\bar{X}-\mu_0}{S/\sqrt{n}}=\frac{71.6-82.5}{10.8/\sqrt{304}}=-17.6,\qquad \nu=n-1=303$$

（3）确定 P 值，得出推断结论。

$\nu=303$，$t=-17.6$，利用 Excel 函数 T.DIST.2T(17.6, 303)（注：此公式中使用检验统计量 t 的绝对值）计算得 $P=2.96\times10^{-48}$。按 $\alpha=0.05$ 水准，拒绝 H_0，差异有统计学意义，可以认为该类疾病男性患者与健康成年男性血清肌酐水平不同。

（4）计算效应量。

按照式（3-2）计算 Cohen's d 效应量：

$$d=\frac{\bar{X}-\mu_0}{S}=\frac{71.6-82.5}{10.8}=-1.01$$

取绝对值后，Cohen's d=1.01＞0.8，因此可以认为该疾病男性患者与健康男性的血清肌酐差异程度较大。

辩证地看待假设检验的结论，进行科学决策

根据假设检验结果进行决策时，必须辩证地看问题，不能只关注 P 值，不能将其当作金科玉律。如果以 P＜0.05 作为研究结果有价值的判断依据，就会形成以特定 P 值为界的“非黑即白”二元论。为此，统计学界专业人士反复呼吁和强调要正确理解统计方法的原理并对结果进行正确解读，甚至建议放弃 P 值。

英国统计学家费希尔（Fisher）在 20 世纪 20 年代引入 P 值。他们首先建立一个想要推翻的零假设 H_0（如两种治疗方法的疗效没有差异），然后假设 H_0 是真的并计算得到至少和实际观察到的一样极端的结果的概率 P 值。费希尔认为，P 值越小，H_0 不成立的可能性就越大。几年后波兰数学家内曼（Neyman）和英国统计学家皮尔逊（Pearson）引入了另一种数据分析框架，有针对性地忽略了 P 值。人们在实际应用中将费希尔易于计算的 P 值融入了内曼和皮尔逊基于规则的系统中，当 P＜0.05 时视差异具有“统计学意义”，把 P 值误解为 H_0 成立的概率，忽视了真实的效应大小。如在临床研究中，当 P＜0.001 时认为新疗法大大优于传统疗法，而实际上两种疗法可能只存在微小的疗效差别，只是因为积累了非常多的病例使得 P 值很小。

统计学家建议，假设检验应与参数估计并重，实验效应及其置信区间的估计能够更好地帮助我们理解和判断研究结果，如报告效应量。权威的统计软件 SPSS 在其新版本中增加了这一结果的报告，也正是基于此种考量。

我们必须认识到，好的统计实践是好的科学实践的基本成分，它强调好的研究设计和实施原则、数据的多种数值和图形概括、理解所研究的现象、全面和完整的报告结果，以及正确、定量、符合逻辑地理解结果的含义。没有任何单一的指标可以取代科学的推理。

（二）单样本 t 检验的 SPSS 实现

【实操 3-1】单样本 t 检验实操

【实操 3-1】 数据文件 safety.sav 提供了在治疗某疾病的抗病毒药物临床试验中 304 名男性患者的基线血清肌酐。有文献报道健康成年男性血清肌酐平均为 82.5μmol/L。试利用 SPSS 分析该类疾病男性患者血清肌酐水平是否与健康成年男性不同。

（1）进行正态性检验：首先利用 Select Cases 菜单筛选出男性患者（操作方法可参考第二章第三节“三、记录筛选”），然后利用 Explore 菜单对男性患者基线血清肌酐水平 SCr0 进行正态性检验（操作方法可参考第二章第五节“二、数据分布的描述”）。正态性检验结果 $P>0.20$，可以认为样本来自正态总体，故采用单样本 t 检验进行分析。

需要说明的是，在实际进行数据分析时，不建议完全依赖正态性检验来判断资料是否服从或近似服从正态分布，还需要将其结果与专业知识结合起来进行判断。此外，还可以通过基本的描述性分析（如直方图）来了解资料的分布是近似正态还是偏离正态分布。

（2）进行单样本 t 检验：单击菜单 Analyze→Compare Means→One-Sample T Test 打开对话框，参考图 3-1 设置检验变量为基线血清肌酐 SCr0，待比较总体均数为 82.5。最后的输出结果如图 3-2～图 3-4 所示。

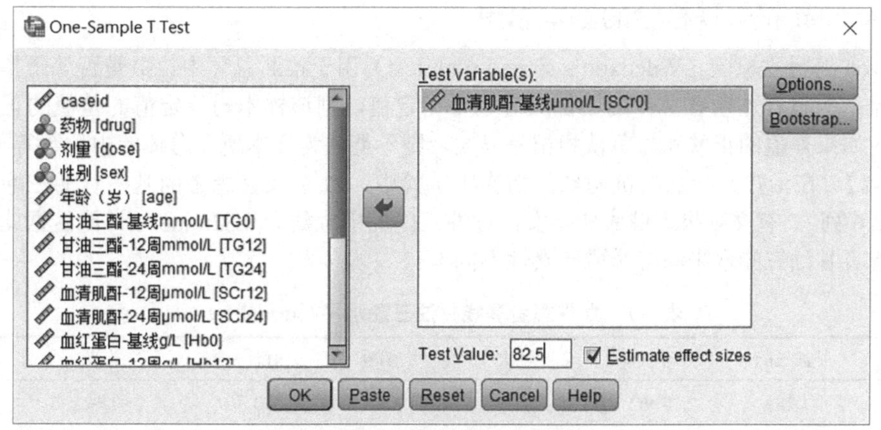

图 3-1　单样本 t 检验对话框

图 3-2 为该样本的基本统计描述，可知样本均数为 71.60μmol/L，标准差为 10.77μmol/L，标准误为 0.618μmol/L。

One-Sample Statistics

	N	Mean	Std. Deviation	Std. Error Mean
血清肌酐-基线μmol/L	304	71.603	10.7704	0.6177

图 3-2　单个样本的基本统计描述

图 3-3 显示了单样本 t 检验的结果。检验统计量 $t=-17.64$，自由度 $\nu=303$，$P<0.001$，在 $\alpha=0.05$ 的检验水准下差异有统计学意义，可以认为该类疾病男性患者与健康成年男性血清肌酐水平不同，该类疾病男性患者血清肌酐水平低。均数差的 95% 置信区间为 (−12.11μmol/L, −9.68μmol/L)，该区间不包含 0，因此可以认为男性患者与健康成年男性的血清肌酐不相等。该结果与 t 检验结果相同。

图 3-4 显示了单样本的效应量，Cohen’s $d=-1.012$，其绝对值>0.8，说明男性患者与健康成年男性的血清肌酐差异程度较大。图 3-4 中赫奇斯校正（Hedges’ correction）通常表示为 Hedges’ g，它是在样本量较小（<50）时对 Cohen’s d 校正的结果。

One-Sample Test

	Test Value = 82.5						
	t	df	Significance One-Sided p	Significance Two-Sided p	Mean Difference	95% Confidence Interval of the Difference Lower	Upper
血清肌酐-基线μmol/L	-17.641	303	<0.001	<0.001	-10.8974	-12.113	-9.682

图 3-3 单样本均数 t 检验的结果

One-Sample Effect Sizes

		Standardizer[a]	Point Estimate	95% Confidence Interval Lower	Upper
血清肌酐-基线μmol/L	Cohen's d	10.7704	-1.012	-1.149	-0.873
	Hedges' correction	10.7972	-1.009	-1.147	-0.871

a. The denominator used in estimating the effect sizes.
Cohen's d uses the sample standard deviation.
Hedges' correction uses the sample standard deviation, plus a correction factor.

图 3-4 单样本 t 检验的效应量（注：SPSS 27 及以上版本）

二、单样本威尔科克森（Wilcoxon）符号秩检验

（一）Wilcoxon 符号秩检验的基本思想

Wilcoxon 符号秩检验（Wilcoxon's signed rank test）用于推断总体中位数是否等于指定值，其基本思想是：假设样本所在总体的中位数等于某指定值，则该样本与指定值的差值的正秩和与负秩和相近；如果差值的正秩和与负秩和相差很大，则不能认为样本所在总体的中位数等于指定值。

【例 3-2】 在治疗某疾病的抗病毒药物临床试验中，22 名女性患者的基线甘油三酯数据见表 3-1（第 2，6 列）。有文献报道健康成年女性甘油三酯的中位数为 0.82mmol/L，能否据此认为该类疾病女性患者甘油三酯水平与健康成年女性不同？

表 3-1 女性患者基线甘油三酯水平（mmol/L）

编号	甘油三酯	差值	秩次	编号	甘油三酯	差值	秩次
1	1.18	0.36	17	12	1.76	0.94	20
2	0.58	−0.24	−12	13	0.77	−0.05	−1
3	1.02	0.20	11	14	1.35	0.53	18
4	1.13	0.31	15.5	15	0.73	−0.09	−6
5	0.68	−0.14	−10	16	0.70	−0.12	−9
6	0.93	0.11	8	17	2.22	1.40	22
7	0.88	0.06	3	18	0.90	0.08	5
8	0.51	−0.31	−15.5	19	0.72	−0.10	−7
9	1.68	0.86	19	20	0.54	−0.28	−14
10	0.57	−0.25	−13	21	1.92	1.10	21
11	0.76	−0.06	−3	22	0.76	−0.06	−3

对这组资料绘制直方图，观察数据的分布是近似正态还是偏离正态分布。以上数据的直方图如图 3-5 所示。从图中可见，数据明显偏离正态分布，因此选择非参数 Wilcoxon 符号秩检验进行比较。

（1）建立检验假设，确定检验水准 α=0.05。

H_0：M_d=0.82，即女性患者基线甘油三酯水平与健康成年女性相等。

H_1：$M_d \neq 0.82$，即女性患者基线甘油三酯水平与健康成年女性不等。

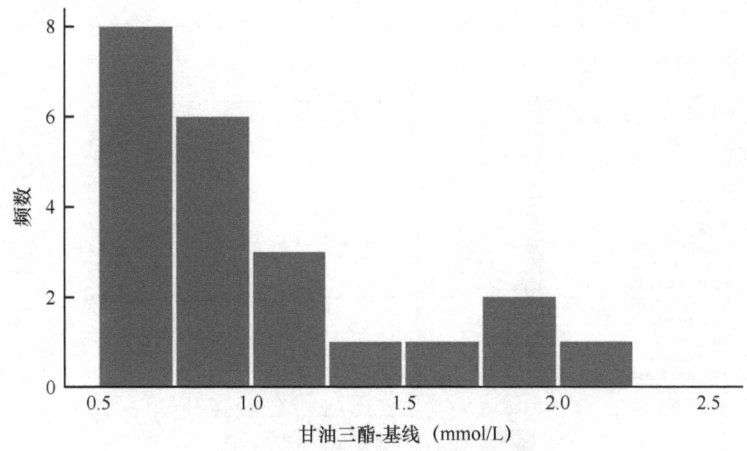

图 3-5　例 3-2 数据的分布直方图

（2）构造检验统计量：计算每个观察值与总体中位数 0.82 的差值（表 3-1 第 3，7 列），然后按差值的绝对值编秩（秩相同的取平均秩次，差值为零的不参与编秩），并按差值的正负号给秩次加上正负号（表 3-1 第 4，8 列），则 Wilcoxon 符号秩统计量 T 为正秩和 T_+或负秩和 T_-。本例中，$T_+=159.5$，$T_-=93.5$，则 $T=159.5$ 或 $T=93.5$。

当样本量足够大时，统计量 T 近似地服从均数为 $n(n+1)/4$、方差为 $n(n+1)(2n+1)/24$ 的正态分布，则构造标准正态统计量 Z：

$$Z=\frac{T-n(n+1)/4}{\sqrt{n(n+1)(2n+1)/24}} \tag{3-3}$$

本例中 $n=22$，取 $T=159.5$，则 $Z=1.071$（取 T=93.5 时，$Z=-1.071$）。

（3）确定 P 值，得出推断结论。

利用 Excel 函数 2*[1-NORM.S.DIST(1.071, TRUE)] 计算得 $P=0.284$，按 $\alpha=0.05$ 水准，不拒绝 H_0，差异无统计学意义，还不能认为该疾病女性患者基线甘油三酯与健康成年女性不同。

（二）单样本 Wilcoxon 符号秩检验的 SPSS 实现

【实操 3-2】 数据文件 safety.sav 提供了在治疗某疾病的抗病毒药物临床试验中患者的基线甘油三酯。有文献报道健康成年女性甘油三酯中位数为 0.82mmol/L，试利用 SPSS 分析该类疾病女性患者甘油三酯水平是否与健康成年女性不同。

【实操 3-2】单样本 Wilcoxon 符号秩检验实操

（1）判断参数检验条件：首先利用 Select Cases 菜单筛选出女性患者，然后利用 Explore 菜单对女性患者基线甘油三酯水平 TG0 进行正态性检验。正态性检验结果 $P=0.003<0.20$，还不能认为样本来自正态总体，故采用单样本 Wilcoxon 符号秩检验进行分析。

（2）进行单样本 Wilcoxon 符号秩检验：SPSS 在非参数检验智能分析模块提供了单样本 Wilcoxon 符号秩检验。单击菜单 Analyze→Nonparametric Tests→One Sample 打开对话框，参考图 3-6 设置检验字段为甘油三酯基线 TG0；选择 Settings 选项卡，参考图 3-7 选择检验方法并输入已知总体的中位数 0.82。单击 Run 按钮得到结果如图 3-8 和图 3-9 所示。

图 3-8 显示，无效假设 H_0 为基线甘油三酯的中位数等于 0.82mmol/L，进行 Wilcoxon 符号秩检验，$P=0.284>0.05$，不拒绝 H_0。图 3-9 显示相应统计量的详细信息，如检验统计量 $Z=1.072$。

注：SPSS 从版本 18 开始提供非参数检验的智能分析模块。出于智能分析的目的，该模块要求对变量设置正确的测度，因此在使用该模块前要先设置好变量测度。

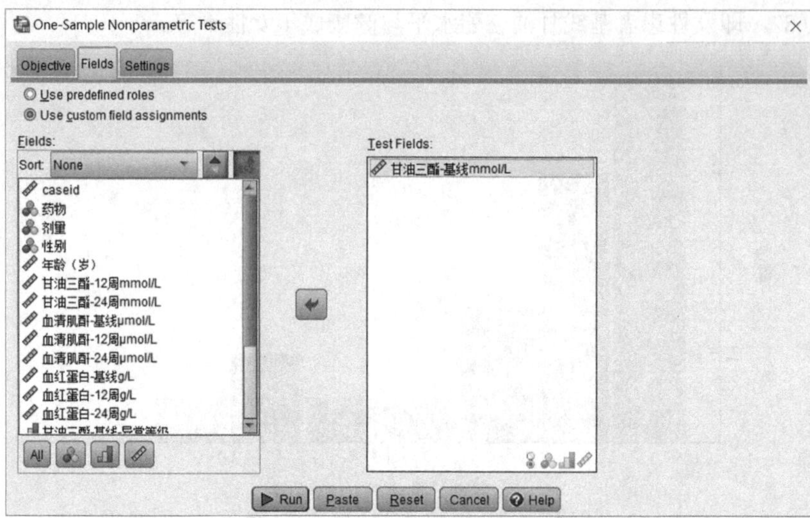

图 3-6　智能分析模块单样本非参数检验的字段设置对话框

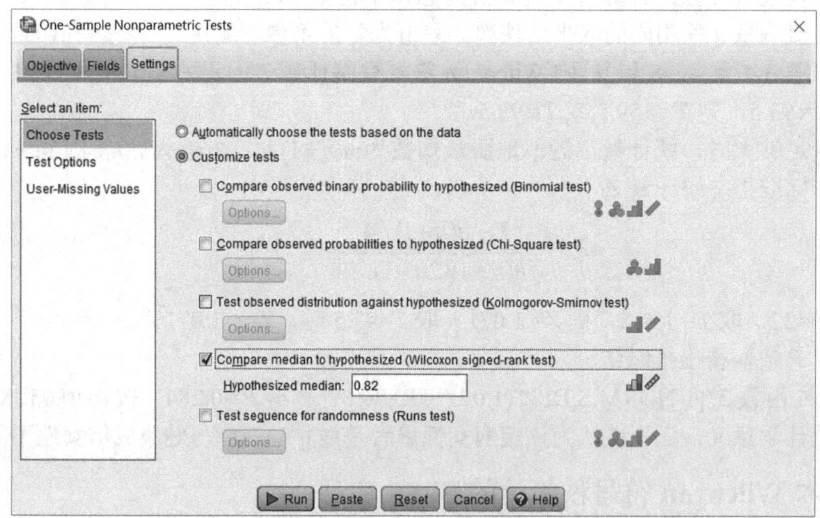

图 3-7　智能分析模块选择单样本 Wilcoxon 符号秩检验

Hypothesis Test Summary

	Null Hypothesis	Test	Sig.^{a,b}	Decision
1	The median of 甘油三酯-基线 mmol/L equals 0.82.	One-Sample Wilcoxon Signed Rank Test	0.284	Retain the null hypothesis.

a. The significance level is 0.050.

b. Asymptotic significance is displayed.

图 3-8　单样本非参数检验摘要

One-Sample Wilcoxon Signed Rank Test Summary

Total N	22
Test Statistic	159.500
Standard Error	30.792
Standardized Test Statistic	1.072
Asymptotic Sig.(2-sided test)	0.284

图 3-9　单样本 Wilcoxon 符号秩检验结果

第三节　两个相关样本的比较

在医学研究中，两个相关样本设计主要有以下几种情形：

（1）同一受试对象接受某种处理前后：这时应保证处理前后观察条件基本相同，比如观察某减肥药物的效果时，应保证服药之后受试者的饮食、运动等情况没有发生改变。

（2）同一受试对象或同一份样本的两个部分分别接受两种不同的处理：这种情况可视为自身配对，如对一批血清样本分别用两种方法测定钠离子含量。

（3）重要特征相同或相似的两个受试对象分别接受两种不同处理：这些重要特征应是对处理结果可能产生影响的混杂因素，如动物的种属、体重或患者的年龄、病情等。

对于不带分组的两个相关样本进行比较，实际上是对相关样本对的差值进行检验。如果该差值来自正态总体，则利用配对样本 t 检验进行分析，否则应该采用相关样本的 Wilcoxon 符号秩检验。

一、配对样本 t 检验

（一）配对样本 t 检验的基本思想

由于配对设计资料的每一对观察值具有相同的性质，每对观察值可以相减，因此，检验“配对样本的两个均数所代表总体的均数是否不等”就可以转化为检验“配对差值的均数所代表总体的均数是否不为零”。所以配对样本 t 检验（paired samples t-test）实质上等同于单样本 t 检验，它的应用前提条件是配对差值来自正态分布总体。

配对样本 t 检验的无效假设为

H_0: $\mu_d=0$，即差值的总体均数为零。

H_1: $\mu_d\neq 0$，即差值的总体均数不为零。

检验统计量为

$$t=\frac{\bar{d}-0}{S_{\bar{d}}}=\frac{\bar{d}}{S_d/\sqrt{n}},\quad \nu=n-1 \tag{3-4}$$

式中，$\bar{d}$ 为差值的均数，S_d 为差值的标准差，n 为对子数。t 统计量服从自由度为 $n-1$ 的 t 分布。如果与 t 值对应的概率 P 小于事先确定的检验水准 α，则拒绝 H_0，否则不拒绝 H_0。

【例 3-3】 在某抗病毒药物临床试验中，部分患者基线及治疗 12 周后血清肌酐数据见表 3-2。试分析患者治疗 12 周后血清肌酐是否发生改变。

表 3-2　部分患者基线及治疗 12 周后的血清肌酐水平（μmol/L）

编号	基线	治疗后 12 周	差值
1	92.7	79.9	−12.8
2	75.0	59.5	−15.5
3	85.3	79.0	−6.3
4	79.3	71.3	−8.0
5	64.8	63.3	−1.5
6	66.3	72.0	5.7
7	77.4	80.5	3.1
8	67.4	72.2	4.8
9	75.5	75.7	0.2
10	79.8	63.3	−16.5

续表

编号	基线	治疗后 12 周	差值
11	73.9	80.9	7.0
12	70.5	67.2	−3.3
平均	75.66	72.07	−3.59

本例属于两个相关样本设计的第一种情形。假定治疗前后血清肌酐差值服从正态分布，故采用配对样本 t 检验。分别计算 12 名受试者治疗前后血清肌酐的差值 d，列在表 3-2 最右列。

（1）建立检验假设，确定检验水准 $\alpha=0.05$。

H_0：$\mu_d=0$，治疗前后血患者清肌酐差值的总体均数为零，即治疗前后患者血清肌酐相等。

H_1：$\mu_d\neq0$，即治疗前后患者血清肌酐不相等。

（2）计算检验统计量。

本例 $n=12$，$\bar{d}=-3.59\mu\text{mol/L}$，$S_d=8.27\mu\text{mol/L}$，则

$$t=\frac{\bar{d}-0}{S_{\bar{d}}}=\frac{\bar{d}-0}{S_d/\sqrt{n}}=\frac{-3.59-0}{8.27/\sqrt{12}}=-1.504,\quad \nu=n-1=12-1=11$$

（3）确定 P 值，得出推断结论。

$\nu=11$，$t=-1.504$，利用 Excel 函数 T.DIST.2T(1.504, 11) 计算得 $P=0.161$。按 $\alpha=0.05$ 检验水准，不拒绝 H_0，差异没有统计学意义，根据目前资料还不能认为患者基线血清肌酐和治疗 12 周后血清肌酐有改变。

（二）配对样本 t 检验的 SPSS 实现

【实操 3-3】配对样本 t 检验实操

【实操 3-3】 数据文件 safety.sav 提供了在治疗某疾病的抗病毒药物临床试验中患者基线和治疗 12 周后的血清肌酐。试利用 SPSS 分析患者治疗 12 周后血清肌酐是否发生改变。

（1）进行正态性检验：首先利用 Computer Variable 菜单计算治疗 12 周后与基线血清肌酐的差值（操作方法可参考第二章第四节“一、计算变量”）。然后利用 Explore 菜单对血清肌酐差值进行正态性检验。正态性检验结果 $P>0.20$，可以认为差值样本来自正态总体，故可以采用配对样本 t 检验进行分析。

（2）进行配对样本 t 检验：单击菜单 Analyze→Compare Means→Paired-Samples T Test 打开对话框，参考图 3-10 设置配对样本为基线血清肌酐 SCr0 和治疗 12 周后血清肌酐 SCr12。最后的输出结果如图 3-11～图 3-13 所示。

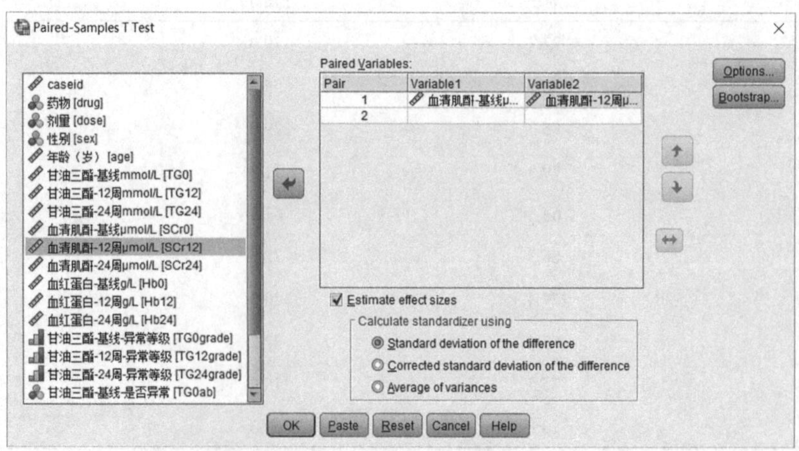

图 3-10 配对样本 t 检验对话框

图 3-11 显示了两个相关样本的基本统计描述，可知患者基线血清肌酐和治疗 12 周后血清肌酐的均值分别为 70.60μmol/L 和 69.07μmol/L，标准差分别为 11.43μmol/L 和 10.67μmol/L，标准误分别为 0.64μmol/L 和 0.60μmol/L。

Paired Samples Statistics

		Mean	N	Std. Deviation	Std. Error Mean
Pair 1	血清肌酐-基线μmol/L	70.600	316	11.4323	0.6431
	血清肌酐-12周μmol/L	69.072	316	10.6675	0.6001

图 3-11　配对样本的基本统计描述

图 3-12 显示了配对样本 t 检验的结果。配对差值的均数为 1.53μmol/L，标准差为 9.66μmol/L，检验统计量 t=2.813，自由度 ν=315，P=0.005，在 α=0.05 的检验水准下差异有统计学意义，可以认为患者基线血清肌酐和治疗 12 周后血清肌酐不同。配对差值的 95% 置信区间为 (0.46μmol/L, 2.60μmol/L)，该区间不包含已知的差值总体均数 0，因此可以认为差值的总体均数不为零，即基线和治疗 12 周后患者血清肌酐不相等。该结论与 t 检验的结论相同。

Paired Samples Test

		Paired Differences							Significance	
					95% Confidence Interval of the Difference					
		Mean	Std. Deviation	Std. Error Mean	Lower	Upper	t	df	One-Sided p	Two-Sided p
Pair 1	血清肌酐-基线μmol/L - 血清肌酐-12周μmol/L	1.5285	9.6603	0.5434	0.4593	2.5977	2.813	315	0.003	0.005

图 3-12　配对样本 t 检验的结果

图 3-13 显示了配对样本的效应量，Cohen's d=0.158＜0.2，说明患者基线血清肌酐和治疗 12 周后血清肌酐的差异程度较小。由此可以看出，由于样本量较大，尽管假设检验的 P 值很小（P=0.005），差异有统计学意义，而事实上差异的程度较小。

Paired Samples Effect Sizes

			Standardizer[a]	Point Estimate	95% Confidence Interval	
					Lower	Upper
Pair 1	血清肌酐-基线μmol/L - 血清肌酐-12周μmol/L	Cohen's d	9.6603	0.158	0.047	0.269
		Hedges' correction	9.6718	0.158	0.047	0.269

a. The denominator used in estimating the effect sizes.
Cohen's d uses the sample standard deviation of the mean difference.
Hedges' correction uses the sample standard deviation of the mean difference, plus a correction factor.

图 3-13　配对样本的效应量（注：SPSS 27 及以上版本）

二、两个相关样本的 Wilcoxon 符号秩检验

（一）基本思想

Wilcoxon 符号秩检验用于推断总体中位数是否等于指定值，也用于推断配对样本差值的总体中位数是否为零。用于两个相关样本时其基本思想是：假设两相关样本来自同一总体，则相关样本对的差值的总体中位数为零，相关样本对差值的正秩和与负秩和相近；如果相关样本对差值的正秩和与负秩和相差很大，则不能认为相关样本来自同一总体。

【例 3-4】 在某抗病毒药物临床试验中，服用药物 A 的部分患者治疗前及治疗 24 周后甘油三酯的数据见表 3-3。试分析服用药物 A 的患者治疗 24 周后甘油三酯是否发生改变。

表 3-3　药物 A 组患者基线及治疗 24 周后的甘油三酯水平（mmol/L）

编号	基线	治疗后 24 周	差值	秩次
1	0.51	2.37	1.86	4
2	1.05	4.62	3.57	8
3	1.90	4.99	3.09	7
4	0.79	2.41	1.62	3
5	1.38	4.91	3.53	9
6	1.17	5.11	3.94	10
7	1.59	2.29	0.70	2
8	0.92	0.90	−0.02	−1
9	1.45	4.05	2.60	5
10	7.43	4.38	−3.05	−6
11	0.68	6.06	5.38	11

对配对差值绘制直方图（如图 3-14 所示），发现数据明显偏离正态分布，因此选择非参数 Wilcoxon 符号秩检验进行比较。

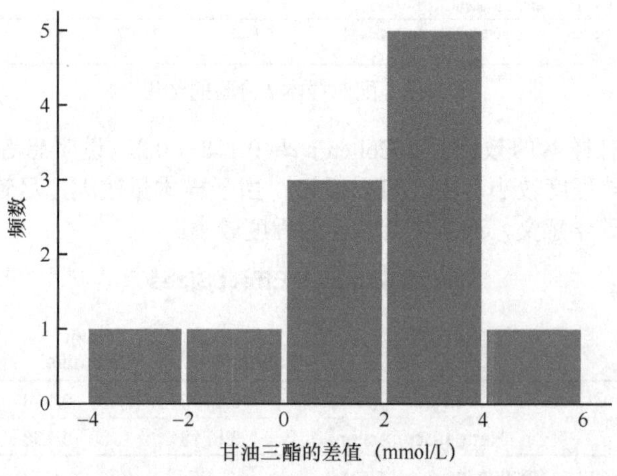

图 3-14　例 3-4 数据的分布直方图

（1）建立检验假设，确定检验水准 $\alpha=0.05$。

H_0: $M_d=0$，即治疗前后患者甘油三酯水平相等。

H_1: $M_d\neq 0$，即治疗前后患者甘油三酯水平不等。

（2）构造检验统计量。

计算每对相关样本治疗后甘油三酯与基线甘油三酯的差值（表 3-3 第 4 列），按照上一节介绍的方法得到 Wilcoxon 符号秩统计量 $T=59$ 或 $T=7$。按照式（3-3）计算标准正态统计量 Z:

$$Z=\frac{T-n(n+1)/4}{\sqrt{n(n+1)(2n+1)/24}}=\frac{59-11\times(11+1)/4}{\sqrt{11\times(11+1)(2\times 11+1)/24}}=2.312$$

（3）确定 P 值，得出推断结论。

利用 Excel 函数 2*[1-NORM.S.DIST(2.312, TRUE)] 计算得 $P=0.021$，按 $\alpha=0.05$ 水准，拒绝 H_0，差异有统计学意义，可以认为服用 A 药后患者甘油三酯有改变，其水平高于治疗前（正秩次的平均秩次 6.6 大于负秩次的平均秩次 3.5）。

（二）相关样本 Wilcoxon 符号秩检验的 SPSS 实现

【实操 3-4】相关样本 Wilcoxon 符号秩检验实操

【实操 3-4】 数据文件 safety.sav 提供了在治疗某疾病的抗病毒药物临床试验中患者治疗前及治疗 24 周后甘油三酯水平。试利用 SPSS 分析服用药物 A 的患者治疗 24 周后甘油三酯水平是否发生改变。

（1）判断参数检验条件：利用 Select Cases 菜单筛选出服用药物 A 的患者；利用 Compute Variable 菜单计算治疗 24 周后与治疗前患者甘油三酯水平的差值；利用 Explore 菜单对治疗前后患者甘油三酯水平的差值进行正态性检验。最后结果显示，治疗前后差值的正态性检验 $P<0.001<0.20$，不能认为治疗前后差值来自正态总体，因此宜采用非参数 Wilcoxon 符号秩检验进行比较。

（2）利用 SPSS 原有对话框完成 Wilcoxon 符号秩检验：单击菜单 Analyze→Nonparametric Tests→Legacy Dialogs→2 Related Samples 打开对话框，参考图 3-15 设置相关样本为基线甘油三酯 TG0 和治疗 24 周后甘油三酯 TG24。注意在 Test Type 区域保持勾选 Wilcoxon。最后的输出结果如图 3-16 和图 3-17 所示。

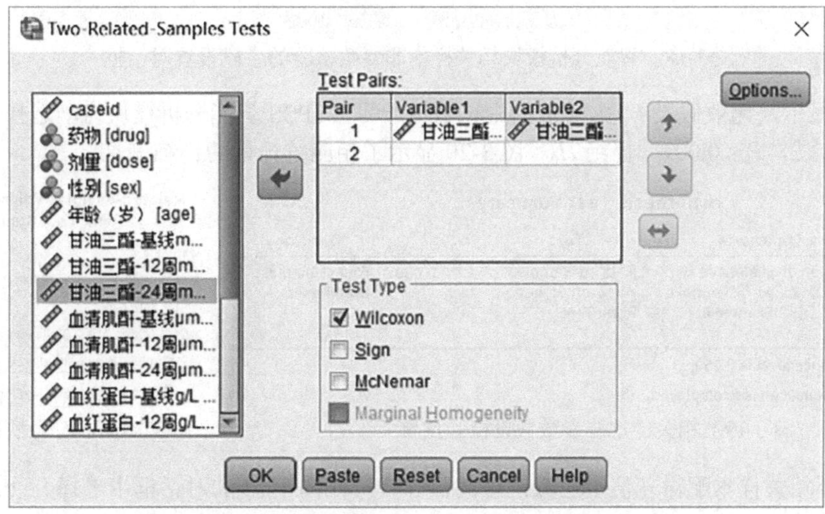

图 3-15　两个相关样本 Wilcoxon 符号秩检验对话框

图 3-16 给出了治疗前后甘油三酯差值的编秩情况，正秩及负秩的和分别为 12353.00 和 208.00，平均秩次分别为 83.47 和 20.80。从图 3-17 知，检验统计量 $Z=-10.542$，$P<0.001$，在 $\alpha=0.05$ 的检验水准下差异有统计学意义，可以认为治疗前后甘油三酯水平不同，治疗后甘油三酯水平升高。

Ranks

		N	Mean Rank	Sum of Ranks
甘油三酯-24周mmol/L - 甘油三酯-基线mmol/L	Negative Ranks	10[a]	20.80	208.00
	Positive Ranks	148[b]	83.47	12353.00
	Ties	0[c]		
	Total	158		

a. 甘油三酯-24周mmol/L < 甘油三酯-基线mmol/L

b. 甘油三酯-24周mmol/L > 甘油三酯-基线mmol/L

c. 甘油三酯-24周mmol/L = 甘油三酯-基线mmol/L

图 3-16　配对差值的编秩结果

Test Statistics[a]

	甘油三酯-24周mmol/L - 甘油三酯-基线mmol/L
Z	-10.542[b]
Asymp. Sig. (2-tailed)	<0.001

a. Wilcoxon Signed Ranks Test

b. Based on negative ranks.

图 3-17　Wilcoxon 符号秩检验结果

（3）利用非参数检验智能分析模块完成 Wilcoxon 符号秩检验：单击菜单 Analyze→Nonparametric Tests→Related Samples 打开对话框，参考图 3-18 设置检验字段为甘油三酯基线及甘油三酯 24 周后甘油三酯 TG0 和 TG24。单击 Run 按钮得到结果如图 3-19 和图 3-20 所示。

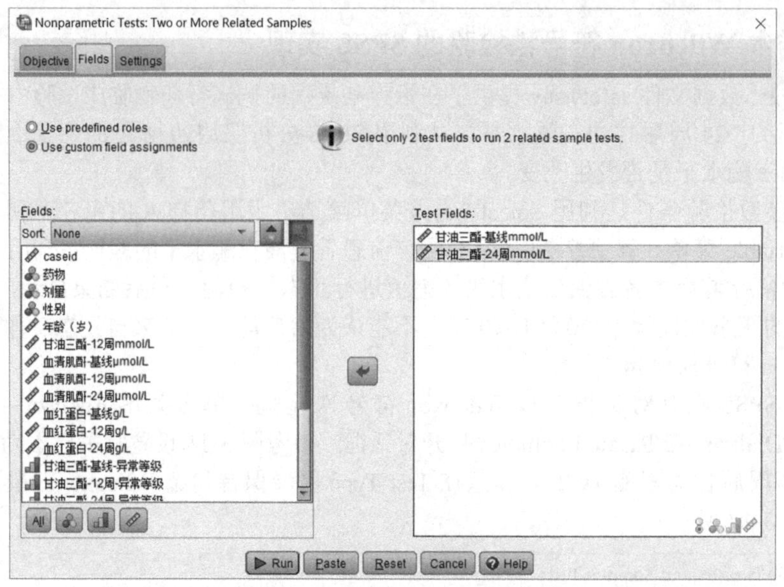

图 3-18　智能分析模块相关样本非参数检验的字段设置对话框

图 3-19 显示，无效假设 H_0 为差值的中位数等于零，SPSS 智能分析模块自动选择了 Wilcoxon 符号秩检验方法，$P<0.001$，拒绝 H_0。图 3-20 显示了相应统计量的详细信息。

Hypothesis Test Summary

	Null Hypothesis	Test	Sig.[a,b]	Decision
1	The median of differences between 甘油三酯-基线mmol/L and 甘油三酯-24周mmol/L equals 0.	Related-Samples Wilcoxon Signed Rank Test	0.000	Reject the null hypothesis.

a. The significance level is 0.050.

b. Asymptotic significance is displayed.

图 3-19　相关样本非参数假设检验摘要

Related-Samples Wilcoxon Signed Rank Test Summary

Total N	158
Test Statistic	12353.000
Standard Error	576.034
Standardized Test Statistic	10.542
Asymptotic Sig.(2-sided test)	0.000

图 3-20　基于智能模块的 Wilcoxon 符号秩检验结果

如果需要相关样本配对差值中位数的区间估计，可在图 3-18 的对话框中选择 Settings 选项卡，参考图 3-21 选择 Hodges-Lehmann (2 samples) 即可。最后结果如图 3-22 所示，患者治疗后甘油三酯改变值的中位数为 1.325mmol/L，95% 置信区间为 (1.100mmol/L, 1.570mmol/L)。

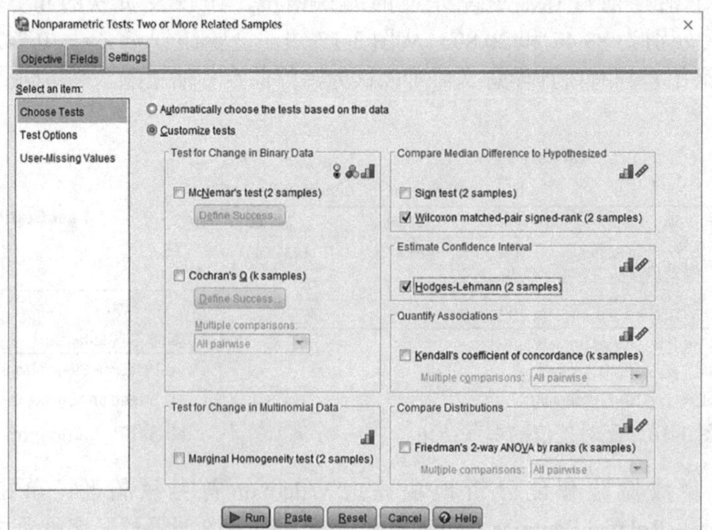

图 3-21　相关样本差值中位数的区间估计

Confidence Interval Summary

Confidence Interval Type	Parameter	Estimate	95.0% Confidence Interval	
			Lower	Upper
Related-Samples Hodges-Lehman Median Difference	Median of the difference between 甘油三酯-基线mmol/L and 甘油三酯-24周mmol/L.	1.325	1.100	1.570

图 3-22　Hodges-Lehmann 法估计的相关样本差值中位数的置信区间

第四节　两个独立样本的比较

两个独立样本通常指受试对象被随机分配到两个不同的处理组而形成的样本，或从两个人群中分别随机抽样组成的样本。根据样本数据是否来自正态总体，可以选择独立样本 t 检验或 Mann Whitney U 检验进行比较。

一、独立样本 t 检验

独立样本 t 检验（又称成组 t 检验）用于推断两样本均数各自所代表的总体均数是否不等。它要求相应两总体均服从正态分布，且两总体的变异性（方差）相等，如果不等则需要做相应调整。

（一）独立样本 t 检验的基本思想

记两个样本的均数、标准差和样本含量分别为$\bar{X}_1$，S_1 和 n_1 以及$\bar{X}_2$，S_2 和 n_2，两样本均数所代表的总体的均数和方差分别为 μ_1 和 σ_1^2 以及 μ_2 和 σ_2^2。独立样本 t 检验的无效假设为

H_0：$\mu_1=\mu_2$，即两样本所代表总体的均数相等。

H_1：$\mu_1\neq\mu_2$，即两样本所代表总体的均数不相等。

需要根据两总体的方差 σ_1^2 和 σ_2^2 是否相等选择不同的 t 统计量。

如果两总体方差相等，即 $\sigma_1^2=\sigma_2^2=\sigma^2$，则可以利用两个样本的合并方差 S_c^2 来估计总体方差 σ^2，即

$$S_c^2=\frac{(n_1-1)S_1^2+(n_2-1)S_2^2}{n_1+n_2-2}=\frac{\sum(X_1-\bar{X}_1)^2+\sum(X_2-\bar{X}_2)^2}{n_1+n_2-2} \tag{3-5}$$

这时两样本均数的合并标准误为

$$S_{\bar{X}_1-\bar{X}_2}=\sqrt{S_c^2\left(\frac{1}{n_1}+\frac{1}{n_2}\right)} \tag{3-6}$$

则检验统计量为

$$t=\frac{\bar{X}_1-\bar{X}_2}{S_{\bar{X}_1-\bar{X}_2}},\quad \nu=n_1+n_2-2 \tag{3-7}$$

如果两总体方差不等，则需要按式（3-8）计算统计量并校正自由度。

$$t=(\bar{X}_1-\bar{X}_2)\Bigg/\sqrt{\frac{S_1^2}{n_1}+\frac{S_2^2}{n_2}},\quad \nu=\left(\frac{S_1^2}{n_1}+\frac{S_2^2}{n_2}\right)^2\Bigg/\left[\frac{(S_1^2/n_1)^2}{n_1-1}+\frac{(S_2^2/n_2)^2}{n_2-1}\right] \tag{3-8}$$

统计量 t 服从自由度为 ν 的 t 分布。如果与 t 值对应的概率 P 小于检验水准 α，则拒绝 H_0，否则不拒绝 H_0。

两个独立样本均数比较的效应量 Cohen's d 的计算公式如下：

$$\text{Cohen's } d=\frac{\bar{X}_1-\bar{X}_2}{S_c} \tag{3-9}$$

式中 S_c 为合并标准差，按式（3-5）计算。

对两总体方差是否相等的判断需要进行总体方差齐性（homogeneity of variance）检验。令两个样本方差中较大的方差为 S_1^2，另一个为 S_2^2，n_1 和 n_2 分别为两个样本的样本量，则统计量 $F=S_1^2/S_2^2$ 服从分子自由度为 1、分母自由度为 n_1+n_2-2 的 F 分布。如果与 F 值对应的概率 P 大于检验水准 α（一般取 0.10 或 0.20），则可以认为两总体方差具有齐性。

【例 3-5】 在某抗病毒药物临床试验中，药物 A 和药物 B 分别治疗 162 人和 164 人，他们的基线血清肌酐分别为（69.18±12.07）μmol/L 和（71.66±10.83）μmol/L。试分析治疗前两组患者的血清肌酐是否存在差异。（假定患者的基线血清肌酐均服从正态分布）

（1）建立检验假设，确定检验水准 $\alpha=0.05$。

H_0: $\mu_1=\mu_2$，即治疗前患者的血清肌酐水平相等。

H_1: $\mu_1\neq\mu_2$，即治疗前患者的血清肌酐水平不等。

（2）方差齐性检验。

本例 $S_1=12.07$，$n_1=162$；$S_2=10.83$，$n_2=164$，则

$$F=\frac{S_1^2}{S_2^2}=\frac{12.07^2}{10.83^2}=1.242,\quad \nu_1=1,\quad \nu_2=162+164-2=324$$

利用 Excel 函数 F.DIST.RT(1.242, 1, 324) 计算得 $P=0.266$。按 $\alpha=0.10$ 水准，不拒绝 H_0，可以认为两总体方差相等。

（3）计算 t 检验统计量。

本例 $\bar{X}_1=69.18$，$S_1=12.07$，$n_1=162$; $\bar{X}_2=71.66$，$S_2=10.83$，$n_2=164$，则

$$S_c^2=\frac{(n_1-1)S_1^2+(n_2-1)S_2^2}{n_1+n_2-2}=\frac{(162-1)\times12.07^2+(164-1)\times10.83^2}{162+164-2}=131.4$$

$$S_{\bar{X}_1-\bar{X}_2}=\sqrt{S_c^2\left(\frac{1}{n_1}+\frac{1}{n_2}\right)}=\sqrt{131.4\times\left(\frac{1}{162}+\frac{1}{164}\right)}=1.27$$

$$t=\frac{\bar{X}_1-\bar{X}_2}{S_{\bar{X}_1-\bar{X}_2}}=\frac{69.18-71.66}{1.27}=-1.953,\quad \nu=n_1+n_2-2=324$$

（4）确定 P 值，得出推断结论。

$\nu=324$，$t=-1.953$，利用 Excel 函数 T.DIST.2T(1.953, 324) 计算得 $P=0.052$。按 $\alpha=0.05$ 水准，不拒绝 H_0，差异没有统计学意义，还不能认为治疗前患者的血清肌酐水平不等。

（二）独立样本 t 检验的 SPSS 实现

【实操 3-5】独立样本 t 检验实操

【实操 3-5】 数据文件 safety.sav 提供了在治疗某疾病的抗病毒药物临床试验中服用 A 药和 B 药患者治疗开始时的血清肌酐。试利用 SPSS 分析治疗前服用不同药物的患者血清肌酐是否存在差异。

（1）正态性检验：利用 Explore 菜单分别对两个药物组患者的基线血清肌酐进行正态性检验。正态性检验结果均为 $P>0.20$，可以认为两样本均来自正态总体，可以采用独立样本 t 检验进行分析。

（2）进行独立样本 t 检验：单击菜单 Analyze→Compare Means→Independent-Samples T Test 打开对话框，参考图 3-23 设置检验变量为基线血清肌酐 SCr0，分组变量为药物 drug。单击 Define Groups 按钮打开对话框，输入代表分组编码的值 0 和 1。最后输出结果如图 3-24～图 3-26 所示。

图 3-24 显示了两个独立样本的基本统计描述，可知两个药物组各 162 人和 164 人，他们的基线血清肌酐分别为（69.18±12.07）μmol/L 和（71.66±10.83）μmol/L，标准误分别为 0.95μmol/L 和 0.85μmol/L。

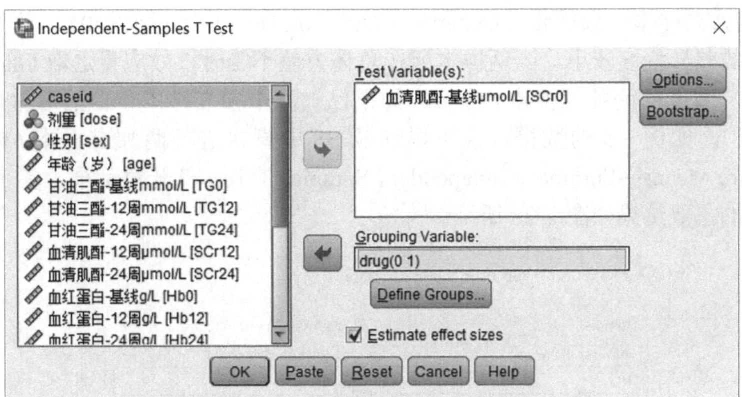

图 3-23　独立样本 t 检验对话框

Group Statistics

	药物	N	Mean	Std. Deviation	Std. Error Mean
血清肌酐-基线μmol/L	A药组	162	69.18	12.0745	0.9487
	B药组	164	71.66	10.8288	0.8456

图 3-24　两个独立样本的基本统计描述

图 3-25 的结果左边两列是方差齐性检验，后面的 t 检验有两行，分别对应总体方差相等（Equal variances assumed）和总体方差不等（Equal variances not assumed）时的 t 检验结果。本例中，方差齐性检验的统计量 F=1.251，P=0.264＞0.10，可以认为两总体方差相等。独立样本 t 检验，统计量 t=−1.950，自由度 ν=324，P=0.052，在 α=0.05 的检验水准下差异无统计学意义，还不能认为治疗前患者的血清肌酐水平不等。

Independent Samples Test

		Levene's Test for Equality of Variances		t-test for Equality of Means							
						Significance				95% Confidence Interval of the Difference	
		F	Sig.	t	df	One-Sided p	Two-Sided p	Mean Difference	Std. Error Difference	Lower	Upper
血清肌酐-基线μmol/L	Equal variances assumed	1.251	0.264	-1.950	324	0.026	0.052	-2.4765	1.2700	-4.9749	0.0220
	Equal variances not assumed			-1.949	319.349	0.026	0.052	-2.4765	1.2708	-4.9767	0.0238

图 3-25　独立样本 t 检验的结果

图 3-25 还提供了两样本均数差−2.48μmol/L 的 95% 置信区间 (−4.97μmol/L, 0.02μmol/L)。该区间包含无效假设的总体均数差值 0，因此还不能认为两总体的均数差不为零，即还不能认为治疗前患者的血清肌酐水平不等。该结果与 t 检验结果相同。

Independent Samples Effect Sizes

		Standardizer[a]	Point Estimate	95% Confidence Interval Lower	Upper
血清肌酐-基线μmol/L	Cohen's d	11.4647	-0.216	-0.434	0.002
	Hedges' correction	11.4914	-0.216	-0.433	0.002
	Glass's delta	10.8288	-0.229	-0.447	-0.010

a. The denominator used in estimating the effect sizes.
Cohen's d uses the pooled standard deviation.
Hedges' correction uses the pooled standard deviation, plus a correction factor.
Glass's delta uses the sample standard deviation of the control group.

图 3-26　独立样本的效应量（注：SPSS 27 及以上版本）

图 3-26 显示独立样本的效应量。Cohen's d 等于−0.216，其绝对值<0.5，说明两个药物组患者基线血清肌酐的差异程度较小。当两样本所在总体方差不等时，效应量选取 Glass's delta 结果。

（3）基于汇总数据的两独立样本 t 检验：如果已知两个独立样本各自的汇总信息（样本例数及均数和标准差），如例 3-5 的数据，也可以在 SPSS 中直接进行两独立样本 t 检验。单击菜单 Analyze→Compare Means→Summary Independent-Samples T Test 打开对话框，参考图 3-27 输入相应统计量，最后的主要结果如图 3-28 所示。

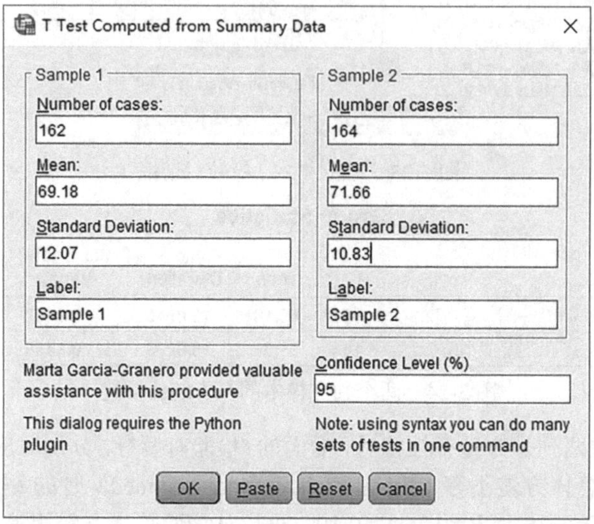

T Test Computed from Summary Data

Sample 1
Number of cases: 162
Mean: 69.18
Standard Deviation: 12.07
Label: Sample 1

Sample 2
Number of cases: 164
Mean: 71.66
Standard Deviation: 10.83
Label: Sample 2

Marta Garcia-Granero provided valuable assistance with this procedure
This dialog requires the Python plugin
Confidence Level (%) 95
Note: using syntax you can do many sets of tests in one command

OK Paste Reset Cancel

图 3-27 基于独立样本汇总数据的 t 检验对话框

图 3-28 的结果与图 3-25 结果基本相同，不同的是它们采用的方差齐性检验的方法不同，因此结果略有差异。从图 3-28 可知，方差齐性检验的统计量 F=1.242，P=0.0836<0.10，还不能认为两总体方差相等。独立样本 t 检验，统计量 t=−1.952，自由度 ν=319.4，P=0.052，在 α=0.05 的检验水准下差异无统计学意义，还不能认为治疗前患者的血清肌酐水平不等。

Independent Samples Test

	Mean Difference	Std. Error Difference	t	df	Sig. (2-tailed)
Equal variances assumed	-2.480	1.270	-1.953	324.000	0.052
Equal variances not assumed	-2.480	1.271	-1.952	319.384	0.052

Hartley test for equal variance: F = 1.242, Sig. = 0.0836

图 3-28 基于汇总数据的 t 检验结果

二、曼-惠特尼（Mann-Whitney）U 检验

（一）Mann-Whitney U 检验的基本思想

在独立样本 t 检验中，要求两样本均来自正态总体。如果不满足这个要求，则应采用非参数检验方法来比较两个样本。用于比较两个独立样本的非参数检验方法中常用的是 Mann-Whitney U 检验和 Wilcoxon 秩和检验（Wilcoxon's rank sum test），二者实际是等价的。它们的目的是比较两个总体的分布位置是否相同。如果两个样本来自相同的总体，则两组数据的分布应相间出现（两组数据统一排秩时，秩次应随机出现在任意一组，则每组的秩和均应等于总的平均秩次乘以该组例数），否则会有一组数据分布比另一组数据高或低的趋势（某组的秩和特别大或特别小）。

【例 3-6】 在某抗病毒药物临床试验中，采用两种药物治疗的部分患者治疗 24 周后甘油三酯的数据见表 3-4。试分析两种药物治疗 24 周后患者甘油三酯是否存在差异。

表 3-4　服用两种药物的患者治疗 24 周后的甘油三酯水平（mmol/L）

A 药组	秩次	B 药组	秩次
1.64	10.5	0.75	4
1.16	7	0.72	3
6.01	18	2.10	12
2.79	14	0.50	2
2.37	13	1.40	9
4.62	16	3.73	15
4.99	17	0.47	1
		0.98	5
		1.03	6
		1.22	8
		1.64	10.5
$n_1=7$	$R_1=95.5$	$n_2=11$	$R_2=75.5$

对两个样本的数据绘制直方图（如图 3-29 所示），发现数据明显偏离正态分布，因此选择非参数 Mann-Whitney U 检验进行比较。

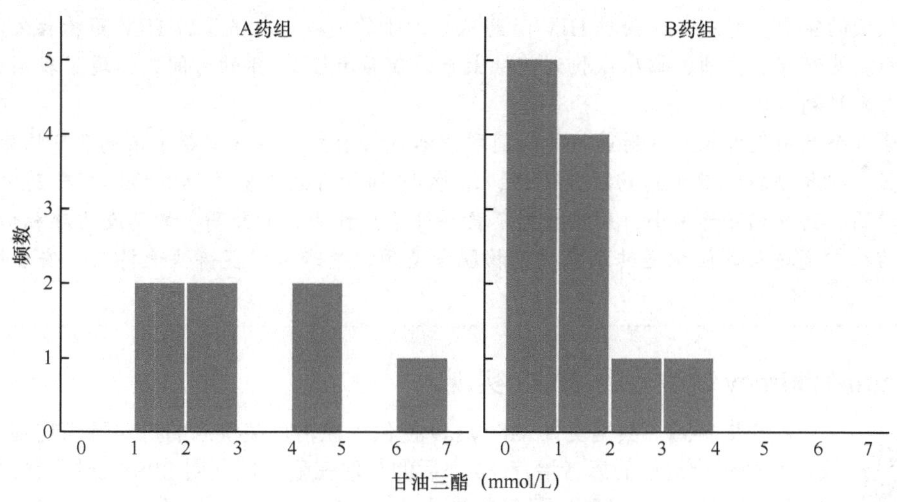

图 3-29　例 3-6 数据的分布直方图

（1）建立检验假设，确定检验水准 $\alpha=0.05$。

H_0: $M_{d1}=M_{d2}$，即服用 A 药与服用 B 药患者治疗 24 周后甘油三酯水平相等。

H_1: $M_{d1}\neq M_{d2}$，即服用 A 药与服用 B 药患者治疗 24 周后甘油三酯水平不等。

（2）构造检验统计量。

将两组数据混合编秩（秩相同的取平均秩次），分别计算两组秩次之和 R_1 和 R_2，即 A 药组 $R_1=95.5$，$n_1=7$，平均秩次 13.64；B 药组 $R_2=75.5$，$n_2=11$，平均秩次 6.86。

定义 Mann-Whitney U 检验的统计量 U 为

$$U = R_1 - \frac{n_1(n_1+1)}{2} \quad \text{或} \quad U = R_2 - \frac{n_2(n_2+1)}{2} \tag{3-10}$$

构造标准正态统计量 Z：

$$Z=\frac{U-n_1n_2/2}{\sqrt{\frac{n_1n_2(n+1)}{12}\times C}},\quad C=1-\frac{\sum(t_k^3-t_k)}{n^3-n} \tag{3-11}$$

式中，C 是相同秩次（结）较多时的校正系数，t_k 为秩次为 k 的结的个数，n 为总样本量。当样本量较大、结较少时，C 近似等于 1。

本例中 U=67.5 或 9.5，有 2 个观察值秩次相同（均为 10.5），计算得 Z=2.628 或−2.628。

（3）确定 P 值，得出推断结论。

利用 Excel 函数 2*[1-NORM.S.DIST(2.628, TRUE)] 计算得 P=0.0086，按 α=0.05 水准，拒绝 H_0，差异有统计学意义，可以认为服用不同药物治疗 24 周后患者甘油三酯水平不等，服用 B 药患者甘油三酯水平低。

我国自主研发了全球首个获批的艾滋病抗病毒长效融合抑制剂

1987 年，全球第一个有效的艾滋病抗 HIV 药物齐多夫定在美国获批上市，20 世纪 90 年代初期鸡尾酒疗法问世，随后研发出非核苷类抗反转录酶抑制剂和蛋白酶抑制剂，大大降低了艾滋病病死率，显著延缓了疾病进展。然而，由于目前尚无法彻底清除 HIV，长期服药导致出现药物不良反应、病毒耐药以及患者依从性差等问题，使艾滋病的治疗依然存在重大的临床需求。

抗 HIV 长效药物或缓释制剂可为艾滋病的治疗和预防提供新的选择，作为一种新策略去解决患者依从性差和治疗疲劳的问题。2018 年，我国制药企业前沿生物自主研发的、拥有自主知识产权的国家 1 类新药、全球首个获批的 HIV 长效融合抑制剂艾可宁在国内获准上市，填补了艾滋病长效治疗领域的空白，完成了我国抗 HIV 新药从 0 到 1 的突破，打破了抗 HIV 药物长久以来跨国药企的垄断。艾可宁从立项、临床试验到获批上市，前后历经 16 年的时间，体现了我国企业对科学探索的大无畏精神。

在全球首个使用包含长效注射药物的两药配方治疗初治失败的 HIV 感染者的 3 期临床试验中，艾可宁与另一种抗逆转录病毒药物联合使用，治疗 48 周的疗效不劣于标准的二线三药联合治疗，且耐药屏障高、药物相互作用小、药物相关不良事件（如甘油三酯升高）的总发生率相似。总之，以艾可宁为核心通过与其他抗逆转录病毒药物联合使用，患者可以获得快速持久、安全性高的病毒抑制。

（二）Mann-Whitney U 检验的 SPSS 实现

【实操 3-6】
Mann-Whitney U
检验实操

【实操 3-6】 数据文件 safety.sav 提供了在治疗某疾病的抗病毒药物临床试验中采用两种药物治疗的患者治疗 24 周后的甘油三酯。试利用 SPSS 分析两种药物治疗 24 周后患者的甘油三酯是否存在差异。

（1）判断参数检验条件：利用 Explore 菜单对两个药物组治疗 24 周后甘油三酯水平 TG24 进行正态性检验。最后结果显示，对两个样本正态性检验均有 P＜0.001＜0.20，不能认为两组样本分别来自正态总体，因此宜采用非参数 Mann-Whitney U 检验比较两组甘油三酯。

（2）利用 SPSS 原有对话框完成 Mann-Whitney U 检验：单击菜单 Analyze→Nonparametric Tests→Legacy Dialogs→2 Independent Samples 打开对话框，参考图 3-30 设置检验变量为治疗 24 周甘油三酯 TG24，分组变量为服用的药物 drug。注意在 Test Type 区域保持勾选 Mann-Whitney U。单击 Define Groups 按钮打开对话框，输入代表分组编码的值 0 和 1。最后的输出结果如图 3-31 和图 3-32 所示。

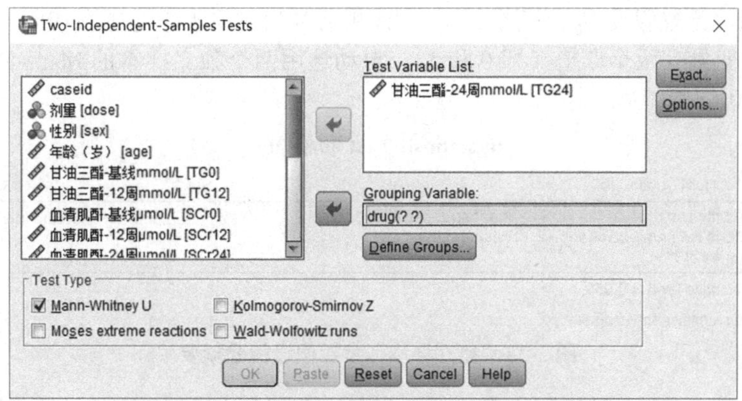

图 3-30　两个独立样本非参数检验对话框

图 3-31 提供了两个组的秩和及平均秩次。图 3-32 显示 Mann-Whitney U 统计量 U=4705.0，检验统计量 Z=−9.312，P＜0.001，在 α=0.05 的检验水准下差异有统计学意义，可以认为服用 A 药与服用 B 药患者治疗 24 周后甘油三酯水平不等。由于 B 药组的平均秩次 107.75 小于 A 药组的平均秩次 202.72，因此可以认为服用 B 药患者的甘油三酯水平低。

Ranks

	药物	N	Mean Rank	Sum of Ranks
甘油三酯-24周mmol/L	A药组	158	202.72	32030.00
	B药组	153	107.75	16486.00
	Total	311		

图 3-31　两个独立样本的编秩结果

Test Statistics[a]

	甘油三酯-24周mmol/L
Mann-Whitney U	4705.000
Wilcoxon W	16486.000
Z	-9.312
Asymp. Sig. (2-tailed)	<0.001

a. Grouping Variable: 药物

图 3-32　Mann-Whitney U 检验结果

在 SPSS 中，如果两个样本的总样本量小于 40，则除了近似概率（Asymp. Sig.），还提供精确概率（Exact Sig.）作为主要结果。此外，如果在数据中存在结，即秩次相同的数据，图 3-32 中的结果不对结进行校正，即式（3-11）中的参数 C 始终等于 1。

（3）利用非参数检验智能分析模块完成 Mann-Whitney U 检验：单击菜单 Analyze→Nonparametric Tests→Independent Samples 打开对话框，参考图 3-33 设置检验字段为治疗 24 周后甘油三酯 TG24，分组变量为药物 drug。单击 Run 按钮得到结果，如图 3-34～图 3-36 所示。

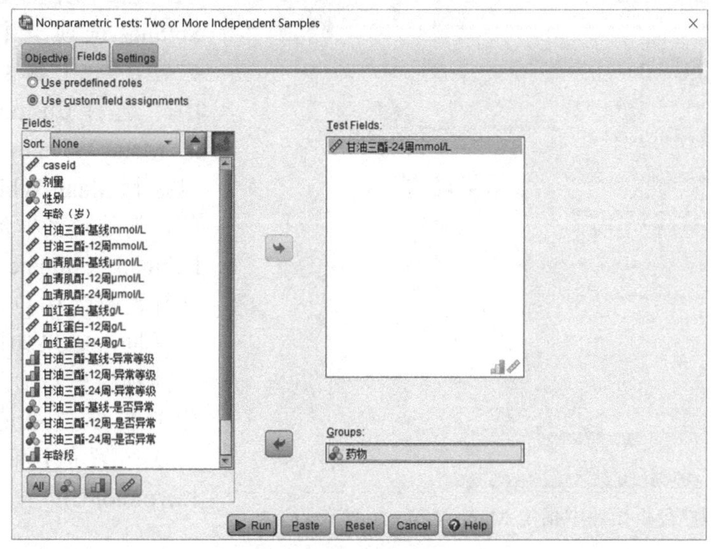

图 3-33　智能分析模块独立样本非参数检验的字段设置对话框

图 3-34 显示，无效假设 H_0 为两个组治疗 24 周后甘油三酯水平的分布相同，SPSS 的智能分析模块根据分组变量有两个取值（即 0 和 1），自动选用两个独立样本的 Mann-Whitney U 检验，近似概率 $P<0.001$，拒绝 H_0。

Hypothesis Test Summary

	Null Hypothesis	Test	Sig.[a,b]	Decision
1	The distribution of 甘油三酯-24周 mmol/L is the same across categories of 药物.	Independent-Samples Mann-Whitney U Test	0.000	Reject the null hypothesis.

a. The significance level is 0.050.

b. Asymptotic significance is displayed.

图 3-34　独立样本非参数假设检验摘要

图 3-35 显示了两个组甘油三酯水平的频数分布，从中可以看出 B 药组甘油三酯水平偏低，两组的平均秩次分别为 202.72 和 107.75。图 3-36 显示了类似图 3-32 的详细统计量信息。

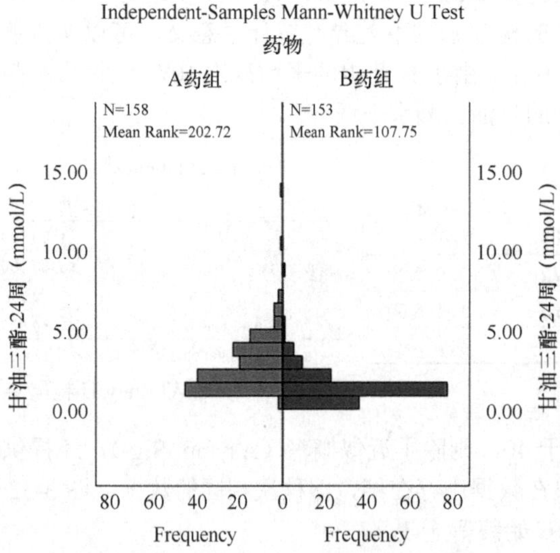

图 3-35　两个独立样本的频数分布

Independent-Samples Mann-Whitney U Test Summary

Total N	311
Mann-Whitney U	4705.000
Wilcoxon W	16486.000
Test Statistic	4705.000
Standard Error	792.764
Standardized Test Statistic	-9.312
Asymptotic Sig.(2-sided test)	0.000

图 3-36　Mann-Whitney U 检验详细信息

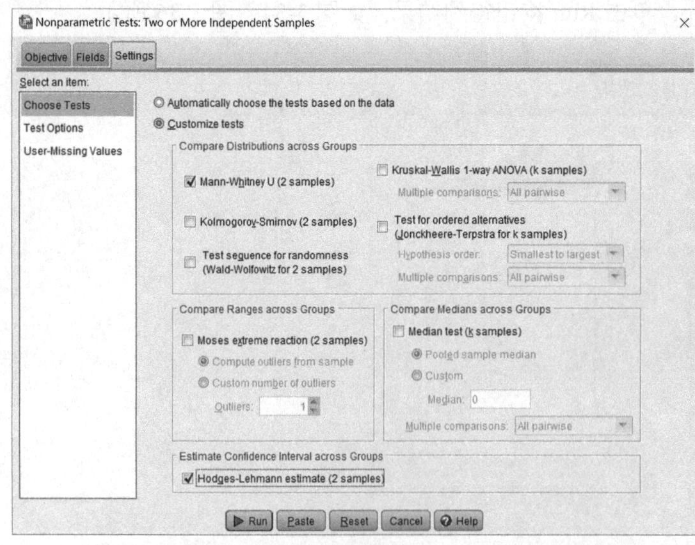

图 3-37　在智能分析模块中指定 Mann-Whitney U 检验

除了自动选择统计分析方法，还可以在图 3-33 对话框的 Settings 选项卡中指定统计分析方法。如在图 3-37 所示对话框中，选择 Customize tests 后，勾选 Mann-Whitney U (2 samples) 可以进行 Mann-Whitney U 检验。此外，勾选对话框最下方的 Hodges-Lehmann estimate (2 samples) 可以估计两样本中位数差值的 95% 置信区间，结果如图 3-38 所示。两个药物组患者治疗 24 周后甘油三酯的中位数差值为 1.01mmol/L，其 95% 置信区间为 (0.80mmol/L, 1.27mmol/L)。

Confidence Interval Summary

Confidence Interval Type	Parameter	Estimate	95.0% Confidence Interval Lower	Upper
Independent-Samples Hodges-Lehman Median Difference	Difference between medians of 甘油三酯-24周mmol/L across categories of 药物.	1.010	0.800	1.270

图 3-38　Hodges-Lehmann 法估计的独立样本中位数差值及其置信区间

第五节　多个独立样本的比较

多个独立样本设计是两个独立样本设计的扩展。根据样本数据是否来自正态总体以及总体间方差是否相等，选择单因素方差分析或 Kruskal-Wallis H 检验等非参数检验进行比较。

一、方差分析及其基本思想

方差分析（analysis of variance，ANOVA）是 20 世纪 20 年代由英国统计学家费希尔（Fisher）提出并发展起来的一类统计分析方法，又称为 F 检验。方差分析用于推断两个或多个样本均数所代表的总体均数是否存在差异。

与 t 检验直接估计现有抽样误差下均数差异大小的思想不同，方差分析的基本思想是变异分解。变异分解的思想不仅用于多个均数的比较，在其他许多统计分析过程中也有应用。所谓变异分解，就是根据不同的实验设计类型和研究目的，将所有观察值的变异（总变异）分解为可由不同原因（即不同的变异来源）解释的几个部分。通过比较某因素造成的变异与随机误差造成的变异的大小，判断该因素导致的均数间的差别是否有统计学意义。

在最简单的情况下，即只有一个处理因素时，所有观察值的变异（称为总变异）可以分解成两部分：个体差异导致的变异（即随机变异）和处理因素导致的变异。例如，在比较不同治疗方案的治疗效果时，所有受试对象疗效指标的差异包括受试者个体差异导致的随机变异和不同治疗方案导致的变异。统计分析的目的就是判断治疗方案导致的变异是否不等于零，进而推断不同治疗方案的疗效是否存在差异。从另一个角度分析，各治疗组内部观察值的差异（称为组内变异）只反映个体差异的影响（即随机变异），而各处理组间观察值的差异（称为组间变异）则反映了个体差异的影响与可能存在的处理因素的影响之和。进行变异分解时，用离均差平方和描述总变异、组内变异和组间变异。

构造统计量 F 为组间变异与组内变异的比值，如果 F 值远远大于 1，即组间变异远远大于组内变异，则可以推断存在处理因素的影响。在构造统计量 F 时，考虑到样本个数以及样本量的影响，采用均方差描述组间变异和组内变异。

二、单因素方差分析

（一）基本思想

对只有一个处理因素的多个样本进行均数比较的方差分析称为单因素方差分析。进行单因素方差分析要求各样本均来自相应正态总体，且总体间方差相等。记 k 为样本个数（组数），N 为总样本量，n_i 为第 i 组的样本量（$\sum n_i=N$），则单因素方差分析的变异分解过程如下。

1. 总变异　总变异（total variation）又称全变差，用总离均差平方和 $SS_{总}$ 表示，即所有观察值与总的均数的离均差平方和。

$$SS_{总}=\sum_{i=1}^{k}\sum_{j=1}^{n_i}(X_{ij}-\bar{X})^2,\quad \nu_{总}=N-1 \tag{3-12}$$

2. 组内变异 组内变异（variation within groups）用组内离均差平方和 $SS_{组内}$表示，即每个组内观察值与本组均数的离均差平方和之和：

$$SS_{组内}=\sum_{i=1}^{k}\sum_{j=1}^{n_i}(X_{ij}-\bar{X}_i)^2,\quad \nu_{组内}=N-k \tag{3-13}$$

3. 组间变异 组间变异（variation between groups）用组间离均差平方和 $SS_{组间}$表示，即各组均数与总均数的离均差平方和的加权和，其中“权”为各组的样本量：

$$SS_{组间}=\sum_{i=1}^{k}n_i(\bar{X}_i-\bar{X})^2,\quad \nu_{组间}=k-1 \tag{3-14}$$

可以推导证明，式（3-12）至式（3-14）有如下关系：

$$SS_{总}=SS_{组内}+SS_{组间},\quad \nu_{总}=\nu_{组内}+\nu_{组间} \tag{3-15}$$

构造统计量 F 为

$$F=\frac{MS_{组间}}{MS_{组内}}=\frac{SS_{组间}/\nu_{组间}}{SS_{组内}/\nu_{组内}} \tag{3-16}$$

统计量 F 服从分子自由度为 $k-1$、分母自由度为 $N-k$ 的 F 分布。如果 F 值远大于 1，或者说 $F=1$ 的概率 P 非常小（小于预先确定的检验水准），则认为处理组间效应的差异大于随机变异，处理因素对结果有影响。以上变异分解过程可整理为如表 3-5 所示的方差分析表。

表 3-5 单因素方差分析表

变异来源	SS	ν	MS	F	P
总变异	$\sum(X-\bar{X})^2$	$N-1$			
组间变异	$\sum n_i(\bar{X}_i-\bar{X})^2$	$k-1$	$SS_{组间}/\nu_{组间}$	$MS_{组间}/MS_{组内}$	
组内变异	$SS_{总}-SS_{组间}$	$N-k$	$SS_{组内}/\nu_{组内}$		

当各总体方差不等时，通常采用韦尔奇（Welch）方差分析。其基本思想类似于两个独立样本 t 检验中校正统计量 t 和自由度，对不同的方差赋予不同的权重后对式（3-16）进行方差加权的修正，以减小不同方差对统计量 F 造成的影响。Welch 方差分析的公式较为复杂，此处从略。

在方差分析中通常也要计算效应量，其中 η^2 是常用的效应量指标。η^2 是关联性效应量，用以解释自变量（因素）的效果。η^2 越大，说明自变量的效果越大，自变量对因变量（观察指标）越重要。如果 η^2 很小，即使差异有统计学意义，也没有实际效果。η^2 的计算公式如下：

$$\eta^2=SS_{组间}/SS_{总} \tag{3-17}$$

目前尚无统一标准评价效应的大小，一般以 $0.04\leqslant\eta^2<0.25$，$0.25\leqslant\eta^2<0.64$，$\eta^2\geqslant0.64$ 评价为小的、中等和大的效应。

【例 3-7】 在某抗病毒药物临床试验中，3 个年龄段部分患者治疗 12 周后血清肌酐的数据见表 3-6。试分析 3 个年龄段患者治疗 12 周后血清肌酐是否存在差异。（假定 3 个年龄段患者治疗 12 周后的血清肌酐均服从正态分布，且方差齐同）

表 3-6 不同年龄段患者治疗 12 周后血清肌酐水平（μmol/L）

<30 岁	30～39 岁	≥40 岁
63.3	45.2	53.5
64.3	59.5	71.2
66.7	60.1	71.3

续表

	<30 岁	30～39 岁	≥40 岁	
	67.0	61.6	53.0	
	67.4	62.8	53.1	
	72.0	67.3	55.0	
	76.2	67.4	63.2	
	78.5	68.9	71.4	
	80.7	71.3	74.7	
	82.3	76.0	78.9	
	87.1	76.8		
	91.2	77.3		
		79.9		合计
样本量	12	13	10	35
均数	74.73	67.24	64.53	69.03
标准差	9.33	9.56	10.14	10.31

（1）建立检验假设，确定检验水准 $\alpha=0.05$。

H_0：三个总体均数相等，即三个年龄段患者治疗 12 周后血清肌酐相等。

H_1：三个总体均数不全相等，即三个年龄段患者治疗 12 周后血清肌酐不全相等。

（2）变异分解及构造统计量。

根据式（3-12）和式（3-14）计算总变异和组间变异，相减后得到组内变异，并计算统计量 F，整个计算过程列于表 3-7。

表 3-7　例 3-7 数据的方差分析表

变异来源	SS	ν	MS	F	P
总变异	3614.2	34			
组间变异	633.4	2	316.7	3.40	0.046
组内变异	2980.8	32	93.1		

（3）确定 P 值，得出推断结论。

$\nu_1=2$，$\nu_2=32$，$F=3.40$，利用 Excel 函数 F.DIST.RT(3.40, 2, 32) 计算得 $P=0.046$，按 $\alpha=0.05$ 水准拒绝 H_0，差异有统计学意义，可以认为三个年龄段患者治疗 12 周后血清肌酐不全相等。

（4）计算效应量。

按照式（3-17）计算 η^2 效应量：

$$\eta^2=\mathrm{SS}_{组间}/\mathrm{SS}_{总}=633.4/3614.2=0.175$$

$\eta^2=0.175<0.25$，可以认为不同年龄段患者治疗 12 周后血清肌酐差异程度较小，年龄对治疗 12 周后血清肌酐的影响较小。

源于泥土的成功：深入实际，脚踏实地

方差分析这一数据科学最早的应用始于 20 世纪 20 年代英国东部的罗森斯得实验站（Rothamsted Experimental Station）。在这个农业实验站的 14 年时间里，费希尔蹬上靴子，一直和田里的泥巴打交道。为了搞清楚施用不同的混合肥料时马铃薯的产量是否会不同，他在农田中种

上马铃薯，在收获后对数据进行采样分析，发展出一系列统计推断方法，如方差分析和 F 分布检验。

农业研究的对象是复杂的生物，它们必须存活于开放的室外环境，因此农业实验的条件异常艰苦。此外，农业实验的周期非常长，作物的收获至少需要几个月的时间。然而，这一切都不能阻止科学家对科学、对事业的追求。为了在中国改造 1 亿亩① 盐碱地，推广耐盐碱水稻，增加粮食产量，时年 82 岁高龄的袁隆平院士带领团队历经 4 年时间，反复 1162 次田间试验、875 组配组试验，在内蒙古兴安盟 1000 亩盐碱地完成试种测产并获得成功，创造出亩产 508.8kg 水稻的奇迹！

（二）均数的多重比较

方差分析的结果显示 $P<0.05$，表示总体均数不全相等，若要进一步判断哪两个总体均数不等，则要进行均数的多重比较（multiple comparison）。需要注意的是，方差分析后任意两个均数的比较不能采用通常的 t 检验，这是因为对多个均数重复进行多次两两比较会增加犯第一类错误的概率。例如，如果以 $\alpha=0.05$ 作为检验水准，则进行一次两个均数的比较犯第一类错误的概率不超过 0.05，判断正确的概率超过 0.95；进行两次比较时，两次比较都判断正确的概率超过 $0.95\times0.95=0.90$，即犯第一类错误的总概率只是不超过 0.10；进行三次比较时，犯第一类错误的总概率只是不超过 $1-0.95^3=0.14$；……比较的次数越多，犯第一类错误的概率会越大，因此多重比较不能简单地采用通常的 t 检验。

多重比较的关键是控制总的第一类错误概率。由于所采用的方式和标准不同，衍生出了许多不同的方法，如常用的 LSD-t 检验、Dunnett-t 检验等。

（1）LSD-t 检验（least significant difference t test，最小显著差异 t 检验）：通常用于验证性研究，比较事先确定的多个组中某一对或某几对专业上有意义的均数是否存在差异。该方法实质上就是 t 检验，但在计算标准误时利用了所有样本的信息，为所有的均数间比较统一估计出一个较稳健的标准误。这种方法没有控制总的第一类错误概率，结果较为敏感。因此，如果处理组的组数超过 3 个，或总体方差不齐，或各组样本量不相等，不推荐使用这种方法。

（2）LSD-t 检验的邦费罗尼（Bonferroni）校正：通过对两两比较的检验水准进行校正来控制总的第一类错误概率在 0.05 的范围内。如果多重比较的次数为 m，则检验水准的校正公式为 $\alpha'=\alpha/m$，这种校正方法称为 Bonferroni 校正法。将计算出的 P 值与 α' 比较，若 $P<\alpha'$ 则可以认为两个样本所在总体存在差异。与之等价的是对两两比较后的 P 值进行校正，即

$$P'=P\times m \tag{3-18}$$

将校正后的 P 值与 α 比较，若 $P'<\alpha$ 则可以认为两个样本所在总体存在差异。

Bonferroni 校正适用于所有两两比较，且不要求各组样本含量相等。但当总的比较次数较多时（如 $m>10$），校正的检验水准 α' 的值过低，结论过于保守。此时可以采用希达克（Sidak）校正法进行检验水准的校正：

$$\alpha'=1-\sqrt[m]{1-\alpha} \tag{3-19}$$

（3）图基真实显著性差异（Tukey's honest significant difference，Tukey's HSD）检验：为所有待比较的均数对计算一个 HSD 值，该值与均数的个数、各组样本数以及检验水准有关。任何一对均数之差大于 HSD 值，则这两个均数差异有统计学意义。Tukey's HSD 检验要求各组样本量相等。

（4）邓尼特（Dunnett）-t 检验：基本思想与 Tukey's HSD 检验类似，用于多个组与一个组均数间的比较。

（5）盖姆斯-豪厄尔（Games-Howell）检验：通常用于总体方差不齐时的多重比较。

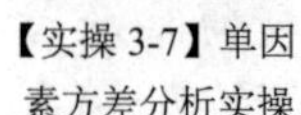

【实操 3-7】单因素方差分析实操

（三）单因素方差分析的 SPSS 实现

【实操 3-7】 数据文件 safety.sav 提供了在治疗某疾病的抗病毒药物临床试验

① 1 亩≈667m²

中患者治疗 12 周后的血清肌酐，并将患者的年龄分为小于 30 岁、30～39 岁和大于 39 岁三个年龄段。试利用 SPSS 分析不同年龄段患者治疗 12 周后血清肌酐是否存在差异。

（1）进行正态性检验：利用 Explore 菜单对 3 个年龄组患者 12 周血清肌酐水平 SCr12 进行正态性检验。最后结果显示，对三个样本正态性检验 P 值均大于 0.20，可以认为三个样本分别来自正态总体。

（2）进行单因素方差分析：单击菜单 Analyze→Compare Means→One-way ANOVA 打开对话框，参考图 3-39 设置检验变量为 12 周血清肌酐 SCr12，因素变量（即分组变量）为年龄段 agegroup。单击 Options 按钮打开对话框，参考图 3-40 勾选 Descriptive 获得各组样本的基本统计描述，勾选 Homogeneity of variance test 进行方差齐性检验。对话框中 Welch test 选项即不满足方差齐性时的 Welch 方差分析。最后输出结果如图 3-41～图 3-44 所示。

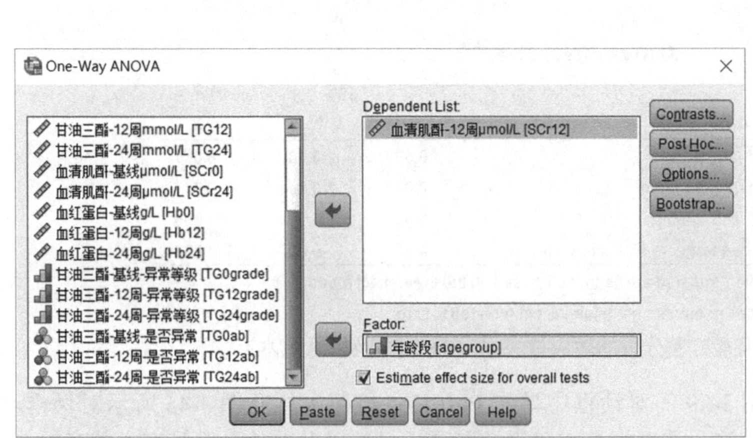

图 3-39　单因素方差分析对话框

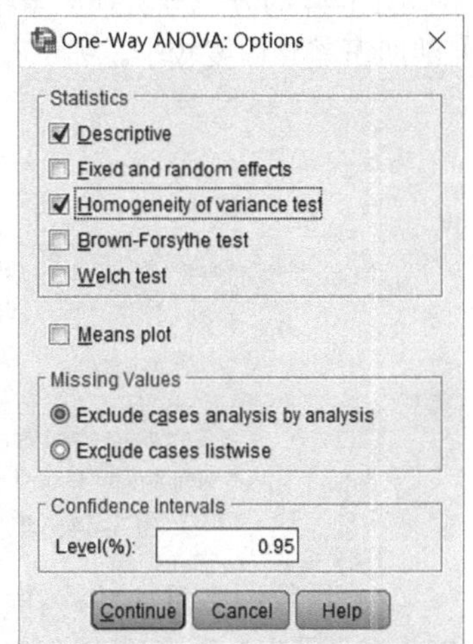

图 3-40　方差齐性检验对话框

图 3-41 给出了三个样本的基本统计描述结果，包括均数、标准差、均数的标准误以及总体均数的 95% 置信区间等。

Descriptives

血清肌酐-12周μmol/L

	N	Mean	Std. Deviation	Std. Error	95% Confidence Interval for Mean Lower Bound	95% Confidence Interval for Mean Upper Bound	Minimum	Maximum
< 30	94	71.160	10.7429	1.1080	68.959	73.360	45.2	101.7
30 - 39	175	68.862	10.7005	0.8089	67.266	70.459	41.0	101.9
40+	51	65.535	9.3231	1.3055	62.913	68.157	44.2	84.2
Total	320	69.007	10.6315	0.5943	67.838	70.176	41.0	101.9

图 3-41　实操 3-7 中三个样本的基本统计描述

图 3-42 的方差齐性检验结果显示，基于均数的方差齐性检验 P=0.816＞0.10，可以认为三个样本所在总体方差相等。

Tests of Homogeneity of Variances

		Levene Statistic	df1	df2	Sig.
血清肌酐-12周μmol/L	Based on Mean	0.203	2	317	0.816
	Based on Median	0.280	2	317	0.756
	Based on Median and with adjusted df	0.280	2	312.220	0.756
	Based on trimmed mean	0.210	2	317	0.811

图 3-42　方差齐性检验结果

图 3-43 的方差分析结果显示，单因素方差分析检验统计量 F=4.772，P=0.009，在 α=0.05 水准下差异有统计学意义，可以认为不同年龄段患者治疗 12 周血清肌酐水平不全相等。

ANOVA

血清肌酐-12周μmol/L

	Sum of Squares	df	Mean Square	F	Sig.
Between Groups	1053.911	2	526.955	4.772	0.009
Within Groups	35002.114	317	110.417		
Total	36056.025	319			

图 3-43　单因素方差分析结果

图 3-44 的方差分析效应量结果显示，η^2=0.029＜0.25，可以认为不同年龄段患者治疗 12 周后血清肌酐差异程度较小。

ANOVA Effect Sizes[a,b]

		Point Estimate	95% Confidence Interval Lower	Upper
血清肌酐-12周μmol/L	Eta-squared	0.029	0.002	0.071
	Epsilon-squared	0.023	-0.004	0.065
	Omega-squared Fixed-effect	0.023	-0.004	0.065
	Omega-squared Random-effect	0.012	-0.002	0.033

a. Eta-squared and Epsilon-squared are estimated based on the fixed-effect model.

b. Negative but less biased estimates are retained, not rounded to zero.

图 3-44　单因素方差分析的效应量（注：SPSS 27 及以上版本）

（3）均数的多重比较：在图 3-39 的对话框中单击 Post Hoc 按钮，打开图 3-45 所示对话框。SPSS 提供了十余种多重比较的方法，需要根据实验设计和分析目的以及总体是否具有方差齐性选择适当的方法，如 Bonferroni 校正的 LSD-t 检验、多个组与一个组比较的 Dunnett-t 检验、方差不齐时的 Games-Howell 检验等。本例选择 Bonferroni 校正的 LSD-t 检验，结果见图 3-46 所示。

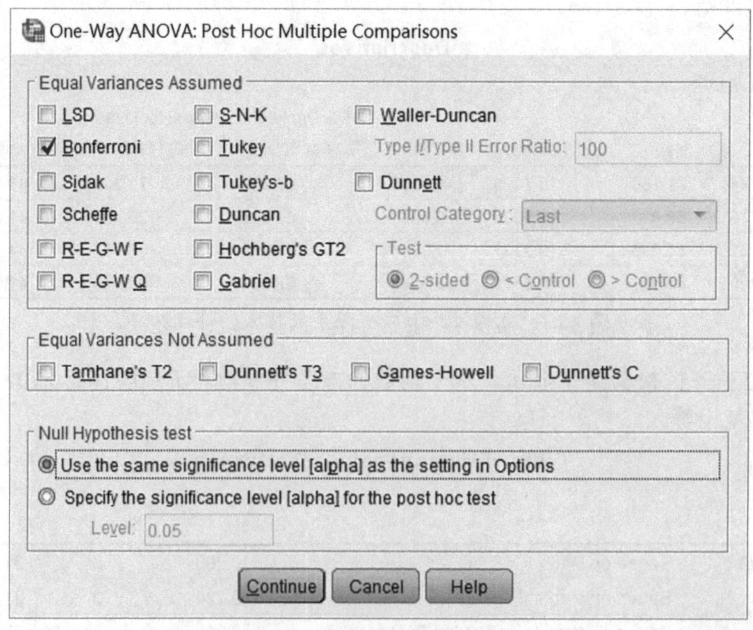

图 3-45　选择多重比较的方法

图 3-46 中的 P 值是经过式（3-18）校正的 P 值，直接与原检验水准 α=0.05 进行比较即可下

结论。结果只有<30 岁与≥40 岁患者治疗 12 周后血清肌酐的差异都有统计学意义（校正后的 P=0.007）。

Multiple Comparisons

Dependent Variable: 血清肌酐-12周μmol/L

Bonferroni

(I) 年龄段	(J) 年龄段	Mean Difference (I-J)	Std. Error	Sig.	95% Confidence Interval Lower Bound	Upper Bound
< 30	30 - 39	2.2973	1.3437	0.265	-0.937	5.531
	40+	5.6243*	1.8275	0.007	1.226	10.023
30 - 39	< 30	-2.2973	1.3437	0.265	-5.531	0.937
	40+	3.3270	1.6721	0.142	-0.697	7.351
40+	< 30	-5.6243*	1.8275	0.007	-10.023	-1.226
	30 - 39	-3.3270	1.6721	0.142	-7.351	0.697

*. The mean difference is significant at the 0.05 level.

图 3-46　Bonferroni 多重比较的结果

三、多个独立样本的非参数检验方法

对多个独立样本的定量资料进行比较时，如果这几个样本来自总体方差相等的正态总体，则利用单因素方差分析进行分析，否则应该采用多个独立样本的非参数检验方法来分析。

（一）Kruskal-Wallis H 检验

Kruskal-Wallis H 检验用于比较多个总体的分布位置是否相同，它是在 Wilcoxon 秩和检验基础上扩展而来的。其基本思想是先将多组样本数据混合编秩，然后考察各组平均秩次是否存在差异。如果多个样本来自相同的总体，则多组数据数值相差不大、数据分布相间出现，各组平均秩次应相差不大；反之，如果多个样本来自不同总体，就会有某些组的数值普遍偏大、数据分布偏高，各组平均秩次应相差较大。

【例 3-8】 在某抗病毒药物临床试验中，3 个年龄段患者基线甘油三酯的数据见表 3-8。试分析 3 个年龄段患者基线甘油三酯是否存在差异。

表 3-8　不同年龄段患者基线甘油三酯水平（mmol/L）

<30 岁		30～39 岁		≥40 岁	
甘油三酯	秩次	甘油三酯	秩次	甘油三酯	秩次
1.04	22	0.93	15	1.75	30.5
0.69	11.5	1.02	19	1.21	25
0.69	11.5	1.03	20.5	1.46	28
0.95	17	0.54	3.5	1.75	30.5
0.54	3.5	0.78	14	1.87	33
0.54	3.5	2.21	35	1.79	32
1.03	20.5	1.14	24	2.13	34
0.60	7	0.40	1	0.65	9
0.94	16	1.23	26	0.66	10
0.54	3.5	1.10	23		

续表

<30 岁		30～39 岁		≥40 岁	
甘油三酯	秩次	甘油三酯	秩次	甘油三酯	秩次
1.39	27	0.57	6		
1.72	29	0.99	18		
		0.63	8		
		0.70	13		
$n_1=12$	$R_1=172$	$n_2=14$	$R_2=226$	$n_3=9$	$R_3=232$

对 3 个样本的数据绘制直方图（如图 3-47 所示），直观地发现部分数据明显偏离正态分布，因此选择非参数 Kruskal-Wallis H 检验进行比较。

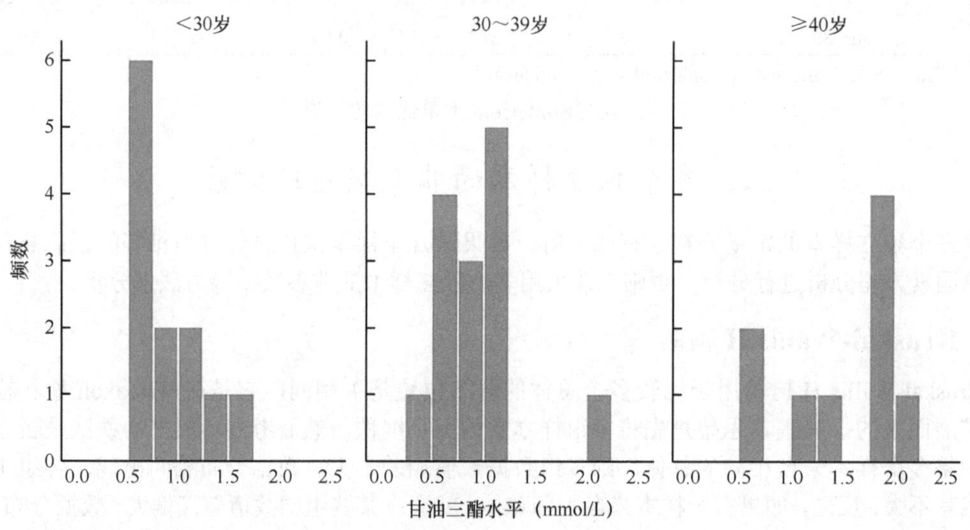

图 3-47　例 3-8 数据的分布直方图

（1）建立检验假设，确定检验水准 $\alpha=0.05$。

H_0：3 个年龄段患者基线甘油三酯相等。

H_1：3 个年龄段患者基线甘油三酯不全相等。

（2）计算检验统计量。

将所有数据混合编秩（秩相同的取平均秩次），分别计算各组的秩次之和 R_i（见表 3-8 第 2，4，6 列），并计算检验统计量 H：

$$H=\frac{12}{n(n+1)}\sum\frac{R_i^2}{n_i}-3(n+1) \tag{3-20}$$

如果相同秩次较多，则需要对统计量 H 进行校正：

$$H_C=\frac{H}{C},\quad C=1-\frac{\sum(t_k^3-t_k)}{n^3-n} \tag{3-21}$$

式中，C 是相同秩次（结）较多时的校正系数，t_k 为秩次为 k 的结的个数，n 为总样本量。当样本量较大、结较少时，C 近似等于 1。

检验统计量 H 近似地服从自由度 $\nu=k-1$（k 为组数）的卡方分布。

本例中，$R_1=172$，$n_1=12$，$R_2=226$，$n_2=14$，$R_3=232$，$n_3=9$，$n=35$，则按式（3-20）计算得检验统计量 $H=7.1815$。本例中，秩次为 3.5 的结有 4 个、秩次为 11.5，20.5 和 30.5 的结各 2 个，

故按式（3-21）计算校正系数 C=0.998，H_C=7.195。

（3）确定 P 值，得出推断结论。

本例中，ν=2，H_C=7.195，利用 Excel 函数 CHISQ.DIST.RT(7.195, 2) 计算得 P=0.027，按 α=0.05 检验水准，拒绝 H_0，差异有统计学意义，可以认为 3 个年龄段患者的基线甘油三酯不全相等。

（二）Jonckheere-Terpstra 检验

如果待比较的多个总体的位置呈现出趋势（顺序效应），则可以利用 Jonckheere-Terpstra 检验进行分析。这时要求多个独立样本具有自然顺序，样本间观察值可能存在变化趋势。如表 3-8 中的数据，多个样本根据有序的年龄段指标进行划分，具有自然顺序；观察三个年龄段的甘油三酯，有随年龄增长甘油三酯增大的趋势（平均秩次分别为 14.3，16.1 和 25.8），因此可以采用 Jonckheere-Terpstra 检验比较不同年龄段患者基线甘油三酯水平是否存在差异，并推断甘油三酯水平是否随年龄增长有增大的趋势。此时，Jonckheere-Terpstra 检验的检验效能高于 Kruskal-Wallis H 检验。

进行 Jonckheere-Terpstra 检验时，首先对每两个样本的观察值进行比较，计算样本 i 中观察值小于样本 j 中观察值的对数 U_{ij}。如果在样本 i 和样本 j 中出现结，则在 U_{ij} 中再加上结的个数的一半。然后对所有的 U_{ij} 在 $i<j$ 的范围内求和，得到 Jonckheere-Terpstra 检验统计量 J：

$$J=\sum_{i<j}U_{ij} \tag{3-22}$$

构造标准正态统计量 Z：

$$Z=\frac{J-(N^2-\sum_{i=1}^{k}n_i^2)\Big/4}{\sqrt{[N^2(2N+3)-\sum_{i=1}^{k}n_i^2(2n_i+3)]\Big/72}},\quad N=\sum n_i \tag{3-23}$$

在例 3-8 中，U_{12}=93，U_{13}=89，U_{23}=98。可计算 J=280，Z=2.406。利用 Excel 函数 2*[1-NORM.S.DIST(2.406)] 或 2*[1-NORM.S.DIST(2.406)] 计算，得 P=0.016。按 α=0.05 检验水准，可以认为基线甘油三酯与年龄存在顺序效应，基线甘油三酯随年龄有增长趋势。

（三）多个样本的组间多重比较

与方差分析类似，多个独立样本经过 Kruskal-Wallis H 检验或 Jonckheere-Terpstra 检验拒绝 H_0 时，认为各总体的分布位置不全相同，还需要进行组间多重比较以推断某两个总体的分布位置是否不同。两两比较的秩和检验方法有很多，如扩展的 t 检验法、Bonferroni 校正的正态近似法、Bonferroni 校正的 Mann-Whitney U 检验等，它们的结果可能会有所不同。Bonferroni 校正的正态近似法的基本思想如下。

假设对样本 i 和样本 j 进行比较，计算检验统计量 Z_{ij}：

$$Z_{ij}=\frac{R_i/n_i-R_j/n_j}{\sqrt{\frac{n(n+1)}{12}\left(\frac{1}{n_i}+\frac{1}{n_j}\right)}} \tag{3-24}$$

式中，R_i 和 R_j 及 n_i 和 n_j 分别为样本 i 和样本 j 的秩和及样本量，n 为原始数据中的总样本量。根据标准正态分布计算统计量 Z_{ij} 对应的 P 值。为了减少总的第一类错误的概率，需要根据式（3-18）对 P 值进行校正。

例如，对例 3-8 中的 30～39 岁与 40 岁及以上年龄段患者的基线甘油三酯进行比较。R_2=226，n_2=14，R_3=232，n_3=9，n=35，代入式（3-24）中得正态统计量 Z_{ij}=−2.201，利用 Excel 函数 2*[1-NORM.S.DIST(2.201, TRUE)] 计算，得 P=0.028。利用式（3-18）校正得 $P'=P\times3$=

0.084＞0.05，所以两组间的差异无统计学意义，还不能认为 30～39 岁与 40 岁及以上年龄段患者的基线甘油三酯不同。

（四）多个独立样本非参数检验的 SPSS 实现

【实操 3-8】多个独立样本非参数检验实操

【实操 3-8】 数据文件 safety.sav 提供了在治疗某疾病的抗病毒药物临床试验中患者的基线甘油三酯，并将患者的年龄分为小于 30 岁、30～39 岁和大于 39 岁三个年龄段。试利用 SPSS 分析不同年龄段患者基线甘油三酯是否存在差异，基线甘油三酯是否随年龄增大。

（1）判断参数检验条件：利用 Explore 菜单对三个年龄段患者基线甘油三酯水平 TG0 进行正态性检验。最后结果显示，正态性检验均有 $P<0.20$，不能认为三组样本分别来自正态总体，因此宜采用非参数检验比较三组基线甘油三酯水平。

（2）利用 SPSS 原有对话框完成非参数检验：单击菜单 Analyze→Nonparametric Tests→Legacy Dialogs→K Independent Samples 打开对话框，参考图 3-48 设置检验变量为基线甘油三酯 TG0，分组变量为年龄段 agegroup，并单击 Define Range 按钮设置分组变量的取值范围是 1～3。为了方便对比，在 Test Type 区域勾选 Kruskal-Wallis H 和 Jonckheere-Terpstra。

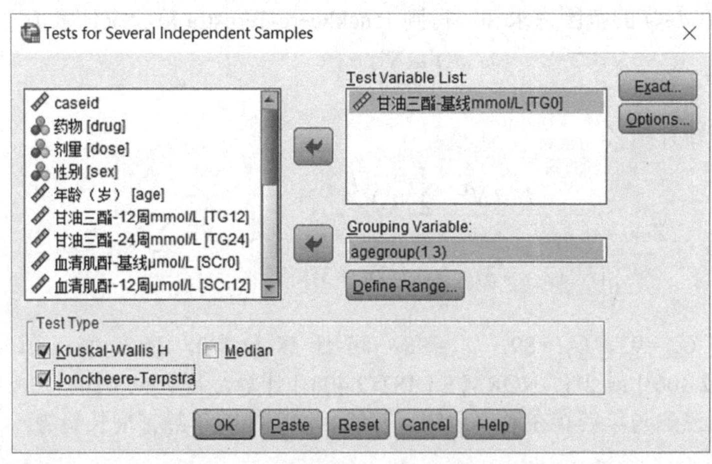

图 3-48　多个独立样本非参数检验对话框

最后的输出结果如图 3-49～图 3-51 所示。

图 3-49 的结果是三个组的秩和及平均秩次。从图 3-50 可知，Kruskal-Wallis H 检验的统计量 H=9.787，P=0.007，在 α=0.05 的检验水准下差异有统计学意义，可以认为三个年龄段患者的基线甘油三酯水平不同。从图 3-51 可知，Jonckheere-Terpstra 检验的检验统计量 Z=3.040，P=0.002，在 α=0.05 的检验水准下有统计学意义，可以认为基线甘油三酯与年龄存在顺序效应。由于三个年龄段的平均秩次分别为 146.88，165.84 和 197.25，因此可以认为基线甘油三酯有随年龄增大的趋势。

Ranks

	年龄段	N	Mean Rank
甘油三酯-基线 mmol/L	< 30	97	146.88
	30 - 39	178	165.84
	40+	55	197.25
	Total	330	

图 3-49　独立样本编秩结果

Test Statistics[a,b]

	甘油三酯-基线 mmol/L
Kruskal-Wallis H	9.787
df	2
Asymp. Sig.	0.007

a. Kruskal Wallis Test

b. Grouping Variable: 年龄段

图 3-50　Kruskal-Wallis H 检验结果

Jonckheere-Terpstra Test[a]

	甘油三酯-基线mmol/L
Number of Levels in 年龄段	3
N	330
Observed J-T Statistic	18938.500
Mean J-T Statistic	16195.500
Std. Deviation of J-T Statistic	902.340
Std. J-T Statistic	3.040
Asymp. Sig. (2-tailed)	0.002

a. Grouping Variable: 年龄段

图 3-51　Jonckheere-Terpstra 检验结果

（3）利用非参数检验智能分析模块完成非参数检验：单击菜单 Analyze→Nonparametric Tests→Independent Samples 打开对话框，在类似图 3-33 的对话框中设置检验字段为基线甘油三酯 TG0，分组变量为年龄段 agegroup。在 Settings 选项卡中，参考图 3-52 勾选 Kruskal-Wallis 检验和 Jonckheere-Terpstra 检验。

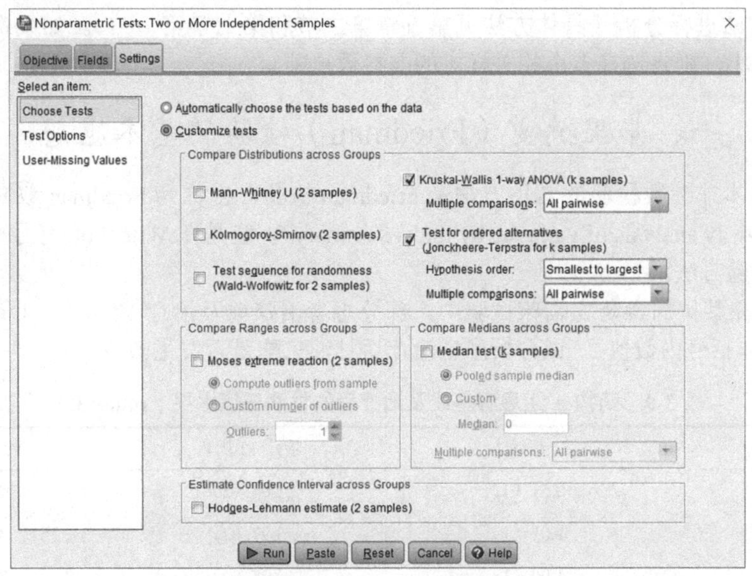

图 3-52　多个独立样本非参数检验智能分析模块的设置对话框

输出结果中除了给出类似图 3-50 和图 3-51 的结果，智能分析模块还提供了 Kruskal-Wallis H 检验后 Bonferroni 校正的正态近似法多重比较结果（图 3-53）和 Jonckheere-Terpstra 检验后 Bonferroni 校正的正态近似法多重比较结果（图 3-54）。

Pairwise Comparisons of 年龄段

Sample 1-Sample 2	Test Statistic	Std. Error	Std. Test Statistic	Sig.	Adj. Sig.[a]
< 30-30 - 39	-18.956	12.040	-1.574	0.115	0.346
< 30-40+	-50.364	16.103	-3.128	0.002	0.005
30 - 39-40+	-31.408	14.718	-2.134	0.033	0.099

Each row tests the null hypothesis that the Sample 1 and Sample 2 distributions are the same.
Asymptotic significances (2-sided tests) are displayed. The significance level is 0.050.

a. Significance values have been adjusted by the Bonferroni correction for multiple tests.

图 3-53　Kruskal-Wallis H 检验后的多重比较结果

Pairwise Comparisons of 年龄段

Sample 1-Sample 2	Test Statistic	Std. Error	Std. Test Statistic	Sig.	Adj. Sig.[a]
< 30-30 - 39	9630.000	630.129	1.582	0.057	0.170
< 30-40+	3476.500	260.790	3.102	<0.001	0.003
30 - 39-40+	5832.000	436.899	2.145	0.016	0.048

Each row tests the null hypothesis that the Sample 1 and Sample 2 distributions are the same.
Asymptotic significances (1-sided tests) are displayed. The significance level is 0.050.

a. Significance values have been adjusted by the Bonferroni correction for multiple tests.

图 3-54　Jonckheere-Terpstra 检验后的多重比较结果

图 3-53 和图 3-54 均显示，＜30 岁和 40 岁及以上年龄段患者的基线甘油三酯水平存在差异，校正后的 P 值分别为 0.005 和 0.003。需要注意的是，由于通过 Jonckheere-Terpstra 检验已认为基线甘油三酯有随年龄增大的趋势，因此图 3-54 中提供的是单侧检验（1-sided test）的结果。

第六节　多个相关样本的比较

在单因素多个相关样本设计中，如果定量资料满足正态性则应采用方差分析进行分析。但是，由于样本间存在一定的关系，因此通常将这个“相关”作为一个因素来考虑，从而采用某种两因素方差分析的方法进行分析（具体方法见第五章第二节和第七章第一节）。如果资料不满足正态性，或样本量较小，则宜选择多个相关样本的非参数检验。

一、弗里德曼（Friedman）检验的基本思想

多个相关样本非参数检验的常用方法是 Friedman 检验，也称为 Friedman 双向评秩方差分析（Friedman's two-way analysis of variance by ranks summary），它是在 Wilcoxon 符号秩检验的基础上扩展的非参数检验方法。

【例 3-9】 在某抗病毒药物临床试验中，部分患者治疗前及治疗 12 周和 24 周后的甘油三酯水平见表 3-9（非括号内数值）。试分析患者治疗后甘油三酯是否发生改变。

表 3-9　药物 A 组患者基线及治疗后的甘油三酯水平（mmol/L）

编号	基线	治疗 12 周后	治疗 24 周后
1	0.51（1）	1.64（2）	2.37（3）
2	1.05（1）	3.97（2）	4.62（3）
3	1.90（1）	3.95（2）	4.99（3）
4	0.79（1）	1.97（2）	2.41（3）
5	1.38（1）	1.70（2）	4.91（3）
6	1.17（1）	1.55（2）	5.11（3）
7	1.59（1）	2.58（3）	2.29（2）
8	0.92（2）	1.44（3）	0.90（1）
9	1.45（1）	4.60（3）	4.05（2）
10	7.43（3）	2.56（1）	4.38（2）
11	0.68（1）	4.69（2）	6.06（3）
R_i	14	24	28

对 3 个相关样本的数据绘制直方图（如图 3-55 所示），直观地发现部分数据明显偏离正态分布，因此选择非参数 Friedman 检验进行比较。

（1）建立检验假设，确定检验水准 α=0.05。

H_0：治疗前后患者的甘油三酯水平相等。

H_1：治疗前后患者的甘油三酯水平不全相等。

（2）构造检验统计量。

在每个患者内将相关样本的数值编秩（表 3-9 括号内数字），再分别计算每个相关样本的秩和 R_i，并计算检验统计量 M：

$$M=\frac{12}{bk(k+1)}\times\sum\left(R_i-\frac{b(k+1)}{2}\right)^2 \tag{3-25}$$

式中，k 为相关样本个数，每个样本的样本量均为 b。检验统计量 M 近似地服从自由度 $\nu=k-1$ 的卡方分布。

本例中，R_1=14，R_2=24，R_3=28，k=3，b=11，按式（3-25）计算得检验统计量 M=9.455。

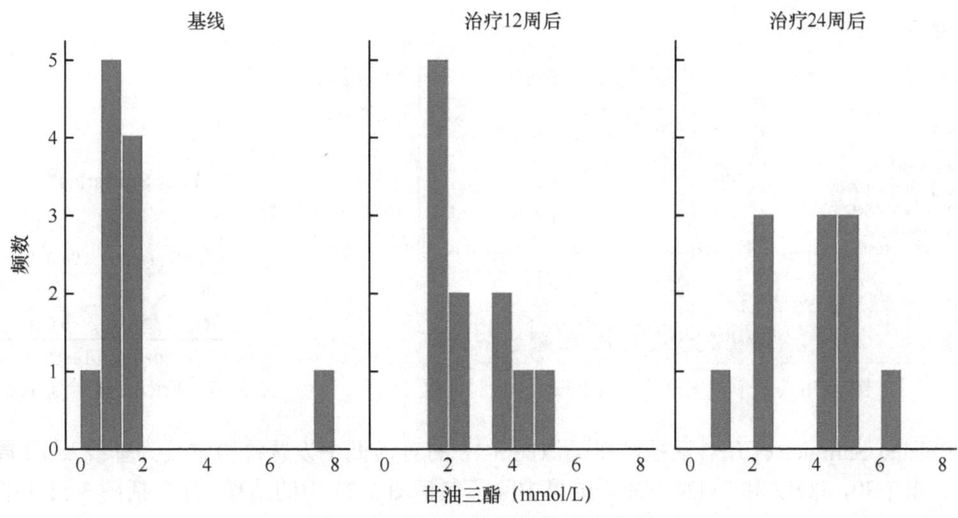

图 3-55　例 3-9 数据的分布直方图

（3）确定 P 值，得出推断结论。

本例中，$v=2$，$M=9.455$，利用 Excel 函数 CHISQ.DIST.RT(9.455, 2) 计算得 $P=0.009$，按 $\alpha=0.05$ 检验水准，拒绝 H_0，差异有统计学意义，可以认为治疗前后患者的甘油三酯水平不全相等。

（4）组间的多重比较。

多个相关样本资料进行非参数检验时，如果各总体的分布位置不全相同，则可以进一步做多重比较，其方法与多个独立样本的组间多重比较方法类似。计算标准正态统计量 Z_{ij}，并进行 Bonferroni 校正。

$$Z_{ij}=\frac{R_i-R_j}{\sqrt{\dfrac{bk(k+1)}{6}}} \tag{3-26}$$

例如，比较基线与治疗 12 周后的甘油三酯，$R_1=14$，$R_2=24$，$b=11$，$k=3$，代入式（3-26）得正态统计量 $Z_{ij}=-2.132$，用 Excel 函数 2*[1-NORM.S.DIST(2.132, TRUE)] 计算，得 $P=0.033$，$P'=P\times 3=0.099>0.05$，两组间差异没有统计学意义，还不能认为基线与治疗 12 周后的甘油三酯不同。

二、Friedman 检验的 SPSS 实现

【实操 3-9】 数据文件 safety.sav 提供了在治疗某疾病的抗病毒药物临床试验中患者治疗前及治疗 12 周和 24 周后的甘油三酯水平。试利用 SPSS 分析患者治疗后甘油三酯是否改变。

【实操 3-9】
Friedman 检验实操

（1）判断参数检验条件：利用 Explore 菜单对治疗前及治疗 12 周和 24 周后甘油三酯水平进行正态性检验。最后结果显示，治疗前及治疗 12 周和 24 周后甘油三酯的正态性检验均为 $P<0.001<0.20$，不能认为它们来自正态总体，因此宜采用非参数检验即 Friedman 检验比较治疗前后的甘油三酯。

（2）利用 SPSS 原有对话框完成 Friedman 检验：单击菜单 Analyze→Nonparametric Tests→Legacy Dialogs→K Related Samples 打开对话框，参考图 3-56 设置相关样本为基线 TG0、12 周 TG12 和 24 周 TG24。注意在 Test Type 区域保持勾选 Friedman。最后的输出结果如图 3-57 所示。

图 3-57 显示，检验统计量 $\chi^2=104.368$，$P<0.001$，在 $\alpha=0.05$ 的检验水准下差异有统计学意义，可以认为基线、治疗 12 周及 24 周后患者甘油三酯水平不同。

（3）利用非参数检验智能分析模块完成 Friedman 检验：单击菜单 Analyze→Nonparametric

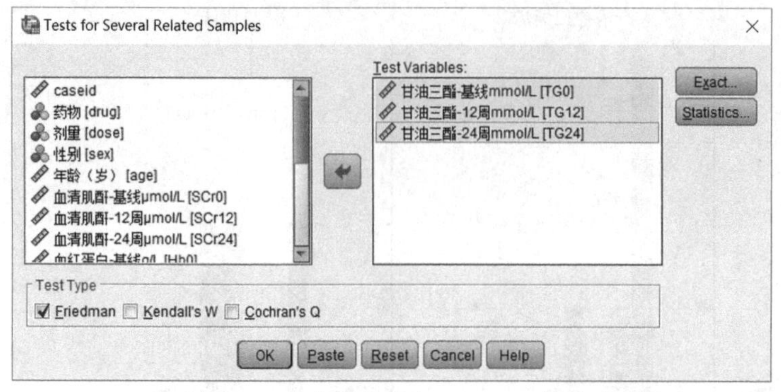

图 3-56　多个相关样本 Friedman 检验对话框

Test Statistics[a]

N	297
Chi-Square	104.368
df	2
Asymp. Sig.	<0.001

a. Friedman Test

图 3-57　Friedman 检验的结果

Tests→Related Samples 打开对话框，在类似图 3-18 的对话框中设置检验字段为基线及 12 周和 24 周甘油三酯 TG0，TG12 和 TG24。最后结果中除了包括图 3-57 中的结果，还包括图 3-58 和图 3-59 的结果。

Hypothesis Test Summary

	Null Hypothesis	Test	Sig.[a,b]	Decision
1	The distributions of 甘油三酯-基线mmol/L, 甘油三酯-12周mmol/L and 甘油三酯-24周mmol/L are the same.	Related-Samples Friedman's Two-Way Analysis of Variance by Ranks	0.000	Reject the null hypothesis.

a. The significance level is 0.050.

b. Asymptotic significance is displayed.

图 3-58　多个相关样本非参数假设检验摘要

Pairwise Comparisons

Sample 1-Sample 2	Test Statistic	Std. Error	Std. Test Statistic	Sig.	Adj. Sig.[a]
甘油三酯-基线mmol/L-甘油三酯-12周mmol/L	-0.652	0.082	-7.939	0.000	0.000
甘油三酯-基线mmol/L-甘油三酯-24周mmol/L	-0.778	0.082	-9.478	0.000	0.000
甘油三酯-12周mmol/L-甘油三酯-24周mmol/L	-0.126	0.082	-1.539	0.124	0.372

Each row tests the null hypothesis that the Sample 1 and Sample 2 distributions are the same.
Asymptotic significances (2-sided tests) are displayed. The significance level is 0.050.

a. Significance values have been adjusted by the Bonferroni correction for multiple tests.

图 3-59　多个相关样本的多重比较结果

图 3-58 显示，无效假设 H_0 为基线、治疗 12 周和 24 周后的甘油三酯水平相等。SPSS 智能分析模块自动选择了 Friedman 检验方法，$P<0.001<0.05$，拒绝 H_0。图 3-59 显示了 Bonferroni 校正的正态近似法多重比较的结果。基线与治疗 12 周后、基线与治疗 24 周后的甘油三酯存在差异（校正后的 P 值均＜0.001）。

思 考 题

一、知识梳理（选择题）

1. 完全随机设计方差分析中，若处理因素无作用，则理论上讲，检验统计量 $F<1.96$。

A）正确　　　　B）错误

2. 配对样本 t 检验实质上是单样本 t 检验。

A）正确　　　　B）错误

3. 由于 t 检验的检验效能高于秩和检验，因此在做两小样本均数检验时，均应使用 t 检验。

A）正确　　　　B）错误

4. 做配对样本 t 检验前需要进行方差齐性检验。

A）正确　　B）错误

5.t 分布曲线是一簇曲线，这些曲线形状的差别取决于______。

A）自由度　　B）均数　　C）标准差　　D）标准误

6. 进行两个样本均数比较的 t 检验，差别有统计学意义，则 P 值越小说明______。

A）两样本均数差别越大　　B）两总体均数差别越大

C）越有理由认为两样本均数不同　　D）越有理由认为两总体均数不同

7. 在对 4 个样本进行多重比较时，采用 Bonferroni 法校正检验水准，以下方法正确的是______。

A）成对比较的 P 值除以 6　　B）成对比较的 P 值乘以 6

C）检验水准 α 乘以 6　　D）以上都不正确

8. 采用独立样本 t 检验比较男女心率的差异，说法正确的是______。（可多选）

A）t 值依赖于样本均数差的大小　　B）自由度依赖于样本量

C）备择假设是男性心率高于女性　　D）P 值根据 t 值和自由度得到

9. 通过大规模流行病学调查已知我国 10 岁男童的平均和中位身高，现从某地区随机调查 90 名 10 岁男童的身高，要分析该地区 10 岁男童身高是否与全国不同，可能采用______统计方法。（可多选）

A）独立样本 t 检验　　B）独立样本秩和检验

C）单样本秩和检验　　D）单样本 t 检验

10. 以下______是非参数检验的优点。（可多选）

A）不受总体分布的限制　　B）适用于等级资料

C）适用于分布未知的资料　　D）适用于分布呈明显偏态的资料

11. 在单因素方差分析中，以下______是正确的。（可多选）

A）$SS_{总}=SS_{组间}+SS_{组内}$　　B）$MS_{总}=MS_{组间}+MS_{组内}$

C）$F=SS_{组间}/SS_{组内}$　　D）$F=MS_{组间}/SS_{组内}$

12. 有关均数的多重比较，叙述正确的有______。（可多选）

A）方差分析后对任意两个均数的比较采用通常的 t 检验即可

B）多重比较会增大总的第一类错误的概率

C）如果多重比较进行了 5 次，则采用 Bonferroni 校正法时检验水准被校正为 0.01

D）Dunnett-t 检验适用于方差分析后对所有均数对儿的多重比较

二、操作分析

1. 为了解不同性别的抑郁症患者接收某种治疗后病情改善的情况，利用汉密尔顿抑郁量表（Hamilton depression scale，HAMD）评价 22 名女性患者和 16 名男性患者治疗前及治疗后 1 个月的抑郁症状严重程度（HAMD 量表得分越高症状越严重），数据见表 3-10。试分析：

（1）治疗前男女患者的病情是否存在差异。

（2）治疗后男女患者的病情分别是否有改善。

（3）治疗后男女患者的病情是否存在差异。

（4）治疗后患者病情的改善是否存在差异。

表 3-10　抑郁症患者接受治疗前后的 HAMD 量表得分

男性患者		女性患者			
治疗前	治疗后	治疗前	治疗后	治疗前	治疗后
21	18	26	14	21	9
31	26	24	8	28	4

续表

男性患者		女性患者			
治疗前	治疗后	治疗前	治疗后	治疗前	治疗后
18	11	26	22	31	13
12	10	32	29	25	19
17	13	29	10	19	16
26	15	23	18	32	26
29	19	22	21	29	4
21	12	24	15	28	8
23	9	20	30	31	30
17	12	28	36	25	15
24	23	24	10	22	28
30	26				
23	21				
29	17				
17	9				
21	16				

2. 观测并计算 20 名子痫前期孕早期孕妇和 16 名正常孕早期孕妇的中性粒细胞与淋巴细胞比值，数据见表 3-11。试判断有无子痫前期的孕早期孕妇中性粒细胞与淋巴细胞比值是否存在差异。

表 3-11 孕早期孕妇中性粒细胞与淋巴细胞比值

子痫前期孕妇		正常孕妇	
3.98	4.26	6.85	4.99
9.36	6.99	5.04	2.68
6.98	3.19	2.45	3.78
7.98	5.01	3.40	4.95
3.02	4.77	4.30	4.71
7.85	2.96	7.64	3.98
9.09	6.68	8.41	2.82
4.85	5.32	3.36	3.56
2.05	15.55		
7.31	7.74		

三、综合应用案例

观测 39 名新型冠状病毒感染患者的淋巴细胞百分比，按年龄分段的患者数据见表 3-12。试判断不同年龄段新型冠状病毒感染患者的淋巴细胞百分比是否存在差异。

表 3-12 不同年龄段新型冠状病毒感染患者的淋巴细胞百分比（%）

40 岁及以下	41～60 岁	61 岁及以上
34.6	42.9	17.4
39.9	27.8	15.0

续表

40 岁及以下	41～60 岁	61 岁及以上
15.6	20.4	24.4
26.9	32.3	28.8
22.7	37.4	18.4
35.1	16.2	11.4
19.2	22.8	31.6
30.8	28.3	7.62
27.3	33.9	8.94
43.2	16.6	15.7
43.4	33.3	21.4
35.2	36.2	
15.3	36.1	
33.5		
36.7		

针对以上数据，研究小组有以下分析思路：

（1）分别对 40 岁及以下与 41～60 岁、40 岁及以下与 61 岁及以上、41～60 岁与 61 岁及以上患者的淋巴细胞百分比进行比较，采用独立样本 t 检验；

（2）分别对 40 岁及以下与 41～60 岁、40 岁及以下与 61 岁及以上、41～60 岁与 61 岁及以上患者的淋巴细胞百分比进行比较，采用 Mann-Whitney U 检验；

（3）对 3 个年龄段患者的淋巴细胞百分比进行单因素方差分析，采用 Bonferroni 校正的 LSD-t 检验进行多重比较；

（4）对 3 个年龄段患者的淋巴细胞百分比进行 Kruskal-Wallis H 检验，采用 Bonferroni 校正的正态近似法进行多重比较。

请对上述分析思路进行讨论，并给出最终的分析结果。

（刘　静　陈　卉）

第四章　定性资料比较的统计方法

本章内容

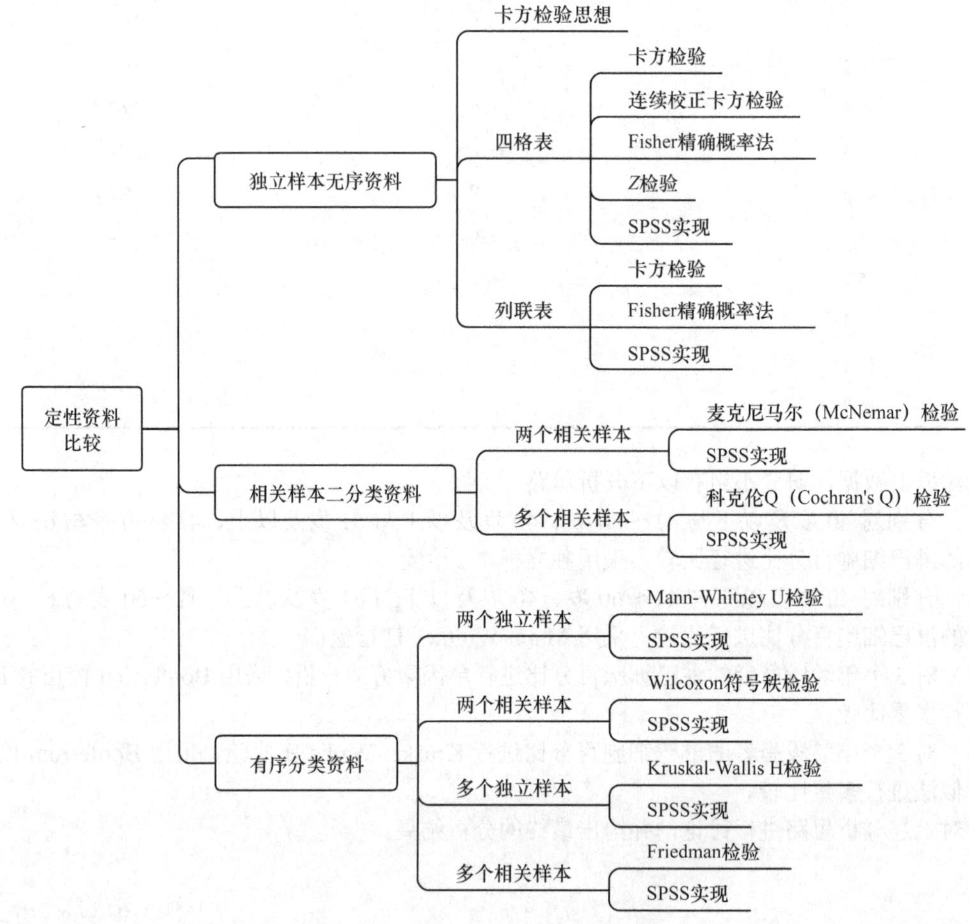

分类资料的比较通常是指对定性的观察指标比较构成比或率。根据资料是否为等级数据、样本独立还是相关，以及样本是两个还是多个，选择不同的统计方法。

第一节　独立样本无序资料的比较

卡方检验（chi-square test）可用于比较独立样本的构成比或率，也可用于推断两个分类型变量是否互相独立或彼此关联。

一、卡方检验的基本思想

对于分类型资料，通常把数据整理成类似于表 4-1 的列联表（contingency table）形式，以方便分析和计算。例如在药物临床试验数据中，分别计数采用高剂量和常规剂量的患者治疗 24 周后甘油三酯正常及异常的人数，组成表 4-1 所示列联表。

表 4-1　采用不同剂量的患者治疗 24 周后甘油三酯异常情况（*n*）

剂量	甘油三酯异常	甘油三酯正常	合计
高剂量	65	83	148
常规剂量	76	87	163
合计	141	170	311

假设服用两种剂量药物的患者治疗 24 周后甘油三酯异常率相同（无效假设 H_0），则两组患者甘油三酯异常率均应等于合并异常率 45.3%（=141/311）。在此假设下，将合并异常率作为总体率的估计值，则高剂量组甘油三酯异常的人数应该是 148×45.3%=67.1，此值即实际观察频数 65 对应的期望频数。以此类推，可以计算表格中其他单元格对应的期望频数分别为 80.9，73.9 和 89.1。

更一般的列联表如表 4-2 所示。

表 4-2　一般形式的分类资料列联表

组别	类别 1	类别 2	…	类别 C	合计
样本 1	A_{11}	A_{12}	…	A_{1C}	NR_1
样本 2	A_{21}	A_{22}	…	A_{2C}	NR_2
⋮	⋮	⋮		⋮	⋮
样本 R	A_{R1}	A_{R2}		A_{RC}	NR_R
合计	NC_1	NC_2	…	NC_C	N

其中 R 和 C 分别为列联表的行数和列数，A_{ij} 为第 i（i=1, …, R）行、第 j（j=1, …, C）列单元格的实际观察频数，NR_i 和 NC_j 分别为第 i 行和第 j 列的合计频数（也称为边缘合计频数），N 为总频数，则在无效假设 H_0 成立的前提下第 i 行、第 j 列单元格的期望频数 T_{ij} 定义为

$$T_{ij}=\frac{NR_i \times NC_j}{N} \tag{4-1}$$

定义 χ^2 统计量及自由度 ν：

$$\chi^2=\sum\frac{(A_{ij}-T_{ij})^2}{T_{ij}},\quad \nu=(R-1)\times(C-1) \tag{4-2}$$

统计量 χ^2 的大小反映了观察频数与期望频数之间的偏离程度。如果无效假设 H_0 成立，那么理论上实际频数应该等于期望频数或两者相差不大，相应的 χ^2 值等于 0 或较小；反之，实际观察频数与期望频数将相差很大，相应的 χ^2 值也就较大。因此，如果 χ^2 值很大，根据卡方分布可知出现该 χ^2 值的概率 P 非常小（小于预先确定的检验水准 α），则可以拒绝无效假设 H_0。

二、独立样本四格表的卡方检验

表 4-2 的列联表通常记作 $R\times C$ 表。如果 R=2，C=2，则该列联表记为 2×2 列联表，也称为独立样本四格表，如表 4-3 所示。它表示两个独立样本某个二分类指标的取值结果。无论这两个类别是否实际上存在等级关系，在进行统计分析时均按无序对待。因此，独立样本四格表资料的比较采用卡方检验。

表 4-3　独立样本四格表的一般形式

	类别 1	类别 2	合计
样本 1	a	b	$a+b$
样本 2	c	d	$c+d$
合计	$a+c$	$b+d$	n

注：a，b，c，d，n 均为例数，$n=a+b+c+d$。

（一）独立样本四格表资料卡方检验

对于表 4-3 的资料，计算 χ^2 统计量的公式（4-2）可以转化为四格表专用公式：

$$\chi^2=\frac{(ad-bc)^2 n}{(a+b)(c+d)(a+c)(b+d)},\quad n=a+b+c+d,\quad \nu=1 \tag{4-3}$$

式（4-3）适用于 $n\geqslant 40$ 且所有期望频数 $T\geqslant 5$ 的情况。如果 $n\geqslant 40$ 但有期望频数 $1\leqslant T<5$ 时，由式（4-3）计算的 χ^2 值偏大，此时需要采用式（4-4）进行连续性校正（correction for continuity）：

$$\chi^2=\frac{(|ad-bc|-n/2)^2 n}{(a+b)(c+d)(a+c)(b+d)} \tag{4-4}$$

统计量 χ^2 服从卡方分布，因此可以求出相应 P 值。当 $n<40$ 或有期望频数 $T<1$ 时，则直接采用 Fisher 精确概率法计算概率 P。Fisher 精确概率法并不属于卡方检验，其基本思想是在四格表边缘合计数固定不变的条件下，计算表内 4 个单元格的实际频数变动时的各种组合的概率，然后将所有概率累积求和得到最终的 P 值。该方法的计算过程比较烦琐，通常由统计软件完成，故此处从略。此外，如果根据式（4-3）或式（4-4）的 χ^2 得到的概率 P 近似等于检验水准 α，则也使用 Fisher 精确概率法直接计算 P 值。

此外，在病例-对照研究中，利用上述四格表还可以计算因素的优势比（odds ratio，OR，也称为比值比），以表示暴露与疾病之间的关联强度。假设表 4-3 中的类别 1 和类别 2 分别是发生及未发生某疾病的观察对象（病例组和对照组），样本 1 和样本 2 分别为暴露及未暴露于某因素的观察对象，则病例组和对照组中暴露及未暴露于该因素的人数之比（称为优势或比值）分别为 a/c 和 b/d，二者之比即为该因素的优势比，即

$$\text{OR}=\frac{a}{c}\div\frac{b}{d}=\frac{ad}{bc} \tag{4-5}$$

OR 值等于 1，表示该因素对疾病的发生不起作用；OR 值大于 1，表示暴露于该因素将促进疾病的发生；OR 值小于 1，表示暴露于该因素将抑制疾病的发生。计算 OR 值的 95% 置信区间时，首先对样本的 OR 值进行对数变换，然后按正态近似原理计算置信区间并做反变换。ln(OR) 的 95% 置信区间的上下限分别为

$$\text{CI}_U=\ln(\text{OR})+1.96\times\sqrt{\frac{1}{a}+\frac{1}{b}+\frac{1}{c}+\frac{1}{d}},\quad \text{CI}_L=\ln(\text{OR})-1.96\times\sqrt{\frac{1}{a}+\frac{1}{b}+\frac{1}{c}+\frac{1}{d}} \tag{4-6}$$

OR 值的 95% 置信区为 $[\exp(\text{CI}_L), \exp(\text{CI}_U)]$。如果该置信区间不包含 1，表示该因素与疾病有关联。

临床研究：从传统的临床试验到真实世界研究

以随机、双盲、对照为主要特征的临床试验一直被认为是评价治疗方法有效性和安全性的金标准。它是一个理想世界研究，理想的患者、理想的环境、理想的治疗，由此形成的证据可靠性很高，但结果外推到真实世界患者的能力有限。

真实世界研究是指研究数据来自真实医疗环境，反映实际诊疗过程和真实条件下患者健康状况的研究。随着医院信息化建设的完善、便携式电子健康监测设备的普及以及各类数据库平台的建立，随之产生的大量医疗数据促进了基于高质量真实世界数据的真实世界研究。真实世界研究包括观察性研究和试验性研究，前者进一步分为描述性研究（病例个案报告和横断面研究）和分析性研究（病例-对照研究和队列研究），后者即实效性临床研究，它们都有各自对应的临床应用场景。

在当今医疗技术和信息技术快速发展的时代，真实世界研究和传统临床试验不是对立关系，临床试验不断贴近真实场景，真实世界研究不断趋向前瞻性，它们都从对方汲取有益部分，减少自身缺陷，实现共同发展。

未来的医生将不仅依赖教科书和自身经验对患者进行诊断和治疗，还要提高信息素养，具备大数据思维，勇于探索交叉学科领域，利用患者大量的诊疗和健康监测数据开展真实世界研究，从而产生对自己和他人的临床实践有指导意义的真实世界证据。

【例 4-1】 在药物临床试验数据中，采用高剂量和常规剂量的患者治疗 24 周后甘油三酯异常情况见表 4-1。试分析两组患者治疗 24 周后甘油三酯异常率是否存在差异。

（1）建立检验假设，确定检验水准 $\alpha=0.05$。

H_0：高剂量及常规剂量患者治疗 24 周后甘油三酯异常率相同，或甘油三酯异常与否独立于剂量。

H_1：高剂量及常规剂量患者治疗 24 周后甘油三酯异常率不同，或甘油三酯异常与否与剂量有关。

（2）计算检验统计量。

由于总样本量 $n=311\geqslant 40$，前文计算得到的期望频数均大于 5，故 χ^2 统计量按式（4-3）计算：

$$\chi^2=\frac{(65\times 87-83\times 76)^2\times 311}{148\times 163\times 141\times 170}=0.229$$

（3）确定 P 值，得出推断结论。

$\nu=1$，$\chi^2=0.229$，利用 Excel 函数 CHIDIST(0.229, 1) 或 CHISQ.DIST.RT(0.229, 1) 计算得 $P=0.632$。按 $\alpha=0.05$ 水准，不拒绝 H_0，差异无统计学意义，还不能认为两种剂量的患者治疗 24 周后甘油三酯异常率存在差异。

（二）两个独立样本率比较的 Z 检验

对于表 4-3 的四格表，当样本量足够大时，可用样本率或比例估计总体率或比例，并直接对样本率或比例进行比较。设样本 1 和样本 2 的率或比例分别为 $p_1=a/(a+b)$ 和 $p_2=c/(c+d)$，它们的联合标准误为

$$\mathrm{SE}_{p_1-p_2}=\sqrt{\frac{p_1(1-p_1)}{a+b}+\frac{p_2(1-p_2)}{c+d}} \tag{4-7}$$

则统计量 Z 近似服从标准正态分布：

$$Z=\frac{p_1-p_2}{\mathrm{SE}_{p_1-p_2}} \tag{4-8}$$

样本率之差的 95% 置信区间为 $(p_1-p_2)\pm 1.96\times \mathrm{SE}_{p_1-p_2}$。在例 4-1 中，常规剂量和高剂量患者治疗 24 周后甘油三酯异常率分别为 43.9% 和 46.6%，联合标准误为 5.6%，异常率之差为 2.7%，总体率差的 95% 置信区间为 $(0.027\pm 1.96\times 0.056)$，即 $(-8.3\%, 13.7\%)$。该置信区间包含 0，因此两种剂量患者治疗 24 周后甘油三酯异常率的差别没有统计学意义。

（三）独立样本四格表卡方检验的 SPSS 实现

【实操 4-1】独立样本四格表卡方检验实操

【实操 4-1】 数据文件 safety.sav 提供了在治疗某疾病的药物临床试验中采用不同剂量的患者治疗 24 周后甘油三酯异常情况。试利用 SPSS 分析不同剂量患者治疗 24 周后甘油三酯异常率是否存在差异。

单击菜单 Analyze→Descriptive Statistics→Crosstabs 打开对话框，参考图 4-1 设置行变量（表示分组）为剂量 dose，列变量（表示待比较指标）为 TG24ab；单击 Statistics 按钮，在对话框中勾选 Chi-square 进行卡方检验（在分析病例-对照研究资料时，还可勾选 Risk 计算 OR 值）；单击 Cells 按钮，参考图 4-2 的设置，选中相应选项表示在结果中显示实际频数、期望频数和组内百分比。最后的输出结果如图 4-3 和图 4-4 所示。

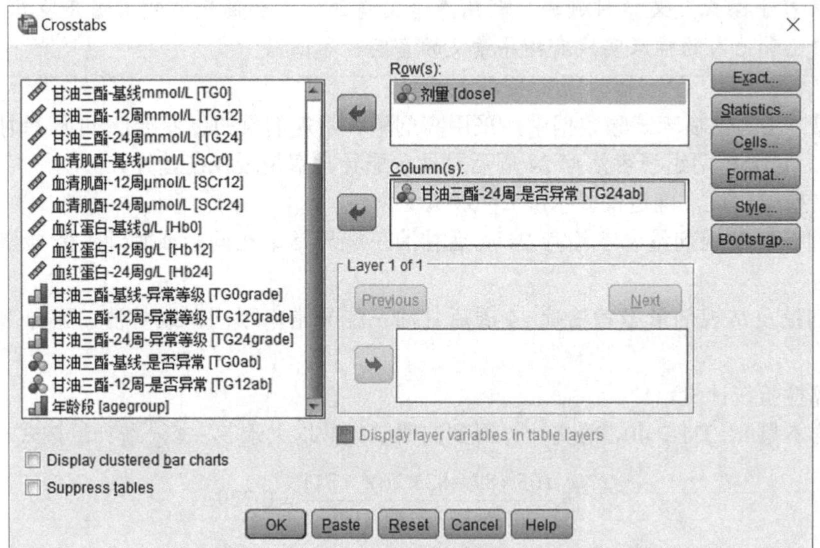

图 4-1　Crosstabs 对话框

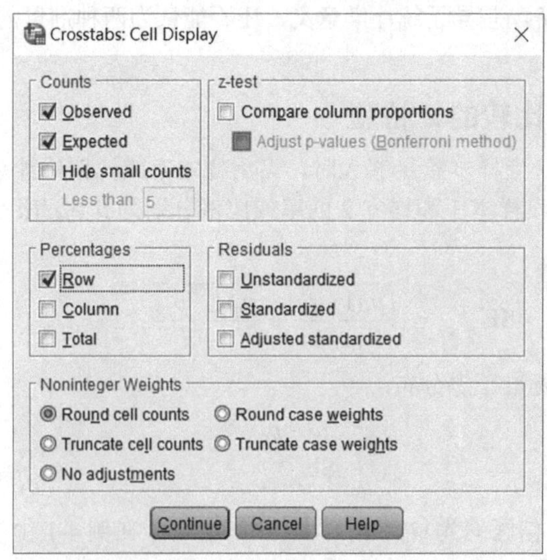

图 4-2　Crosstabs: Cell Display 对话框

图 4-3 显示了四格表各个单元格中的实际频数和期望频数，以及高剂量和常规剂量患者治疗 24 周后甘油三酯异常率分别为 43.9% 和 46.6%。

剂量 * 甘油三酯-24周-是否异常 Crosstabulation

			甘油三酯-24周-是否异常		
			正常	异常	Total
剂量	常规剂量	Count	87	76	163
		Expected Count	89.1	73.9	163.0
		% within 剂量	53.4%	46.6%	100.0%
	高剂量	Count	83	65	148
		Expected Count	80.9	67.1	148.0
		% within 剂量	56.1%	43.9%	100.0%
Total		Count	170	141	311
		Expected Count	170.0	141.0	311.0
		% within 剂量	54.7%	45.3%	100.0%

图 4-3　独立样本四格表的实际及期望频数

图 4-4 分别显示了 Pearson 卡方检验 [式（4-2）或式（4-3）]、连续校正卡方检验 [式（4-4）]、似然比卡方检验和 Fisher 精确概率检验（此时没有 χ^2 值）的结果。由于 4 个单元格的期望频数都大于 5，最小期望频数是 67.1，样本量 $n=311\geqslant40$，故选择 Pearson 卡方检验。$\chi^2=0.229$，自由度 $\nu=1$，$P=0.632$，在 $\alpha=0.05$ 的检验水准下差异无统计学意义，还不能认为两种剂量的患者治疗 24 周后甘油三酯异常率存在差异。

Chi-Square Tests

	Value	df	Asymptotic Significance (2-sided)	Exact Sig. (2-sided)	Exact Sig. (1-sided)
Pearson Chi-Square	0.229[a]	1	0.632		
Continuity Correction[b]	0.133	1	0.715		
Likelihood Ratio	0.229	1	0.632		
Fisher's Exact Test				0.650	0.358
Linear-by-Linear Association	0.229	1	0.633		
N of Valid Cases	311				

a. 0 cells (0.0%) have expected count less than 5. The minimum expected count is 67.10.

b. Computed only for a 2x2 table

图 4-4　实操 4-1 卡方检验的结果

三、独立样本列联表的卡方检验

更一般的独立样本 $R\times C$ 列联表是对完全随机设计的两个或多个独立样本观察无序定性指标得到的频数汇总结果。对这类资料进行卡方检验的目的是推断多个样本所代表总体的率、两个或多个样本所代表总体的构成比是否存在差异。

（一）$R\times C$ 列联表卡方检验

对表 4-2 所示的 $R\times C$ 列联表进行卡方检验时，首先按照式（4-1）计算各个单元格的期望频数，然后按照式（4-2）计算检验统计量 χ^2 和自由度，最后根据卡方分布得到 P 值，并得出统计学结论。此外，式（4-2）还可以改为它的等价形式：

$$\chi^2 = N\times\left(\sum_{i=1}^{R}\sum_{j=1}^{C}\frac{A_{ij}^2}{\mathrm{NR}_i\times\mathrm{NC}_j}-1\right),\quad \nu=(R-1)\times(C-1) \tag{4-9}$$

如果在 $R \times C$ 个单元格中有期望频数小于 1 的单元格，或者超过 20% 的单元格的期望频数小于 5，则要使用 Fisher 精确概率法直接计算 P 值。如果根据 χ^2 值得到的概率 P 近似等于检验水准 α，通常也要采用 Fisher 精确概率法重新计算 P 值。

【例 4-2】 在药物临床试验数据中，不同年龄段患者基线甘油三酯异常情况见表 4-4。试分析不同年龄段患者基线甘油三酯异常率是否存在差异。

表 4-4　不同年龄段患者基线甘油三酯异常情况（*n*）

年龄	甘油三酯异常	甘油三酯正常	合计
＜30 岁	12	85	97
30～39 岁	32	146	178
≥40 岁	19	36	55
合计	63	267	330

（1）建立检验假设，确定检验水准 α=0.05。

H_0：三个年龄段患者的基线甘油三酯异常率相同。

H_1：三个年龄段患者的基线甘油三酯异常率不全相同。

（2）计算检验统计量。

表 4-4 对应一个 3×2 列联表，因此按照式（4-9）计算 χ^2 统计量：

$$\chi^2 = 330 \times \left(\frac{12^2}{97 \times 63} + \frac{85^2}{97 \times 267} + \cdots + \frac{36^2}{55 \times 267} - 1 \right) = 11.483, \quad \nu = (3-1) \times (2-1) = 2$$

（3）确定 P 值，得出推断结论。

ν=2，χ^2=11.483，利用 Excel 函数 CHIDIST(11.483, 2) 或 CHISQ.DIST.RT(11.483, 2) 计算得 P=0.003。按 α=0.05 水准拒绝 H_0，差异有统计学意义，可以认为三个年龄段患者的基线甘油三酯异常率不全相同。

（二）$R \times C$ 列联表的多重比较

多个独立样本经过卡方检验拒绝 H_0 时，认为各总体的率或构成比不全相同，还需要进行组间多重比较以推断某两个总体的率或构成比是否不同。由于独立样本 $R \times C$ 表中的行一般表示分组因素，列表示观察指标，因此 $R \times C$ 表的多重比较实际上是进行多次 $2 \times C$ 表卡方检验，并对检验水准进行 Bonferroni 校正。

如在例 4-2 的 3×2 列联表中，进一步比较年龄＜30 岁与年龄≥40 岁患者的基线甘油三酯异常率，则整理出 2×2 表并计算期望频数，见表 4-5。表中括号数字为计算的期望频数。

表 4-5　两个年龄段患者比较基线甘油三酯异常率的列联表（*n*［%］）

年龄	甘油三酯异常	甘油三酯正常	合计
＜30 岁	12（19.8）	85（77.2）	97
≥40 岁	19（11.2）	36（43.8）	55
合计	31	121	152

由于总样本例数 n=152，没有期望频数小于 5，因此利用式（4-3）计算统计量 χ^2=10.630。用 Excel 函数 CHIDIST(10.630, 1) 计算，得 P=0.001。校正 P 值为 $P'=P \times 3=0.003<0.05$，差异有统计学意义，可以认为年龄＜30 岁与年龄≥40 岁患者的基线甘油三酯异常率不同。

以上多重比较的方法也称为列联表分割法，通常只能得到近似的结果，且需要对检验水准进行校正，因此不建议作为首选的方法。最好能够采用更加复杂的分类型数据模型，如 logistic 回归模型（见本书第六章第四节）进行分析。

（三）$R\times C$ 列联表卡方检验的 SPSS 实现

【实操 4-2】独立样本列联表卡方检验实操

【实操 4-2】 数据文件 safety.sav 提供了在治疗某疾病的药物临床试验中患者基线甘油三酯的异常情况，并将年龄分为了 3 个年龄段。试利用 SPSS 分析不同年龄段患者基线甘油三酯异常率是否存在差异。

单击菜单 Analyze→Descriptive Statistics→Crosstabs 打开对话框，在类似图 4-1 的对话框中设置行变量为年龄段 agegroup，列变量为 TG0ab；单击 Statistics 按钮，在对话框勾选 Chi-square 表示进行卡方检验。最后的输出结果如图 4-5 所示。

图 4-5 结果下方的注释显示有 0 个单元格（占 0%＜20%）的期望频数小于 5，最小期望频数为 10.50＞1，因此可以采用 Pearson 卡方检验。统计量 $\chi^2=11.483$，$P=0.003$，在 $\alpha=0.05$ 的检验水准下差异有统计学意义，可以认为不同年龄段患者基线甘油三酯异常率不全相同。

Chi-Square Tests

	Value	df	Asymptotic Significance (2-sided)
Pearson Chi-Square	11.483[a]	2	0.003
Likelihood Ratio	10.571	2	0.005
Linear-by-Linear Association	9.927	1	0.002
N of Valid Cases	330		

a. 0 cells (0.0%) have expected count less than 5. The minimum expected count is 10.50.

图 4-5　列联表资料卡方检验的结果

如果有期望频数小于 1 或超过 20% 的单元格的期望频数小于 5，则应该采用 Fisher 精确概率法直接计算概率。操作方法是在类似图 4-1 的主对话框中，单击 Exact 按钮打开 Exact Tests 对话框，选中 Exact（如图 4-6 所示）；如果样本太大、计算耗时过多，可以选择 Monte Carlo，利用蒙特卡罗方法模拟计算精确概率。

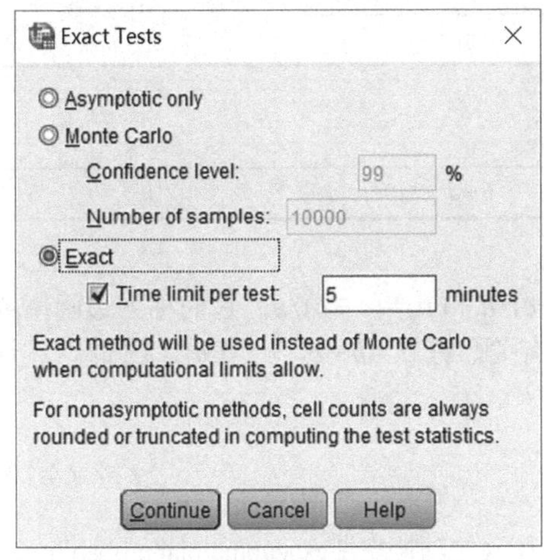

图 4-6　设定精确概率检验方法

在 SPSS 中进行多重比较时，只需要将表示不参加多重比较的行的编码设置为缺失值（missing value），然后进行卡方检验并做 Bonferroni 校正即可。

以比较年龄＜30 岁与年龄≥40 岁患者基线甘油三酯异常率为例。在数据文件变量视图中，在变量 agegroup 对应的 Missing 一列下单击，打开 Missing Values 对话框。选中 Discrete missing values 后在第一个文本框内输入 2，表示将 agegroup 变量的取值 2 设为用户缺失值，具有这一缺失值的记录不参加之后涉及 agegroup 变量的任何统计分析。

设置完成后进行卡方检验，得主要结果如图 4-7 所示。

由于进行多重比较的是 2×2 表即四格表，因此根据四格表卡方检验的方法判断，总样本量 $n=152\geqslant 40$，没有期望频数小于 5，故应采用 Pearson 卡方检验，得统计量 $\chi^2=10.63$，$P=0.001$，$P'=0.003<0.05$，差异有统计学意义，可以认为年龄＜30 岁与年龄≥40 岁患者的基线甘油三酯异常率不同。重新设置缺失值为 1 或 3，可对其他年龄段患者基线甘油三酯异常率进行比较。

Chi-Square Tests

	Value	df	Asymptotic Significance (2-sided)	Exact Sig. (2-sided)	Exact Sig. (1-sided)
Pearson Chi-Square	10.630[a]	1	0.001		
Continuity Correction[b]	9.308	1	0.002		
Likelihood Ratio	10.261	1	0.001		
Fisher's Exact Test				0.002	0.001
Linear-by-Linear Association	10.560	1	0.001		
N of Valid Cases	152				

a. 0 cells (0.0%) have expected count less than 5. The minimum expected count is 11.22.

b. Computed only for a 2x2 table

图 4-7 列联表资料的多重比较结果

第二节 相关样本二分类资料的比较

对于类似配对设计的相关样本，它们的观察指标结果通常不是独立的。当观察指标是二分类结果的时候，相应的相关样本率（如对同一批样本分别用两种方法进行测定得到的阳性检出率）的比较就不能采用上面的卡方检验。

一、两个相关样本率的比较

（一）两个相关样本率比较的 McNemar 检验

两个相关样本定性地观察二分类结果后，通常也将结果整理为一个 2×2 表格，行和列都表示观察的类别，如表 4-6 的形式。

表 4-6 相关样本的二分类观察结果

样本 2	样本 1		合计
	类别 1	类别 2	
类别 1	a	b	$a+b$
类别 2	c	d	$c+d$
合计	$a+c$	$b+d$	n

注：a，b，c，d，n 均为例数，$n=a+b+c+d$。

样本 1 和样本 2 中类别 1 的率或比例分别为 $p_1=(a+c)/n$ 和 $p_2=(a+b)/n$，它们称为边际率或边际比例（marginal proportion），二者的差别仅与 b 和 c 有关。记 $n^*=b+c$，则当 $n^*>25$ 时，统计量 χ^2 服从自由度为 1 的卡方分布：

$$\chi^2=\frac{(|b-c|-1)^2}{b+c},\ \ \nu=1 \tag{4-10}$$

该检验称为 McNemar 检验。如果 $n^*\leqslant 25$，则直接计算精确二项概率（exact binomial probability）：

$$\begin{cases} p=2\times\sum_{k=0}^{b}C_{n^*}^{k}\left(\frac{1}{2}\right)^{n^*}, & b<c, \\ p=1, & b=c, \\ p=2\times\sum_{k=b}^{n^*}C_{n^*}^{k}\left(\frac{1}{2}\right)^{n^*}, & b>c \end{cases} \tag{4-11}$$

两个相关样本的边际率或比例之差的 95% 置信区间为 $(p_1-p_2)\pm1.96\mathrm{SE}_{p_1-p_2}$，其中 p_1 和 p_2 的联合标准误为

$$\mathrm{SE}_{p_1-p_2}=\frac{1}{n}\sqrt{(b+c)-(b-c)^2/n} \tag{4-12}$$

【例 4-3】 在药物临床试验数据中，患者基线与治疗 12 周后甘油三酯的异常情况列于表 4-7。试分析基线与治疗 12 周后患者甘油三酯异常率是否存在差异。

表 4-7　基线及治疗 12 周后患者甘油三酯异常情况（*n*）

基线	治疗 12 周后		合计
	异常	正常	
异常	45	17	62
正常	93	151	244
合计	138	168	306

（1）建立检验假设，确定检验水准 α=0.05。

H_0：基线与治疗 12 周后患者甘油三酯异常率相同。

H_1：基线与治疗 12 周后患者甘油三酯异常率不同。

（2）计算检验统计量。

由于 $b+c=17+93=110>25$，故按照式（4-10）计算 χ^2 统计量：

$$\chi^2=\frac{(|17-93|-1)^2}{17+93}=51.1$$

（3）确定 P 值，得出推断结论。

$\nu=1$，$\chi^2=51.1$，利用 Excel 函数 CHIDIST(51.1, 1) 或 CHISQ.DIST.RT(51.1, 1) 计算得 $P=8.62\times10^{-13}$。按 α=0.05 水准，拒绝 H_0，差异有统计学意义，可以认为基线与治疗 12 周后的甘油三酯异常率不同。

例 4-3 中，基线和治疗 12 周后患者甘油三酯异常率分别为 20.3% 和 45.1%，联合标准误为 3.12%，异常率之差为 24.8%，总体率差的 95% 置信区间为 (0.248±1.96×0.0312)，即 (18.7%, 30.9%)。该置信区间不包含 0，故也可推断治疗 12 周后与基线的甘油三酯异常率不同。

（二）相关样本 McNemar 检验的 SPSS 实现

【实操 4-3】McNemar 检验实操

【实操 4-3】 数据文件 safety.sav 提供了在治疗某疾病的药物临床试验中患者基线与治疗 12 周后甘油三酯的异常情况。试利用 SPSS 分析基线与治疗 12 周后患者甘油三酯异常率是否存在差异。

方法一：单击菜单 Analyze→Nonparametric Tests→Legacy Dialogs→2 Related Samples 打开对话框，参考图 4-8 设置表示两个相关样本的变量 TG0ab 和 TG12ab，取消勾选 Wilcoxon 并勾选 McNemar。最后的输出结果如图 4-9 所示。

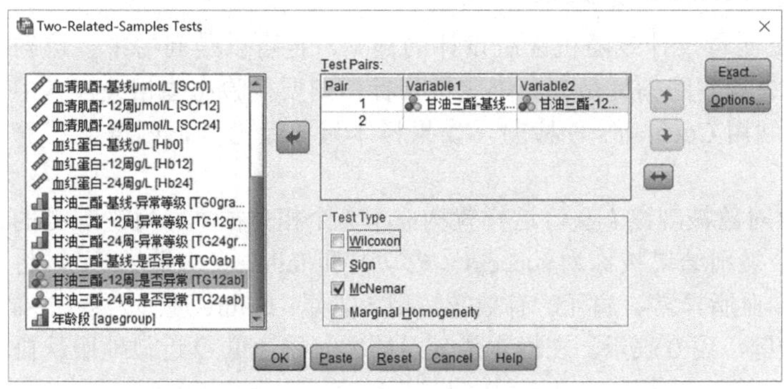

图 4-8　进行 McNemar 检验的对话框

Test Statistics[a]

	甘油三酯-基线-是否异常 & 甘油三酯-12周-是否异常
N	306
Chi-Square[b]	51.136
Asymp. Sig.	<0.001

a. McNemar Test

b. Continuity Corrected

图 4-9　相关样本率比较的检验结果

统计量 χ^2=51.136，P＜0.001，在 α=0.05 的检验水准下差异有统计学意义，可以认为治疗 12 周后的甘油三酯异常率与基线不同。在 SPSS 中，当 $n^* \leqslant 25$ 时，系统自动计算并报告精确二项概率。

方法二：单击菜单 Analyze→Nonparametric Tests→Related Samples 打开智能分析对话框，参考图 4-10 设置表示两个相关样本的变量 TG0ab 和 TG12ab，检验方法由系统自动选择。最后的输出结果如图 4-11 所示。

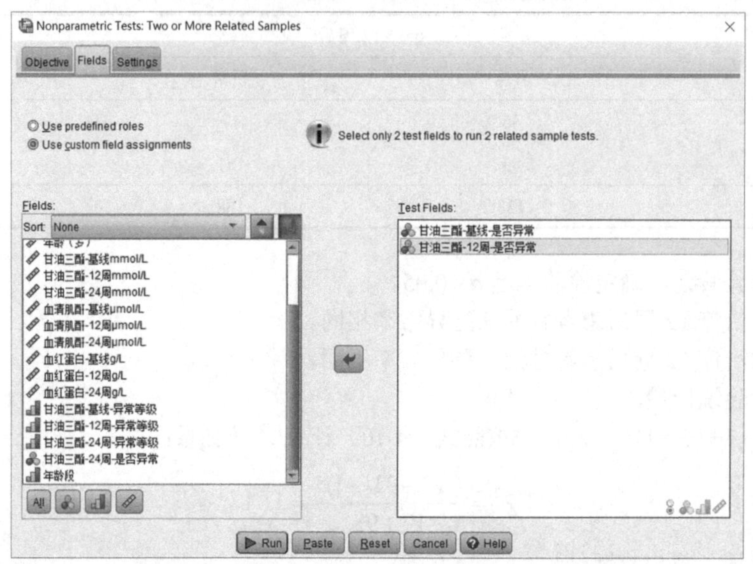

图 4-10　相关样本非参数检验的智能模块对话框

图 4-11 显示，系统自动选择了 McNemar 检验比较基线和治疗 12 周后的甘油三酯异常率，结果 P＜0.001，在 α=0.05 的检验水准下拒绝无效假设。另一个重要结果与图 4-9 类似，报告了 χ^2 统计量和 P 值。

Hypothesis Test Summary

	Null Hypothesis	Test	Sig.^{a,b}	Decision
1	The distributions of different values across 甘油三酯-基线-是否异常 and 甘油三酯-12周-是否异常 are equally likely.	Related-Samples McNemar Change Test	<0.001	Reject the null hypothesis.

a. The significance level is 0.050.

b. Asymptotic significance is displayed.

图 4-11　系统自动选择 McNemar 检验比较相关样本率

二、多个相关样本率的比较

（一）多个相关样本率比较的 Cochran's Q 检验

三个或多个相关样本通常是重复测量设计或随机区组设计的样本，也可以是问卷中多选题数据（每个选项看作一个样本）。如果观察的指标是二分类定性指标，则要检验这些相关样本中二分类结果是否存在差异时，可以利用 Cochran's Q 检验。如果样本量不足够大，则需要计算 Cochran's Q 检验的精确概率。

假设有 n 个观察对象，每个观察对象被观测 k 次，这样就构成了 k 个相关样本。每次观测的结果均为两个类别中的一个，这两个类别结果被称为 success（成功）和 failure（失败）。可以将 success 理解为研究者关心的事件，如血脂异常、病死、有效等，用 1 表示；failure 理解为 success 的对立面，如血脂正常、存活、无效等，用 0 表示。在样本量 n 足够大时统计量 Q 近似地服从自由度为 $k-1$ 的卡方分布：

$$Q = \frac{k(k-1)\sum X_j^2 - (k-1)N^2}{kN - \sum Y_i^2} \tag{4-13}$$

其中，X_j 是第 j（$j=1, \cdots, k$）个样本 success 的个数，Y_i 是第 i（$i=1, \cdots, n$）个观察对象 success 的个数，N 为所有 success 的个数，$N=\sum X_j=\sum Y_i$。如果样本量不足，则需要计算 Cochran's Q 检验的精确概率。计算 Cochran's Q 检验所需样本量时，首先统计 k 次观测结果完全相同的观察对象的个数 m，并记 $n^*=n-m$。如果 $n^*\geqslant 4$ 并且 $k\times n^*\geqslant 24$，则认为样本量足够。

【例 4-4】 在药物临床试验数据中，患者基线、治疗 12 周及 24 周后甘油三酯的异常情况列于表 4-8（中间 4 列）。试分析三个时间点患者甘油三酯异常率是否存在差异。

表 4-8　不同时间点患者甘油三酯异常情况

结果组合	病例数	基线	治疗 12 周后	治疗 24 周后	success 个数
1	118	正常	正常	正常	0
2	29	正常	正常	异常	1
3	27	正常	异常	正常	1
4	61	正常	异常	异常	2
5	13	异常	正常	正常	1
6	4	异常	正常	异常	2
7	4	异常	异常	正常	2
8	41	异常	异常	异常	3
success 个数		62	133	135	

注：甘油三酯异常定义为 success

（1）建立检验假设，确定检验水准 $\alpha=0.05$。

H_0：三个时间点患者的甘油三酯异常率相同。

H_1：三个时间点患者的甘油三酯异常率不全相同。

（2）计算 Cochran's Q 检验所需样本量。

在表 4-8 中，第二列显示共有 118+29+27+…+4+41=297 个观察对象，即 $n=297$；每个观察对象重复观测 3 次，即 $k=3$。118 名患者三个时间点上甘油三酯均正常、41 名患者均异常，即 $n^*=297-(118+41)=138$。则本例中，$n^*=138\geqslant 4$ 并且 $k\times n^*=3\times 138=414\geqslant 24$，样本量足够，可以进行 Cochran's Q 检验。

（3）计算检验统计量。

在表 4-8 最右列是每种结果组合下 success 的个数，所有 success 的个数 $N=62+133+135=330$。利用式（4-13）计算统计量 Q：

$$Q = \frac{3\times(3-1)\times(62^2+133^2+135^2)-(3-1)\times 330^2}{3\times 330-(29\times 1^2+27\times 1^2+61\times 2^2+13\times 1^2+4\times 2^2+4\times 2^2+41\times 3^2)} = 75.2$$

（4）确定 P 值，得出推断结论。

$\nu=2$，$Q=75.2$，利用 Excel 函数 CHIDIST(75.2, 2) 计算得 $P=4.68\times 10^{-17}$。按 $\alpha=0.05$ 水准，拒绝 H_0，差异有统计学意义，可以认为基线、治疗 12 周及 24 周后患者甘油三酯异常率不全相同。进一步多重比较的过程此处从略。

（二）相关样本 Cochran's Q 检验的 SPSS 实现

【实操 4-4】Cochran's Q 检验实操

【实操 4-4】 数据文件 safety.sav 提供了在治疗某疾病的药物临床试验中患者基线、治疗 12 周及 24 周后甘油三酯的异常情况。试利用 SPSS 分析三个时间点患者甘油三酯异常率是否存在差异。

方法一：如果样本量足够多可以进行 Cochran's Q 检验，则单击菜单 Analyze→Nonparametric Tests→Related Samples 打开类似图 4-10 的对话框，调入表示三个相关样本的变量 TG0ab，TG12ab 和 TG24ab。在 Settings 选项卡中，选择 Customize tests 之后勾选 Cochran's Q (k samples)（如图 4-12 所示），单击 Define Success 按钮，参考图 4-13 进行设置，用 1 表示 success 结果。最后的输出结果如图 4-14 和图 4-15 所示。

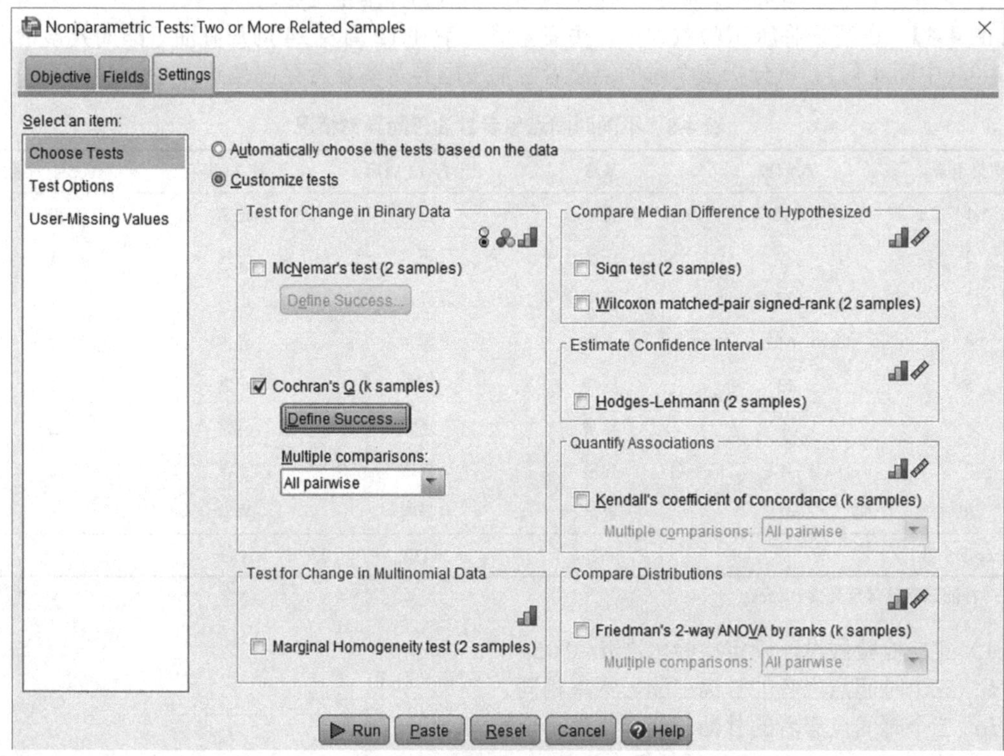

图 4-12　智能分析模块中选择 Cochran's Q 检验

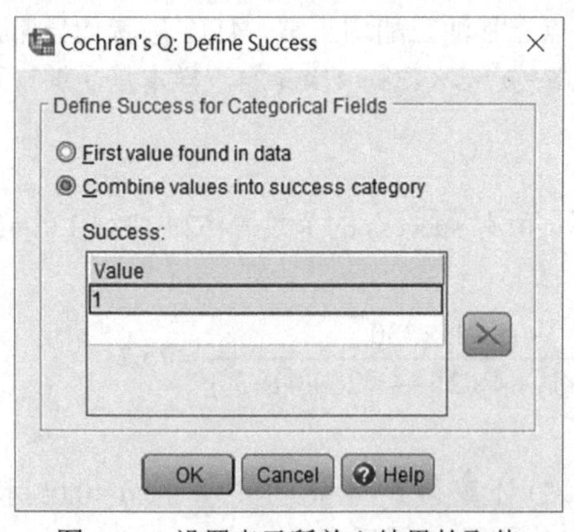

图 4-13　设置表示所关心结果的取值

Related-Samples Cochran's Q Test Summary

Total N	297
Test Statistic	75.174
Degree Of Freedom	2
Asymptotic Sig.(2-sided test)	0.000

图 4-14　相关样本 Cochran's Q 检验的结果汇总

从图 4-14 可知，统计量 Q=75.174，P<0.001，在 α=0.05 的检验水准下差异有统计学意义，可以认为基线、治疗 12 周后及治疗 24 周后的甘油三酯异常率不全相同。

图 4-15 给出了样本率多重比较的结果。经 Bonferroni 校正后，可以认为基线与治疗 12 周后、基线与治疗 24 周后的甘油三酯异常率不同（$P_{均}$<0.001），但还不能认为治疗 12 周与 24 周后甘

油三酯异常率不同。

Pairwise Comparisons

Sample 1-Sample 2	Test Statistic	Std. Error	Std. Test Statistic	Sig.	Adj. Sig.[a]
甘油三酯-基线-是否异常-甘油三酯-12周-是否异常	-0.239	0.032	-7.402	<0.001	0.000
甘油三酯-基线-是否异常-甘油三酯-24周-是否异常	-0.246	0.032	-7.611	<0.001	0.000
甘油三酯-12周-是否异常-甘油三酯-24周-是否异常	-0.007	0.032	-0.209	0.835	1.000

Each row tests the null hypothesis that the Sample 1 and Sample 2 distributions are the same.
Asymptotic significances (2-sided tests) are displayed. The significance level is 0.050.

a. Significance values have been adjusted by the Bonferroni correction for multiple tests.

图 4-15　Cochran's Q 检验后的成对比较结果

方法二：单击菜单 Analyze→Nonparametric Tests→Legacy Dialogs→K Related Samples 打开对话框，参考图 4-16 添加三个相关样本的变量 TG0ab，TG12ab 和 TG24ab，勾选 Cochran's Q 并取消勾选 Friedman。如果样本量不足而需计算 Cochran's Q 检验精确概率 P 值时，单击 Exact 按钮，在打开的对话框中选中 Exact 表示计算精确概率。最后的输出结果如图 4-17 所示，与图 4-14 中的结果类似。

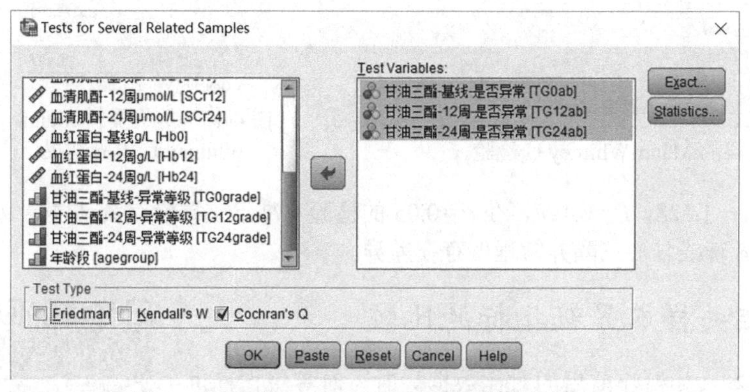

图 4-16　选择 Cochran's Q 检验并设置变量

Test Statistics

N	297
Cochran's Q	75.174[a]
df	2
Asymp. Sig.	<0.001

a. 0 is treated as a success.

图 4-17　Cochran's Q 检验结果

此时，由于 $P<0.001<0.05$，需要对多个相关样本的异常率进行成对比较。可以利用 McNemar 检验进行成对比较，并对 P 值进行 Bonferroni 校正。

第三节　有序分类资料的比较

当观察指标属于有序分类型（等级资料）时，如观察的疗效分为退步、无效、有效和显效，化验结果分为阴性、弱阳性、阳性和强阳性，尽管资料也可以整理为列联表的形式，但由于观察结果可以排序，因此通常使用第三章介绍的基于秩的非参数检验进行比较，而不采用卡方检验，以充分利用指标的等级信息。

对等级资料和对定量资料进行基于秩的非参数检验的方法是一样的，根据样本是独立的还是相关的、实验分组是两个还是多个，分别采用相应的非参数检验方法。本节不再详细介绍统计方法的原理，仅举例说明不同方法的应用场合。

一、两个独立样本等级指标的比较

当试验设计为两个独立样本时，对等级指标进行两组间比较，应采用非参数检验中的 Mann-Whitney U 检验。

【实操 4-5】两独立样本等级指标比较实操

【实操 4-5】 数据文件 safety.sav 提供了在治疗某疾病的药物临床试验中患者甘油三酯的异常程度（分为 0～3 级共 4 个等级）。试利用 SPSS 分析服用高剂量和常规剂量药物的患者基线甘油三酯异常程度是否存在差异。

单击菜单 Analyze→Nonparametric Tests→Legacy Dialogs→2 Independent Samples 打开对话框，参考图 4-18 设置待检验变量为 TG0grade，分组变量为剂量 dose 并设置取值。最后的输出结果如图 4-19 所示。

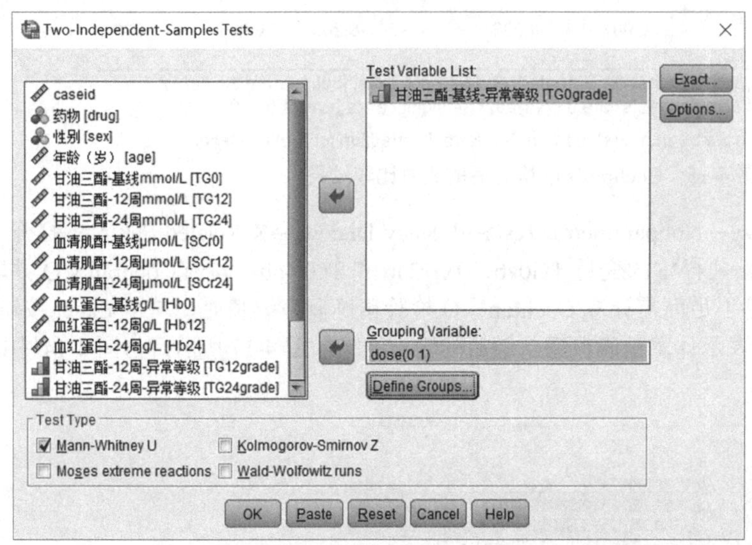

图 4-18 等级资料的 Mann-Whitney U 检验

Test Statistics[a]

	甘油三酯-基线-异常等级
Mann-Whitney U	12698.000
Wilcoxon W	25578.000
Z	-1.528
Asymp. Sig. (2-tailed)	0.127

a. Grouping Variable: 剂量

图 4-19 等级资料 Mann-Whitney U 检验结果

从图 4-19 可知，统计量 $Z=-1.528$，$P=0.127$，在 $\alpha=0.05$ 的检验水准下差异没有统计学意义，还不能认为使用不同剂量的患者基线甘油三酯异常程度存在差异。

二、两个相关样本等级指标的比较

【实操 4-6】两相关样本等级指标比较实操

当试验设计为两个相关样本（如治疗前后的对比数据）时，对等级指标进行比较应采用非参数检验中的 Wilcoxon 符号秩检验。

【实操 4-6】 数据文件 safety.sav 提供了在治疗某疾病的药物临床试验数据中患者基线及治疗 12 周后甘油三酯的异常程度（分为 0～3 级共 4 个等级）。试利用 SPSS 分析基线与治疗 12 周后患者甘油三酯异常程度是否存在差异。

单击菜单 Analyze→Nonparametric Tests→Legacy Dialogs→2 Related Samples 打开类似图 4-8 的对话框，设置表示两个等级相关样本的变量 TG0grade 和 TG12grade，勾选 Wilcoxon。最后的输出结果如图 4-20 所示。

Test Statistics[a]

	甘油三酯-12周-异常等级 - 甘油三酯-基线-异常等级
Z	-7.673[b]
Asymp. Sig. (2-tailed)	<0.001

a. Wilcoxon Signed Ranks Test

b. Based on negative ranks.

图 4-20 等级资料的 Wilcoxon 符号秩检验结果

从图 4-20 可知，统计量 $Z=-7.673$，$P<0.001$，在 $\alpha=0.05$ 的检验水准下差异有统计学意义，可以认为治疗 12 周后的甘油三酯异常程度与基线不同。

三、多个独立样本等级指标的比较

当试验设计为多个独立样本时，对等级指标进行比较一般采用 Kruskal-Wallis H 检验。如果分组变量本身也是等级的，则可采用 Jonckheere-Terpstra 检验分析该指标是否与分组变量有顺序效应。

【实操 4-7】 数据文件 safety.sav 提供了在治疗某疾病的药物临床试验数据中患者基线甘油三酯的异常程度（分为 0～3 级共 4 个等级）。试利用 SPSS 分析 3 个不同年龄段患者基线甘油三酯异常程度是否存在差异，甘油三酯异常程度是否随年龄有加重趋势。

【实操 4-7】多独立样本等级指标比较实操

单击菜单 Analyze→Nonparametric Tests→Independent Samples 打开对话框，参考图 4-21 设置检验变量 TG0grade 和分组变量 agegroup。在 Settings 选项卡中，选中 Customize tests 之后选择 Kruskal-Wallis 检验和 Jonckheere-Terpstra 检验（对话框如图 3-52 所示）。

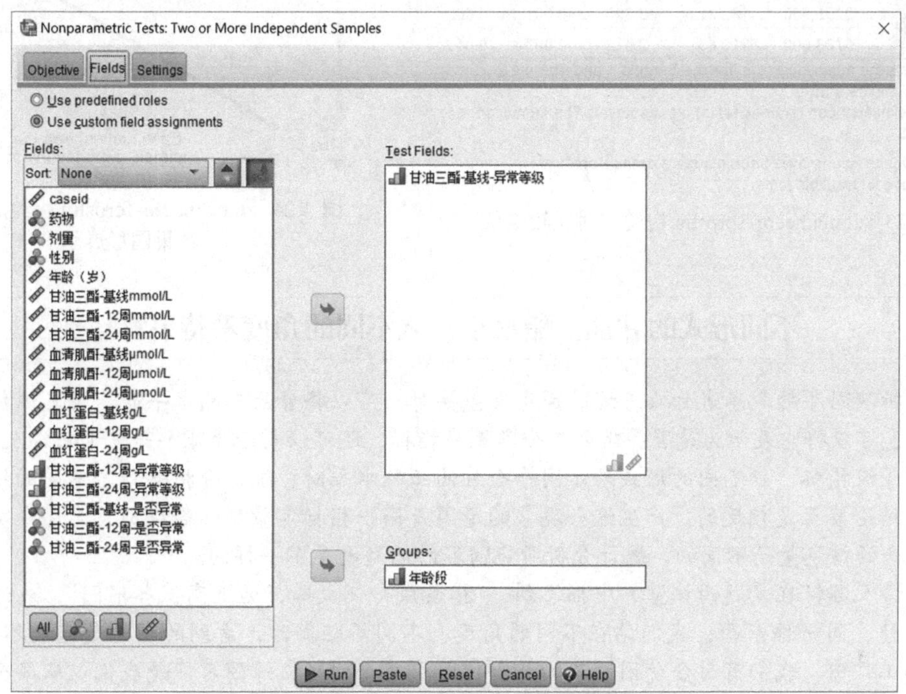

图 4-21　设置多个相关样本

最后输出的部分结果如图 4-22～图 4-24 所示。

从图 4-22 可知，Kruskal-Wallis 检验和 Jonckheere-Terpstra 检验得到的 P 值分别为 0.004 和 0.002，在 α=0.05 的检验水准下差异有统计学意义，可以认为不同年龄段患者基线甘油三酯异常程度不同，甘油三酯异常程度与年龄有顺序效应。

Hypothesis Test Summary

	Null Hypothesis	Test	Sig.^{a,b}	Decision
1	The distribution of 甘油三酯-基线-异常等级 is the same across categories of 年龄段.	Independent-Samples Kruskal-Wallis Test	0.004	Reject the null hypothesis.
2	The distribution of 甘油三酯-基线-异常等级 is the same across categories of 年龄段.	Independent-Samples Jonckheere-Terpstra Test for Ordered Alternatives	0.002	Reject the null hypothesis.

a. The significance level is 0.050.

b. Asymptotic significance is displayed.

图 4-22　Kruskal-Wallis H 检验和 Jonckheere-Terpstra 检验的结果

从图 4-23 和图 4-24 可知，可以认为≥40 岁患者比 30～39 岁患者基线甘油三酯异常程度重（平均秩次：190.88 与 163.66，P=0.015），还不能认为 30～39 岁患者比<30 岁患者的基线甘油三酯异常程度重（平均秩次：163.66 与 154.49，P=0.346）。

Pairwise Comparisons of 年龄段

Sample 1-Sample 2	Test Statistic	Std. Error	Std. Test Statistic	Sig.	Adj. Sig.[a]
< 30-30 - 39	9113.000	400.54	1.198	0.115	0.346
< 30-40+	3255.500	182.31	3.225	<0.001	0.002
30 - 39-40+	5703.000	313.45	2.578	0.005	0.015

Each row tests the null hypothesis that the Sample 1 and Sample 2 distributions are the same.
Asymptotic significances (1-sided tests) are displayed. The significance level is 0.050.

a. Significance values have been adjusted by the Bonferroni correction for multiple tests.

图 4-23　Jonckheere-Terpstra 检验成对比较结果

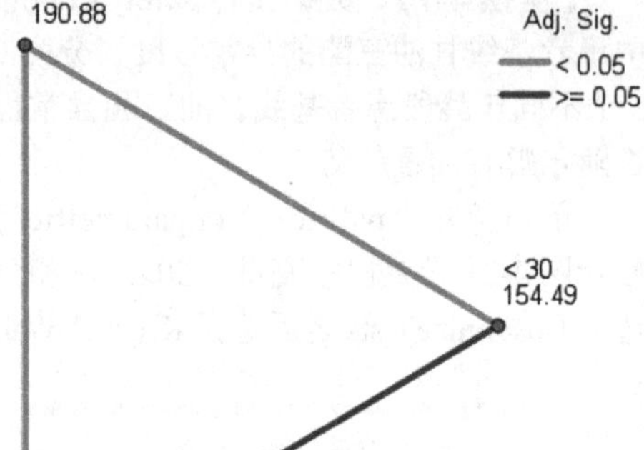

图 4-24　Jonckheere-Terpstra 检验成对比较结果图形展示

不同形式的甘油三酯水平：从不同的角度看待事物

在分析不同年龄段患者甘油三酯是否存在差异时，可以将甘油三酯水平表示为具体数值即定量指标，也可以将它表示为是否异常即二分类无序指标，还可以表示为 4 个等级（正常及 1～3 级异常）即等级指标。以不同的形式表示同一个甘油三酯水平时，统计分析得到了不同的结果，有时得到的结论甚至是相反的。产生这一现象的原因是同一指标定量型、等级型、无序分类型三种形式所包含的信息量是不同的，统计分析所能回答的问题也是不一样的。

宋代诗人苏轼在《题西林壁》中描写到，“横看成岭侧成峰，远近高低各不同”，表达的就是同样的事情、同一件东西，我们站在不同的角度、不同的距离时，看到的可能是完全不一样的。在生活和工作中，我们有时会受困于不知道如何解决某个问题，原因可能是我们仅从某个特定角度看待该问题。如果能换个不同的角度去思考，往往会使问题迎刃而解，因为对于同一件事情，来自不同角度的理解往往是不一样的。此外，对待一个事物，我们可以站在多个不同的角度去思考，并将从多个角度考察的结果联系起来进行综合分析，这样将能更加接近事物的客观本质，对事物的本质有更透彻的理解。

四、多个相关样本等级指标的比较

当试验设计为多个相关样本（如治疗前后多个时间点上的数据）时，对等级指标进行比较应采用 Friedman 检验。

【实操 4-8】多相关样本等级指标比较实操

【实操 4-8】 数据文件 safety.sav 提供了在治疗某疾病的药物临床试验数据中患者基线、治疗 12 周及 24 周后甘油三酯的异常程度（分为 0～3 级共 4 个等级）。试利用 SPSS 分别分析服用 A 药和 B 药的患者基线、治疗 12 周及 24 周后甘油三酯的异常程度是否存在差异。

对于等级数据，如果希望利用 SPSS 的智能分析模块自动选择统计方法，则需要事先将等级指标的测度改为标度（Scale）。在数据文件的变量视图下，在变量 TG0grade（基线甘油三酯异常等级）对应的 Measure 一列下单击，在弹出列表中选择 Scale。用类似的方法将变量 TG12grade（治疗 12 周后甘油三酯异常等级）和 TG24grade（治疗 24 周甘油三酯异常等级）的测度均改为 Scale。

为了同时分析服用 A 药和 B 药患者的情况，可以对数据文件按变量 drug 进行拆分，SPSS 将对拆分出来的每个药物组患者单独分析。单击菜单 Data→Split File 打开 Split File 对话框，参考图 4-25 选择 Compare groups（输出结果的每一部分都同时显示每个拆分块的结果）或 Organize output by groups（单独显示每个拆分块完整的输出结果），并调入变量 drug。关闭对话框后，数据文件窗口的右下角将显示 Split by drug。

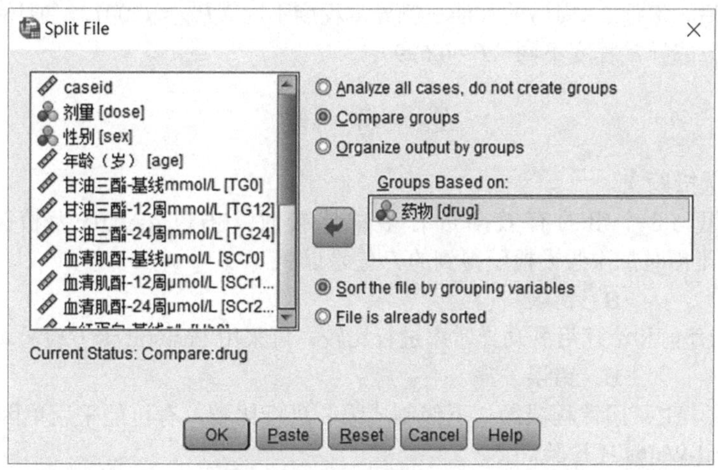

图 4-25　按药物拆分数据文件

单击菜单 Analyze→Nonparametric Tests→Related Samples 打开类似图 4-10 的对话框，调入表示三个相关样本的变量 TG0grade，TG12grade 和 TG24grade。在 Settings 选项卡中，选中 Customize tests 之后选择 Friedman's 2-way ANOVA by ranks (k samples)。最后的输出结果如图 4-26 和图 4-27 所示。

Related-Samples Friedman's Two-Way Analysis of Variance by Ranks Summary

A药组	Total N	155
	Test Statistic	114.017
	Degree Of Freedom	2
	Asymptotic Sig.(2-sided test)	0.000
B药组	Total N	142
	Test Statistic	1.084[a]
	Degree Of Freedom	2
	Asymptotic Sig.(2-sided test)	0.582

a. Multiple comparisons are not performed because the overall test retained the null hypothesis of no differences.

图 4-26　实操 4-8 的 Friedman 检验的结果

Pairwise Comparisons

药物	Sample 1-Sample 2	Test Statistic	Std. Error	Std. Test Statistic	Sig.	Adj. Sig.[a]
A药组	甘油三酯-基线-异常等级-甘油三酯-12周-异常等级	-0.716	0.114	-6.304	<0.001	0.000
	甘油三酯-基线-异常等级-甘油三酯-24周-异常等级	-0.852	0.114	-7.497	<0.001	0.000
	甘油三酯-12周-异常等级-甘油三酯-24周-异常等级	-0.135	0.114	-1.193	0.233	0.699

Each row tests the null hypothesis that the Sample 1 and Sample 2 distributions are the same.
Asymptotic significances (2-sided tests) are displayed. The significance level is 0.050.

a. Significance values have been adjusted by the Bonferroni correction for multiple tests.

图 4-27　Friedman 检验后的成对比较结果

从图 4-26 可知，对于 A 药患者，检验统计量 M=114.017，P＜0.001，在 α=0.05 检验水准下差异有统计学意义，可以认为基线、治疗 12 周及治疗 24 周后的甘油三酯异常程度不全相同。对于 B 药患者，检验统计量 M=1.084，P=0.582，在 α=0.05 的检验水准下差异无统计学意义，还不能认为基线、治疗 12 周及治疗 24 周后的甘油三酯异常程度有差异，进而也将不进行多重比较。图 4-27 显示对 A 药患者不同时间甘油三酯异常程度的多重比较。经 Bonferroni 校正后，可以认为基线与治疗 12 周后、治疗 24 周后的甘油三酯异常程度不同（$P_{均}$＜0.001），但还不能认为治疗 12 周与 24 周后甘油三酯异常程度不同（P=0.699）。

思 考 题

一、知识梳理（选择题）

1. 在对 1 个组与 3 个组的有效率进行多重比较时，仍以 α=0.05 为检验水准，若采用 Bonferroni 校正，则需对每次假设检验得到的 P 值除以 3。

A）正确　　B）错误

2. 欲对患者治疗前和治疗后肝功异常率进行比较，可采用 Pearson 卡方检验。

A）正确　　B）错误

3. 对 3 个专业学生某门课程成绩（五级制成绩）进行比较，有可能采用单因素方差分析，也有可能采用 Kruskal-Wallis H 检验。

A）正确　　B）错误

4. 当四格表边缘合计数不变时，如果某单元格的观察频数有变化，则其期望频数______。

A）变大　　B）变小　　C）不变　　D）不能确定

5. 分析独立样本四格表时，若______需要采用 Fisher 精确概率法。

A）1＜T＜5 且 n＞40　　B）T≤1 或 n≤40

C）T≤1 且 n≤40　　D）1＜T＜5 或 n＞40

6. 两独立样本等级资料的比较宜采用______。

A）t 检验　　B）Z 检验

C）卡方检验　　D）Mann-Whitney U 检验

7. 欲利用某抽样调查数据比较三个地区 45 岁以上人群的受教育程度（小学、初中、高中、大学及以上）有无差异，宜采用______进行分析。

A）Pearson 卡方检验　　B）Kruskal-Wallis H 检验

C）Wilcoxon 符号秩检验　　D）Mann-Whitney U 检验

8. 对 4×3 列联表资料进行卡方检验，检验统计量的自由度等于______。

A）6　　B）8　　C）9　　D）12

9. 用某种方法治疗腰椎间盘突出患者 80 名，分别在结束治疗后 7 天、30 天和 180 天随访治疗结果（无效、缓解、治愈），欲比较该方法在治疗后不同时点的疗效有无差异宜采用______进行分析。

A）Pearson 卡方检验　　B）McNemar 检验

C）Friedman 检验　　D）Mann-Whitney U 检验

10. 对于独立样本四格表资料，总观察例数为 100，最小期望频数为 7.5，通过 Pearson 卡方检验得 $P=\alpha$，则______。

A）发生小概率事件，拒绝 H_0，接受 H_1，认为两总体间差别有统计学意义

B）未发生小概率事件，不拒绝 H_0，尚不能认为两总体间差别有统计学意义

C）拒绝 H_0 或不拒绝 H_0 都可以

D）尚无法得出结论，需进一步采用 Fisher 精确概率法重新分析

11. 可以用卡方检验进行分析的是______。(可多选)

A）检验某种疾病与性别的关系

B）比较两种药物有效率

C）比较 3 个不同剂量下某药物的有效率

D）比较两种治疗方案的疗效（包括退步、无效、好转、治愈）

12. 以下关于卡方检验的说法，正确的有______。(可多选)

A）卡方统计量反映了观察频数与期望频数的偏离程度

B）卡方统计量的取值总是非负的

C）卡方统计量的自由度 $v=n-1$（n 为样本量）

D）定性资料的组间比较都应该用卡方检验

13. 在两个独立样本率的四格表中，若有一个观察频数为 0，则比较样本率时可能使用______。(可多选)

A）Pearson 卡方检验　　B）连续校正的卡方检验

C）Fisher 精确概率法　　D）Mann-Whitney U 检验

14. 两种方法治疗某种疾病，其中 A 方法治疗 64 人，55 人有效；B 方法治疗 56 人，31 人有效，欲比较两种方法的有效率是否有差别可采用______。(可多选)

A）Pearson 卡方检验　　B）两个率比较的 Z 检验

C）McNemar 检验　　D）Fisher 精确概率法

15. 一项研究欲比较两种治疗方法的疗效，每种方法均治疗 50 名患者，疗效分为治愈、显效、好转、无效 4 种，以下分析方法正确的有______。(可多选)

A）采用 Pearson 卡方检验比较两种方法的疗效

B）采用 Mann-Whitney U 检验比较两种方法的疗效

C）采用 Pearson 卡方检验比较两种方法的有效率

D）采用 McNemar 检验比较两种方法的有效率

二、操作分析

1. 欲比较围绝经期和绝经后妇女睡眠障碍的发生情况及严重程度，对 2112 名围绝经期妇女和 1951 名绝经后妇女进行了问卷调查，数据整理后见表 4-9。试分析围绝经期和绝经后妇女睡眠障碍的发生率及严重程度是否存在差异。

表 4-9　围绝经期和绝经后妇女睡眠障碍的发生情况（n）

	睡眠障碍			
	无	轻度	中度	重度
围绝经期妇女（n=2112）	775	829	393	115
绝经后妇女（n=1951）	630	700	433	188
合计	1405	1529	826	303

2. 一项对 292 名 41～60 岁妇女围绝经期综合征发生情况的调查显示，41～45 岁、46～50 岁、51～55 岁、56～60 岁四个年龄段的受访者分别有 37 人、87 人、98 人和 70 人，围绝经期综合征的发生率分别为 18.9%，27.6%，44.9% 和 54.3%。试分析 55 岁以下各年龄段妇女与 55 岁以上妇女的围绝经期综合征发生率是否存在差异。

3. 对 24 名抑郁症患者治疗前后的抑郁症状进行评价，根据个人健康问卷-9（PHQ-9）抑郁症筛查量表的得分将症状分为无、轻微、中度、中重度和重度，数据见表 4-10。试分析治疗前后抑郁症状是否存在差异。

表 4-10 抑郁症患者治疗前后的抑郁症状

患者编号	治疗前	治疗后 1 月	治疗后 2 月	治疗后 6 月
1	中重度	中度	轻微	轻微
2	中度	轻微	无	无
3	中重度	轻微	轻微	轻微
4	中重度	重度	重度	无
5	重度	中重度	轻微	轻微
6	中度	轻微	轻微	轻微
7	重度	轻微	中度	轻微
8	重度	轻微	中度	轻微
9	重度	轻微	无	无
10	中重度	中度	轻微	无
11	中度	中度	中重度	中重度
12	重度	重度	重度	无
13	重度	重度	中度	中重度
14	重度	中度	轻微	无
15	轻微	重度	轻微	轻微
16	中重度	轻微	无	无
17	重度	轻微	无	无
18	中度	中度	无	无
19	中度	无	无	无
20	中度	轻微	无	无
21	中重度	中度	无	重度
22	中度	无	轻微	无
23	重度	重度	中重度	轻微
24	重度	重度	中重度	中度

三、综合应用案例

某研究机构随机调查了 1700 名绝经 2～3 年的女性，欲分析女性自然绝经年龄与绝经后自评健康状况之间的关系。自评健康状况分为很好、好、一般和不好 4 种，数据见表 4-11。

表 4-11 1700 名女性绝经后的自评健康状况（n[%]）

自然绝经年龄（岁）	自评健康状况				合计
	很好	好	一般	不好	
≤44	29（9.86）	55（18.71）	137（46.60）	73（24.83）	294
45～49	77（11.11）	182（26.26）	244（35.21）	190（27.42）	693
50～54	84（19.22）	145（33.18）	110（25.17）	98（22.43）	437
≥55	47（17.03）	76（27.54）	102（36.96）	51（18.48）	276
合计	237	458	593	412	1700

针对以上数据，希望得到以下分析结果：

（1）不同自然绝经年龄女性自评健康状况 4 种结局的构成比有无差异；

（2）不同自然绝经年龄女性的自评健康状况有无差异；

（3）自然绝经年龄小于 50 岁和 50 岁及以上女性的自评健康状况有无差异；

（4）自然绝经年龄与自评健康状况之间有无关联性；

（5）自评健康状况随着自然绝经年龄增加是否有变好或变坏的趋势。

请针对上述 5 个统计分析要求选择适当的方法进行分析，给出最终的分析结果。

（陈　卉　孙秀彬）

第五章　多因素定量资料比较的统计方法

本章内容

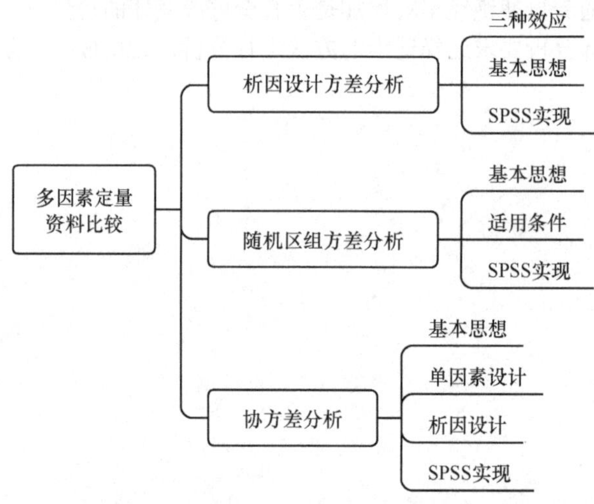

多因素实验即在实验时处理（干预）因素有两个或两个以上，观察多个可能的影响因素对结局的作用。如观察比较两种药物单独使用与联合使用的效果（此处两种药物就是两个因素）、观察不同降血脂药物以及基线血脂情况下药物的作用（可以将药物和基线水平看作影响疗效的两个因素）。本章介绍对定量型结局变量进行多因素分析最基本的参数检验方法，即方差分析方法。由于两个或多个因素的来源和性质不同，方差分析的方法也有所不同。

第一节　析因设计资料方差分析

析因设计是将两个或多个处理因素的各个水平进行全面组合、对每种组合（即实验单元）都进行重复观察的实验设计方案。最简单的析因设计只有两个处理因素、每个处理因素只有两个水平、共有 4 个实验组的设计，记为 2×2 析因设计。析因设计资料的方差分析被广泛用于需要分析交互效应和选择最佳组合的实验研究中。

一、析因设计方差分析中的三种效应

在析因设计实验中，因素之间往往是互相联系、互相制约的。析因设计资料方差分析不仅能够比较多个组所代表总体的均数是否存在差异，更重要的是能够分析各处理因素的主效应、单独效应和交互效应。

（1）主效应：某因素各水平间均数的差异。

（2）单独效应：其他因素固定在某一水平上时，某因素各水平间均数的差异。

（3）交互效应：某因素的各个单独效应随着另一因素水平的变化而变化时，称这两个因素存在交互效应或交互作用。

【例 5-1】 在药物临床试验中，接受不同药物及不同剂量治疗的部分患者治疗 24 周后血红蛋白含量数据见表 5-1。试分析他们的血红蛋白含量是否存在差异。

表 5-1　不同药物、不同剂量治疗 24 周后患者的血红蛋白含量（g/L）

A 药（$drug_1$）		B 药（$drug_2$）	
常规剂量（$dose_1$）	高剂量（$dose_2$）	常规剂量（$dose_1$）	高剂量（$dose_2$）
147	153	141	130
152	170	164	146
149	149	172	135
157	158	151	150
139	157	147	156
148	151	146	138
169	136	126	126
160	164	142	143
161	169	162	127
164	170	157	154
161	153	160	130
165	169	159	146

本例是最简单的 2×2 析因设计，共有药物和剂量两个处理因素，每个处理因素都有两个水平 $drug_1$，$drug_2$ 和 $dose_1$，$dose_2$，则共有 4 种组合 $drug_1$-$dose_1$，$drug_1$-$dose_2$，$drug_2$-$dose_1$ 和 $drug_2$-$dose_2$，每个组合有 12 个观察对象。对表 5-1 的数据进行整理得表 5-2。

表 5-2　例 5-1 中各处理组血红蛋白的均数（g/L）

因素：剂量	因素：药物		平均	效应
	A 药（$drug_1$）	B 药（$drug_2$）		
常规剂量（$dose_1$）	156.0	152.3	154.1	3.7
高剂量（$dose_2$）	158.3	140.1	149.2	18.2
平均	157.1	146.1	151.7	11.0
效应	−2.3	12.2	4.9	

以因素药物为例说明析因设计的三种效应。药物因素的主效应为 157.1−146.1=11.0（g/L）；当剂量固定为常规剂量时，药物因素的单独效应为 156.0−152.3=3.7（g/L），剂量固定为高剂量时，药物因素的单独效应为 158.3−140.1=18.2（g/L）；剂量固定在不同水平时药物因素的单独效应（3.7g/L 和 18.2g/L）是不同的，因此考虑药物和剂量两因素之间可能存在交互效应。从图 5-1 看，代表不同剂量下药物单独效应的两条线段存在交叉的现象。

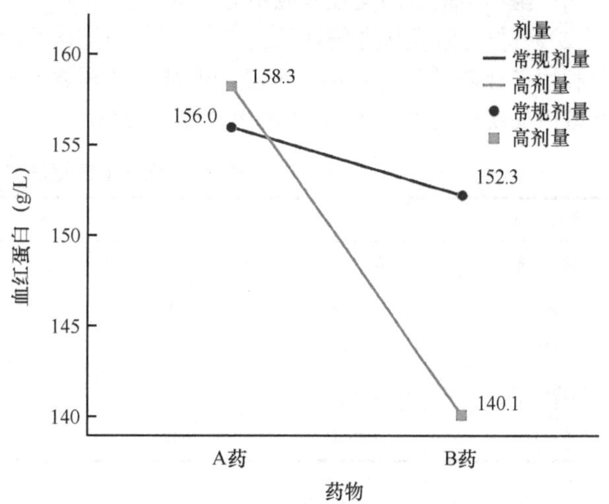

图 5-1　药物和剂量的交互效应图示

二、析因设计方差分析的基本思想

在析因设计方差分析中，总变异分解为处理因素导致的变异和随机误差两部分，前者又包括各处理因素的主效应及它们的交互效应。对于 2×2 析因设计，总变异分解为

$$SS_{总}=SS_{处理A}+SS_{处理B}+SS_{A\times B}+SS_{误差} \quad (5\text{-}1)$$
$$v_{总}=v_{处理A}+v_{处理B}+v_{A\times B}+v_{误差}$$

将变异分解的结果及检验统计量整理成表 5-3 所示方差分析表。

表 5-3 析因设计方差分析表

变异来源	SS	v	MS	F	P
总变异	$SS_{总}$	$N-1$			
处理 A	$SS_{处理A}$	$a-1$	$SS_{处理A}/v_{处理A}$	$MS_{处理A}/MS_{误差}$	
处理 B	$SS_{处理B}$	$b-1$	$SS_{处理B}/v_{处理B}$	$MS_{处理B}/MS_{误差}$	
处理 A 和 B 的交互	$SS_{A\times B}$	$(a-1)\times(b-1)$	$SS_{A\times B}/v_{A\times B}$	$MS_{A\times B}/MS_{误差}$	
误差	$SS_{误差}$	$N-ab$	$SS_{误差}/v_{误差}$		

注：a 和 b 分别为处理因素 A 和 B 的水平数，N 为总样本量。

由于析因设计资料方差分析中变异的计算较为复杂，一般采用统计软件包完成，故在此不再给出具体计算公式。进行析因设计方差分析仍需满足数据独立性、样本来自正态总体以及总体方差相等这三个条件。

（1）建立检验假设，确定检验水准 $\alpha=0.05$。

处理因素 A:

H_0：药物的主效应等于 0，即使用 A 药和 B 药治疗 24 周后患者血红蛋白含量相等。

H_1：药物的主效应不等于 0，即使用 A 药和 B 药治疗 24 周后患者血红蛋白含量不相等。

处理因素 B:

H_0：剂量的主效应等于 0，即使用常规剂量和高剂量治疗 24 周后患者血红蛋白含量相等。

H_1：剂量的主效应不等于 0，即使用常规剂量和高剂量治疗 24 周后患者血红蛋白含量不相等。

处理因素 A 和 B 之间的交互效应：

H_0：药物与剂量的交互效应等于 0。

H_1：药物与剂量的交互效应不等于 0。

（2）变异分解及构造统计量。

利用统计软件包计算各个来源的变异，填写表 5-3 的方差分析表，并计算各因素的主效应及交互效应的统计量 F，整个计算过程列于表 5-4。

表 5-4 例 5-1 数据的方差分析表

变异来源	SS	v	MS	F	P
总变异	7437.0	47			
药物	1441.0	1	1441.0	12.49	0.001
剂量	295.0	1	295.0	2.56	0.117
药物×剂量	623.5	1	623.5	5.40	0.025
误差	5077.4	44	115.4		

（3）确定 P 值，得出推断结论。

对于药物与剂量因素的交互效应，$v_1=1$，$v_2=44$，$F=5.40$，利用 Excel 函数 F.DIST.RT(5.40, 1, 44)

计算得 $P=0.025$。按 $\alpha=0.05$ 水准，拒绝 H_0，差异有统计学意义，可以认为药物与剂量之间存在交互效应，即使用不同药物时患者血红蛋白含量的变化跟剂量有关，采用不同剂量时患者血红蛋白含量的变化跟药物有关。

表 5-4 中对药物和剂量进行的是主效应分析。如果二者之间存在交互效应，则对两个因素各自主效应的分析没有实际意义，而是需要分析两个因素各自的多个单独效应，即分别采用常规剂量及高剂量时药物的单独效应，以及分别使用 A 药和 B 药时剂量的单独效应。

摒弃玄学观念，探索中医针灸的科学依据

中医针灸包括针法和灸法，其具有鲜明的中国民族文化和地域特征，是中华民族的宝贵遗产。针灸医学最早出现于两千多年前战国时代的《黄帝内经》，该书记录了人体完整的经络系统，并对针灸方法及适应证等作了详细说明。近年来，国内许多研究人员对中医针灸进行了大量临床试验，为中医针灸提供了理论依据。

在对脑卒中恢复期患者进行康复治疗时，高压氧技术能够改善脑部缺血性代谢和加快受损细胞自我修复。我国中医治疗脑卒中具有悠久历史，疗效明显，针灸治疗法也用于脑卒中患者的康复治疗。因此有研究人员对高压氧、针灸推拿以及高压氧结合针灸推拿对脑卒中患者康复治疗的效果进行了比较研究。他们采用析因试验设计方法设置常规治疗、常规治疗+高压氧治疗、常规治疗+针灸推拿治疗和常规治疗+高压氧结合针灸推拿治疗共 4 个组，利用析因设计方差分析比较了 4 种康复疗法对脑卒中恢复期患者的作用，并对两种疗法的交互效应进行了检验。结果显示，利用高压氧结合针灸推拿方法，对脑卒中患者进行中西医结合治疗的效果优于单一采用高压氧或针灸推拿治疗的效果，脑卒中患者的神经功能和身体功能都得到了恢复。

三、析因设计方差分析的 SPSS 实现

【实操 5-1】 数据文件 safety.sav 提供了在治疗某疾病的药物临床试验中服用不同药物、采用不同剂量的患者治疗 24 周后的血红蛋白含量。试利用 SPSS 分析不同药物、不同剂量下患者血红蛋白含量是否存在差异。

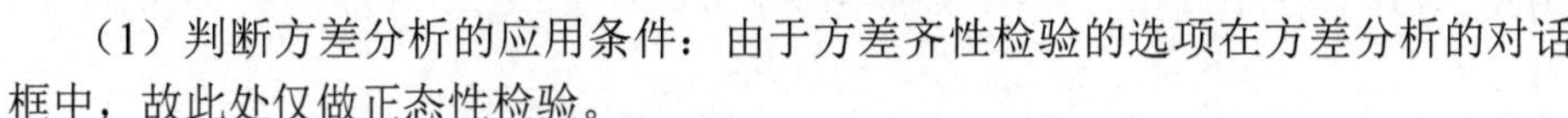

【实操 5-1】析因设计方差分析实操

（1）判断方差分析的应用条件：由于方差齐性检验的选项在方差分析的对话框中，故此处仅做正态性检验。

单击菜单 Data→Split File 打开对话框，参考图 5-2 设置根据变量 drug 和 dose 将数据文件拆分成 4 个数据块（药物和剂量均包含两个水平，故组合数为 4）。完成拆分文件后，数据文件窗口状态栏的右侧将显示 Split by drug dose，表示目前数据文件处于被拆分状态。

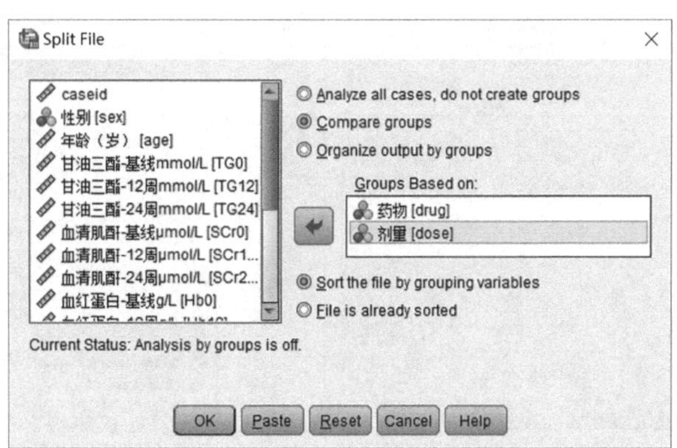

图 5-2　按药物和剂量拆分数据文件

利用 Explore 菜单对治疗 24 周患者血红蛋白含量 Hb24 进行正态性检验，结果如图 5-3 所示。只有 B 药高剂量组正态性检验结果 $P=0.161$ 略小于 0.20，其余正态性检验的 P 值均大于 0.20，因此基本可以认为样本来自正态总体。

Tests of Normality

药物	剂量		Kolmogorov-Smirnov[a] Statistic	df	Sig.	Shapiro-Wilk Statistic	df	Sig.
A药组	常规剂量	血红蛋白-24周g/L	0.083	85	0.200*	0.977	85	0.129
	高剂量	血红蛋白-24周g/L	0.086	73	0.200*	0.971	73	0.085
B药组	常规剂量	血红蛋白-24周g/L	0.070	74	0.200*	0.988	74	0.732
	高剂量	血红蛋白-24周g/L	0.090	80	0.161	0.976	80	0.133

*. This is a lower bound of the true significance.

a. Lilliefors Significance Correction

图 5-3　拆分数据文件后的正态性检验结果

注意，数据文件一旦进行了拆分，则这种状态始终保持，直到进行了新的拆分文件的操作。因此，在进行下面的操作之前需要将数据文件恢复到未拆分状态，即在图 5-2 的对话框中选中 Analyze all case, do not create groups。

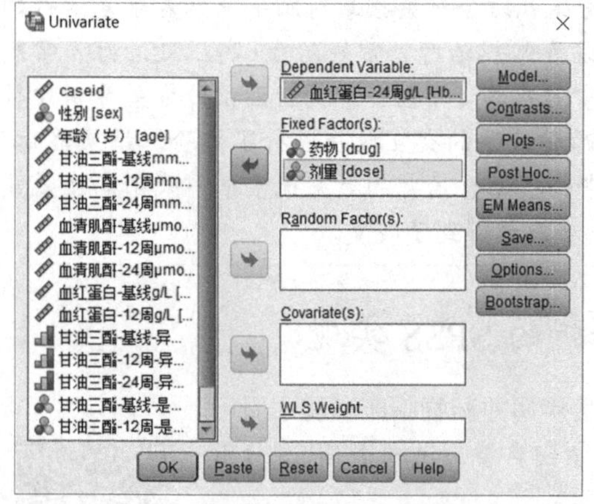

图 5-4　析因设计方差分析主对话框

（2）析因设计方差分析：单击菜单 Analyze→General Linear Model→Univariate 打开对话框，参考图 5-4 设置结局变量（因变量）为治疗 24 周血红蛋白 Hb24，处理因素药物 drug 和剂量 dose 均为固定因素。单击 Options 按钮，在打开的对话框中勾选 Homogeneity tests（图 5-5）进行方差齐性检验。单击 Plots 按钮打开对话框，将变量 drug 和 dose 分别调入 Horizontal Axis 和 Separate Lines 框（表示以药物因素为分类轴、用不同的线段表示剂量因素的各水平）中，单击 Add 按钮后如图 5-6 所示。

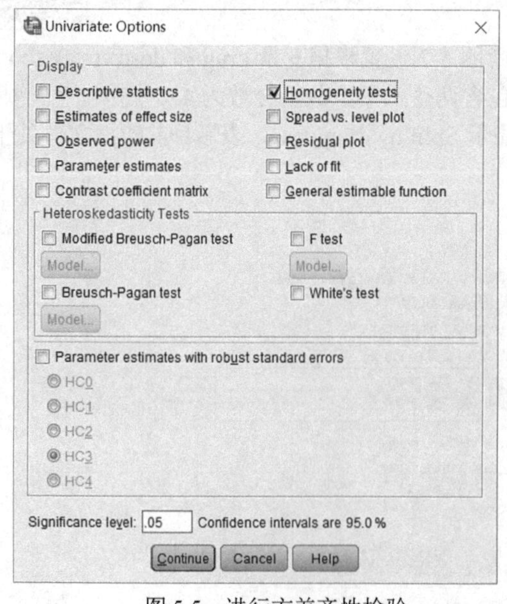

图 5-5　进行方差齐性检验

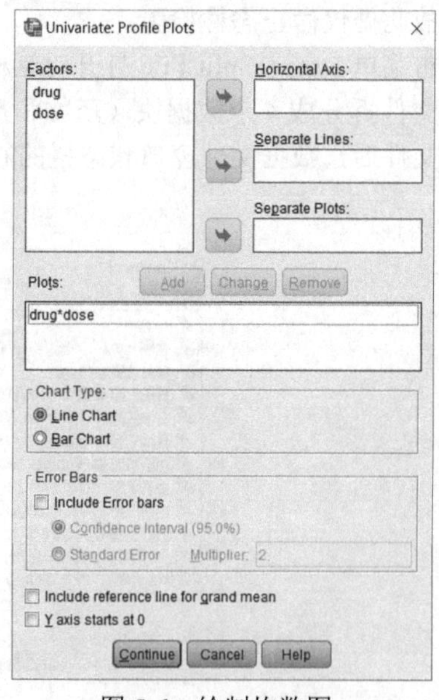

图 5-6　绘制均数图

最后的主要结果如图 5-7～图 5-9 所示。

图 5-7 的 Levene 方差齐性检验结果显示，基于均数的方差齐性检验 P=0.102＞0.10，可以认为总体方差相等。综合之前正态性检验结果，可以认为资料满足析因设计方差分析的条件。

Levene's Test of Equality of Error Variances[a,b]

		Levene Statistic	df1	df2	Sig.
血红蛋白-24周g/L	Based on Mean	2.084	3	308	0.102
	Based on Median	2.080	3	308	0.103
	Based on Median and with adjusted df	2.080	3	286.727	0.103
	Based on trimmed mean	2.086	3	308	0.102

Tests the null hypothesis that the error variance of the dependent variable is equal across groups.

a. Dependent variable: 血红蛋白-24周g/L

b. Design: Intercept + drug + dose + drug * dose

图 5-7　实操 5-1 数据的方差齐性检验结果

图 5-8 给出了药物因素和剂量因素的主效应及交互效应的分析结果。药物因素的主效应 F=27.526，P＜0.001；剂量因素的主效应 F=4.730，P=0.030；交互效应 F=9.686，P=0.002＜0.05。由于交互效应有统计学意义，两因素的主效应分析结果暂不予考虑。

Tests of Between-Subjects Effects

Dependent Variable:　血红蛋白-24周g/L

Source	Type III Sum of Squares	df	Mean Square	F	Sig.
Corrected Model	5670.441[a]	3	1890.147	14.205	<0.001
Intercept	7123859.857	1	7123859.857	53536.490	0.000
drug	3662.732	1	3662.732	27.526	<0.001
dose	629.459	1	629.459	4.730	0.030
drug * dose	1288.916	1	1288.916	9.686	0.002
Error	40984.174	308	133.066		
Total	7193220.000	312			
Corrected Total	46654.615	311			

a. R Squared = 0.122 (Adjusted R Squared = 0.113)

图 5-8　实操 5-1 析因设计方差分析结果

在图 5-9 中，上、下两条线段分别代表常规剂量和高剂量下药物因素的作用。每条线段两个端点的差值即为药物因素的单独效应。从图中可以看出，两条线段对应的药物因素的单独效应不同，即这两条线段不平行，进一步验证了两个因素之间存在交互效应。

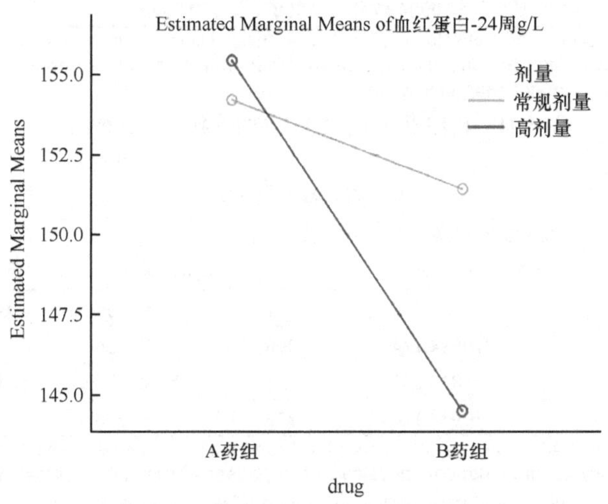

图 5-9　实操 5-1 两因素边际均数图

（3）处理因素的单独效应分析：在图 5-4 的主对话框中单击 EM Means 按钮打开对话框，将左侧列表框中的 drug*dose 调入到右侧 Display Means for 列表框，勾选 Compare simple main effects 进行单独效应分析，如图 5-10 所示。最后的输出结果中除了包括图 5-7～图 5-9 的结果，还包括单独效应的分析结果，如图 5-11 和图 5-12 所示。

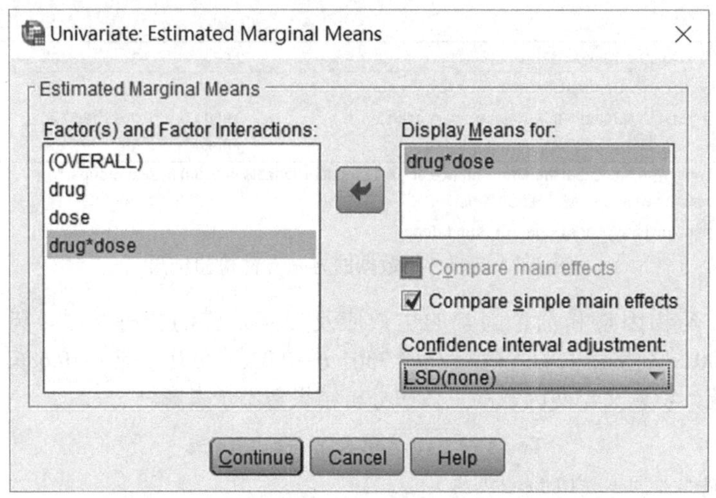

图 5-10　设置析因设计数据单独效应分析的对话框

在图 5-11 中，当剂量因素的水平固定在常规剂量时，对药物因素的分析结果显示 $F=2.319$，$P=0.129>0.05$，没有统计学意义；当剂量因素的水平固定在高剂量时，对药物因素的分析结果显示 $F=34.321$，$P<0.001<0.05$，有统计学意义。因此，可以认为只有在高剂量情况下，患者使用不同药物治疗 24 周后血红蛋白含量存在差异。从图 5-12 可知，只有使用 B 药时，采用不同剂量患者治疗 24 周后血红蛋白含量不同。

Univariate Tests

Dependent Variable:　血红蛋白-24周g/L

剂量		Sum of Squares	df	Mean Square	F	Sig.
常规剂量	Contrast	308.566	1	308.566	2.319	0.129
	Error	40984.174	308	133.066		
高剂量	Contrast	4566.942	1	4566.942	34.321	<0.001
	Error	40984.174	308	133.066		

Each F tests the simple effects of 药物 within each level combination of the other effects shown. These tests are based on the linearly independent pairwise comparisons among the estimated marginal means.

图 5-11　析因设计中药物因素的单独效应分析结果

Univariate Tests

Dependent Variable:　血红蛋白-24周g/L

药物		Sum of Squares	df	Mean Square	F	Sig.
A药组	Contrast	59.086	1	59.086	0.444	0.506
	Error	40984.174	308	133.066		
B药组	Contrast	1840.253	1	1840.253	13.830	<0.001
	Error	40984.174	308	133.066		

Each F tests the simple effects of 剂量 within each level combination of the other effects shown. These tests are based on the linearly independent pairwise comparisons among the estimated marginal means.

图 5-12　析因设计中剂量因素的单独效应分析结果

对于析因设计资料，如果某个因素有 3 个或 3 个以上水平，在进行主效应或单独效应的分析时也有均数间多重比较的问题。需要进行主效应的多重比较时，可以在图 5-4 对话框中单击 Post Hoc 按钮后进行设置。需要进行单独效应的多重比较时，在图 5-10 中 Confidence interval adjustment 下选择 Bonferroni 即可（经 Bonferroni 校正）。

在 SPSS 28 之前的版本中，类似图 5-10 的对话框中没有 Compare simple main effects 选项，因而不能利用对话框直接完成处理因素单独效应的分析，此时只需编写简单的程序。在图 5-10 的对话框中，将左侧列表框中的 drug*dose 调入到右侧 Display Means for 列表框后，回到图 5-4 的主对话框。单击 Paste 按钮将打开语法编辑器（Syntax Editor）窗口，其中自动粘贴了在对话框中做的所有设置，如图 5-13 所示。

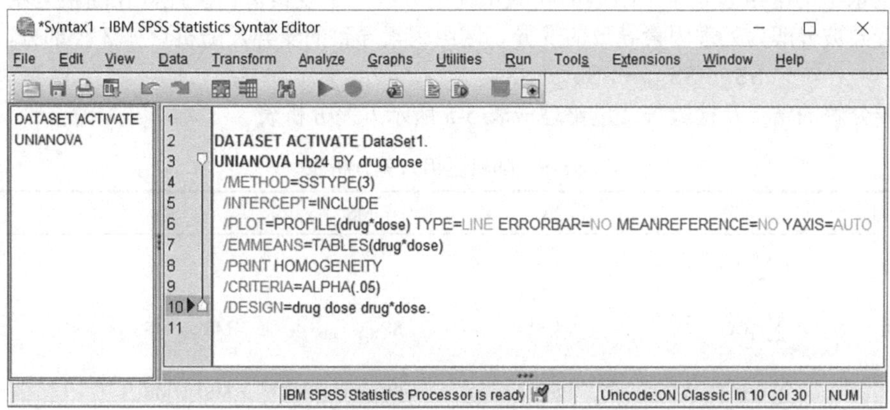

图 5-13　析因设计方差分析的原始程序

在图 5-13 中第 7 行程序的末尾输入一个空格后输入“COMPARE(drug)”，并增加一行输入“/EMMEANS=TABLES(dose*drug) COMPARE(dose)”，如图 5-14 所示。这两行程序表示分别分析因素药物和剂量的单独效应。

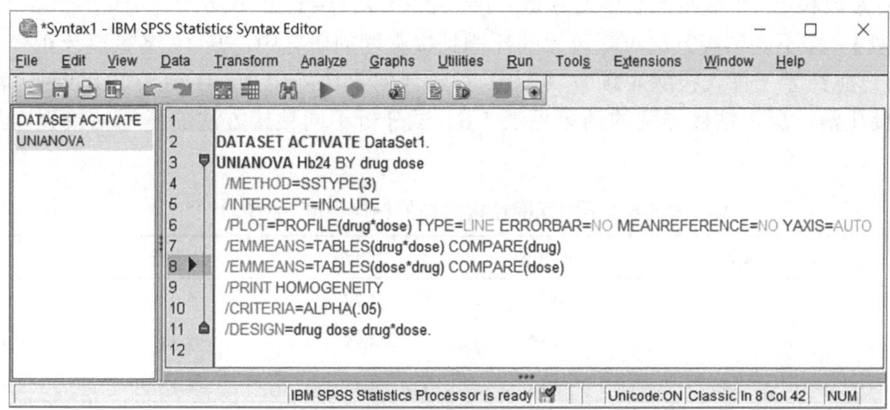

图 5-14　析因设计中分析单独效应的 SPSS 程序

在 Syntax Editor 窗口中单击菜单 Run→All 执行整个程序，输出窗口中将显示整个方差分析以及单独效应分析的结果。

第二节　随机区组资料方差分析

随机区组设计是按可能影响实验结果的非处理因素（如性别、年龄等）相同或相近的原则将观察对象配成区组（block），每个区组内的受试对象随机分配到各处理组。严格地讲，随机区组实验并不属于多因素实验，因为它只有一个处理因素，区组是综合考虑多个可能影响实验结果的非处理因素进行样本匹配得到的，只是在进行数据分析的时候采用双因素方差分析。

一、随机区组方差分析的基本思想

（一）变异分解及假设检验

在随机区组设计中，虽然设置区组是为了控制主要的非处理因素、保证处理组的均衡性，但在进行方差分析时可以将区组因素看作一个处理，从而将区组导致的变异从随机误差中分离出来，减小随机误差项，从而提高检验效能。这时随机区组设计等同于无重复观察的两因素设计，即每个处理因素水平与区组因素水平组成的实验单元中只有一个观察值。因此，在随机区组方差分析中，总的变异被分解为处理因素导致的变异、区组因素导致的变异及随机误差 3 个部分，即

$$SS_{总}=SS_{处理}+SS_{区组}+SS_{误差},\quad \nu_{总}=\nu_{处理}+\nu_{区组}+\nu_{误差} \tag{5-2}$$

将变异分解的结果及检验统计量整理成表 5-5 所示方差分析表。

表 5-5　随机区组方差分析表

变异来源	SS	ν	MS	F	P
总变异	$\sum(X-\overline{X})^2$	$N-1$			
处理组	$\sum n_i(\overline{X}_i-\overline{X})^2$	$k-1$	$SS_{处理}/\nu_{处理}$	$MS_{处理}/MS_{误差}$	
区组	$\sum n_j(\overline{X}_j-\overline{X})^2$	$b-1$	$SS_{区组}/\nu_{区组}$	$MS_{区组}/MS_{误差}$	
误差	$SS_{总}-SS_{处理}-SS_{区组}$	$(k-1)\times(b-1)$	$SS_{误差}/\nu_{误差}$		

其中，k 为处理因素的水平数（即有 k 个处理组），b 为区组因素的水平数（即有 b 个区组）。$\overline{X}$，$\overline{X}_i$ 和 $\overline{X}_j$ 分别为总的均数、第 i 个处理组的均数和第 j 个区组的均数，n_i 和 n_j 分别为第 i 个处理组的观察对象数和第 j 个区组的观察对象数，$i=1, 2, \cdots, k$，$j=1, 2, \cdots, b$。

【例 5-2】 在不同粘接方法对氟斑牙的托槽粘接强度的研究中，从 12 名氟斑牙正畸患者处获得 48 颗第一前磨牙（每人拔除 4 颗），每人的每颗牙随机地采用 A，B，C 和 D 四种方法中的一种方法粘接托槽，测定粘接强度的结果见表 5-6。试分析不同粘接方法的托槽粘接强度是否存在差异。

表 5-6　不同托槽粘接方法的粘接强度（MPa）

患者编号	A 方法	B 方法	C 方法	D 方法	平均
1	1.87	4.02	4.29	5.01	3.80
2	2.53	4.59	4.25	5.84	4.30
3	2.43	4.82	4.45	6.13	4.46
4	2.03	3.87	3.74	5.78	3.86
5	1.88	4.69	3.66	4.71	3.74
6	2.43	4.44	3.90	6.15	4.23
7	2.34	4.85	4.12	5.96	4.32
8	2.02	4.55	3.88	5.14	3.90
9	1.89	4.78	4.05	5.52	4.06
10	2.60	4.67	3.69	6.16	4.28

续表

患者编号	A 方法	B 方法	C 方法	D 方法	平均
11	2.18	4.76	4.55	5.47	4.24
12	2.41	4.90	3.79	6.01	4.28
平均	2.218	4.578	4.031	5.657	4.123

在此研究中，每名患者的 4 颗第一前磨牙可以看作一个区组，因为它们来自同一名患者，从而控制了其他可能的影响因素，因此该实验可以理解为随机区组设计。

（1）建立检验假设，确定检验水准 $\alpha=0.05$。

处理组：

H_0: 4 个总体均数相等，即 4 种方法的粘接强度相等。

H_1: 4 个总体均数不全相等，即 4 种方法的粘接强度不全相等。

区组：

H_0：前磨牙来源对粘接强度没有影响。

H_1：前磨牙来源对粘接强度有影响。

（2）变异分解及构造统计量。

各处理组及区组的均数列于表 5-6 的最下一行和最右一列。根据表 5-5 中的公式计算总变异和来自处理组、区组的变异以及随机误差，计算统计量 F，整个计算过程列于表 5-7。

表 5-7　例 5-2 数据的方差分析表

变异来源	SS	ν	MS	F	P
总	79.980	47			
处理组间	74.386	3	24.795	269.247	2.89×10^{-23}
区组间	2.555	11	0.232	2.522	0.0197
误差	3.039	33	0.092		

（3）确定 P 值，得出推断结论。

对于处理因素，$\nu_1=3$，$\nu_2=33$，$F=269.247$，利用 Excel 函数 F.DIST.RT(269.247, 3, 33) 计算得 $P=2.89\times10^{-23}$。按 $\alpha=0.05$ 水准，拒绝 H_0，差异有统计学意义，可以认为 4 种粘接方法的粘接强度不全相等。类似地，对区组间差异的比较，$P=0.0197<0.05$，有统计学意义，不同患者前磨牙的粘接强度不同。

（二）均数的多重比较

与完全随机设计方差分析类似，各组相应总体均数不全相等时，若要进一步判断哪两个总体均数不等，要进行均数的多重比较。在随机区组设计中，设置区组的目的是消除混杂因素、提高检验效能，并不需要对区组因素进行深入分析，因此无须进行均数的多重比较。对处理组均数进行多重比较的方法与单因素方差分析后均数多重比较的方法类似，主要采用 Bonferroni 校正的 LSD-*t* 检验或 Dunnett-*t* 检验。

（三）随机区组方差分析的适用条件

方差分析有两个重要前提条件，即样本来自正态总体和总体方差相等。对这两个条件的考察均是在实验单元（cell）内进行的。一个实验单元就是各因素各个水平之间的某个组合。只有实验单元内重复多次观察（即有多个观察对象）时，才能考察资料的正态性和方差齐性。随机区组设计是一种无重复的两因素设计，处理因素每个水平和区组因素每个水平（即每个区组）的组合实验单元中只有一个观察对象，因此无法直接考察资料的正态性和方差齐性。因此通过残差分析考察方差分析的适用性。

残差（residual）是指实际观察值与方差分析预测值之差。如果残差近似服从正态分布，则认为资料满足方差分析的正态性要求。如果残差没有随估计值变化的明显趋势，则认为资料满足方差分析的方差齐性要求。此外，通过以预测值为横坐标、标准化残差为纵坐标的残差散点图，也可以观察残差的正态性以及残差与预测值之间的分布关系。

如果数据不满足方差分析的条件，则可以采用非参数检验方法，即第三章介绍的多个相关样本的 Friedman 检验。

二、随机区组方差分析的 SPSS 实现

【实操 5-2】随机区组方差分析实操

【实操 5-2】 数据文件 strength.sav 提供了不同粘接方法对氟斑牙的托槽粘接强度。该研究从 12 名氟斑牙正畸患者处获得 48 颗第一前磨牙（每人拔除 4 颗），每人的每颗牙随机地采用四种方法中的一种方法粘接托槽并测定粘接强度。试利用 SPSS 分析不同粘接方法的托槽粘接强度是否存在差异。

（1）随机区组方差分析：单击菜单 Analyze→General Linear Model→Univariate 打开对话框，参考图 5-15 设置检验变量为粘接强度 strength，固定因素（Fixed Factor）为粘接方法 method，随机因素（Random Factor）为患者 patient。在随机区组设计中，区组因素通常被认为是随机因素，因为目前在样本中的这些患者（区组因素的水平）是从总体中随机抽样而来的，统计分析的结论希望被外推到未出现的其他水平中。单击 Model 按钮打开对话框，参考图 5-16 在模型中引入处理因素 method 和区组因素 patient 参与分析。

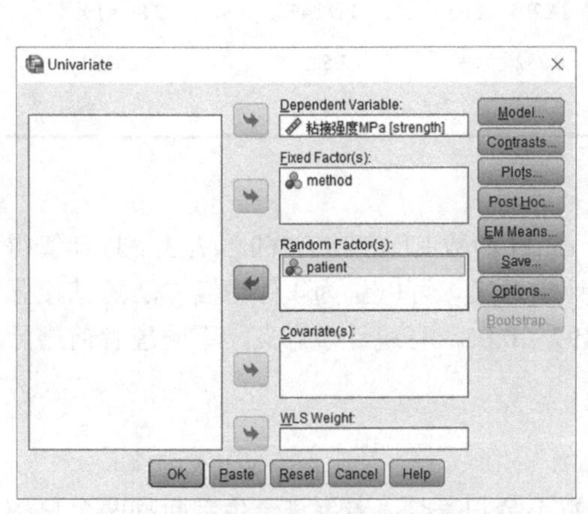

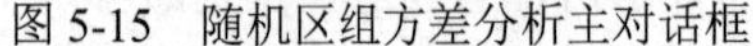

图 5-15 随机区组方差分析主对话框

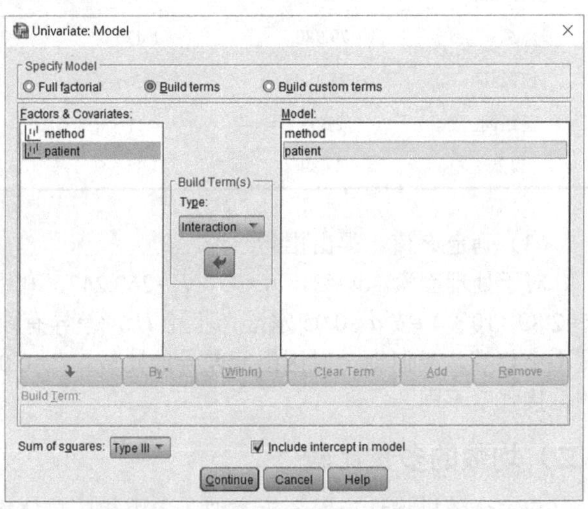

图 5-16 指定方差分析的模型

最后输出结果如图 5-17 所示。从图 5-17 可知，对粘接方法 method 的检验，统计量 $F=269.247$，$P<0.001$，在 $\alpha=0.05$ 水准下差异有统计学意义，可以认为不同粘接方法的粘接强度不全相等。对患者 patient 的检验，统计量 $F=2.522$，$P=0.020$，在 $\alpha=0.05$ 水准下差异有统计学意义，不同患者前磨牙的粘接强度不尽相同。由此可以看出，在总的变异中分解出区组因素导致的变异是有意义的，它必将提高统计分析的检验效能。

（2）均数的多重比较：在图 5-15 所示对话框中单击 Post Hoc 按钮打开对话框，参考图 5-18 将变量 method 调入 Post Hoc Tests for 列表框表示比较不同粘接方法的均数，勾选 Bonferroni 进行 Bonferroni 校正。结果如图 5-19 所示。

Tests of Between-Subjects Effects

Dependent Variable: 粘接强度MPa

Source		Type III Sum of Squares	df	Mean Square	F	Sig.
Intercept	Hypothesis	815.101	1	815.101	3509.630	<0.001
	Error	2.555	11	0.232[a]		
method	Hypothesis	74.386	3	24.795	269.247	<0.001
	Error	3.039	33	0.092[b]		
patient	Hypothesis	2.555	11	0.232	2.522	0.020
	Error	3.039	33	0.092[b]		

a. MS(patient)

b. MS(Error)

图 5-17　随机区组方差分析的结果

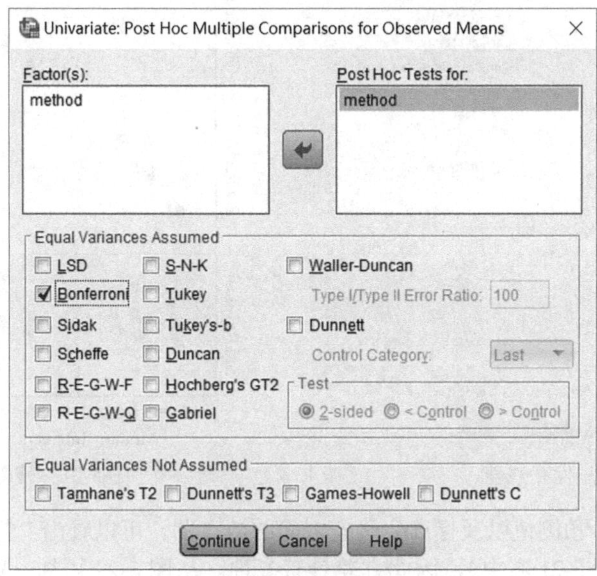

图 5-18　对处理组均数做多重比较

Multiple Comparisons

Dependent Variable: 粘接强度MPa

Bonferroni

(I) method	(J) method	Mean Difference (I-J)	Std. Error	Sig.	95% Confidence Interval Lower Bound	95% Confidence Interval Upper Bound
A法	B法	-2.3608*	0.12389	<0.001	-2.7086	-2.0131
	C法	-1.8133*	0.12389	<0.001	-2.1611	-1.4656
	D法	-3.4392*	0.12389	<0.001	-3.7869	-3.0914
B法	A法	2.3608*	0.12389	<0.001	2.0131	2.7086
	C法	0.5475*	0.12389	<0.001	0.1998	0.8952
	D法	-1.0783*	0.12389	<0.001	-1.4261	-0.7306
C法	A法	1.8133*	0.12389	<0.001	1.4656	2.1611
	B法	-0.5475*	0.12389	<0.001	-0.8952	-0.1998
	D法	-1.6258*	0.12389	<0.001	-1.9736	-1.2781
D法	A法	3.4392*	0.12389	<0.001	3.0914	3.7869
	B法	1.0783*	0.12389	<0.001	0.7306	1.4261
	C法	1.6258*	0.12389	<0.001	1.2781	1.9736

Based on observed means.

The error term is Mean Square(Error) = 0.092.

*. The mean difference is significant at the 0.05 level.

图 5-19　随机区组方差分析中的多重比较结果

从图 5-19 可知，多重比较的 P 值均小于 0.05，4 种粘接方法的粘接强度两两均不同。

（3）随机区组方差分析的适用性判断：在图 5-15 所示对话框中单击 Options 按钮打开对话框，参考图 5-20 勾选 Residual plots 表示绘制残差图（用于直观地判断残差的分布情况），在 Heteroskedasticity Tests（异方差检验）区域勾选某种方法 [如较简单的怀特检验（White test）] 表示进行异方差检验 [在随机区组资料中无法进行通常的莱韦内（Levene）方差齐性检验]。在图 5-15 所示对话框中单击 Save 按钮打开对话框，勾选 Residuals 区域中的 Standardized 保存标准化残差。最后的主要结果如图 5-21 和图 5-22 所示。

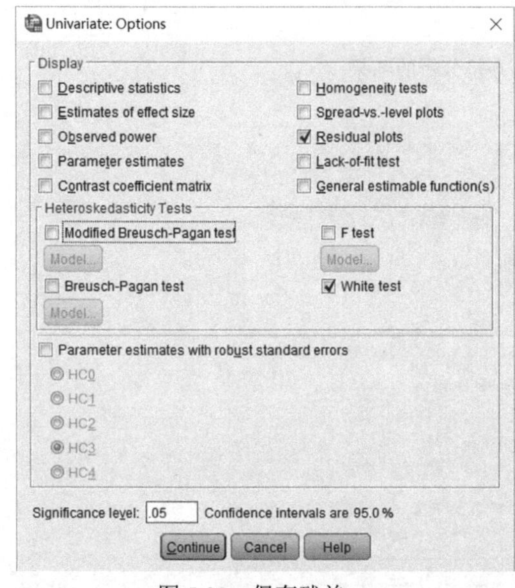

图 5-20　保存残差

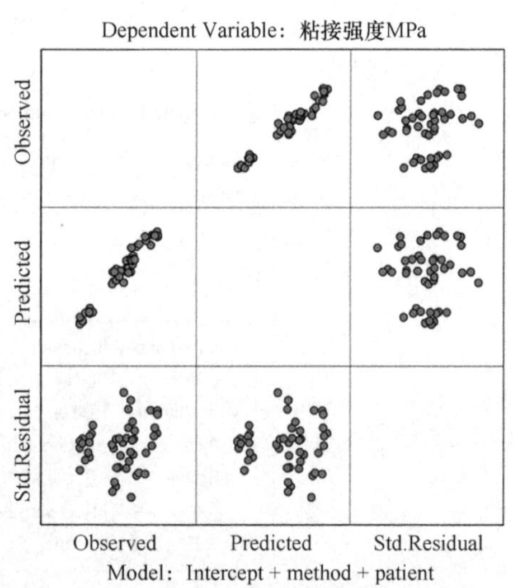

图 5-21　残差图矩阵

图 5-21 是观察值、预测值以及标准化残差之间的散点图。可以看出，标准化残差与预测值之间没有明显的趋势（图 5-21 右中），因此方差具有齐性。从图 5-22 可知，White 异方差检验（无效假设为残差的方差不依赖自变量）P=0.432＞0.05，可以认为不存在异方差，即方差具有齐性。

White Test for Heteroskedasticity[a,b,c]

Chi-Square	df	Sig.
48.000	47	0.432

a. Dependent variable: 粘接强度MPa

b. Tests the null hypothesis that the variance of the errors does not depend on the values of the independent variables.

c. Design: Intercept + method + patient + method * patient

图 5-22　异方差检验结果

对数据文件中新增加的残差变量 ZRE_1 进行正态性检验，结果如图 5-23 所示。可知残差的分布满足正态性（P=0.896＞0.20）。

Tests of Normality

	Kolmogorov-Smirnov[a]			Shapiro-Wilk		
	Statistic	df	Sig.	Statistic	df	Sig.
Standardized Residual for strength	0.067	48	0.200*	0.988	48	0.896

*. This is a lower bound of the true significance.

a. Lilliefors Significance Correction

图 5-23　残差的正态性检验

综上所述，实操 5-2 的数据满足随机区组方差分析的前提条件。

第三节　带协变量的方差分析

在实验设计的过程中，通常都是对处理或干预因素进行准确控制，并尽可能排除非处理因素对实验结果的影响和干扰。但是在实际工作中，有些非处理因素在实验阶段很难进行人为控制，或者由于某些原因未加控制，而它们确实对观察结果产生了较为明显的影响。如果忽略这些因素而直接分析处理因素对观察结果的影响是不恰当的，分析结果也可能是不正确的。为此，在对两个或多个均数间的差别进行比较时，如果这些难以在实验过程中控制的非处理因素是连续型指标，则可以将它们看作协变量，采用带协变量的方差分析（称为协方差分析）进行比较。因此，协方差分析方法是定量变量分析中控制混杂因素的重要手段之一。

一、协方差分析的基本思想

协方差分析（analysis of covariance）是一种把线性回归分析与方差分析结合起来的统计分析方法，它针对在实验设计阶段难以控制或者未加严格控制的因素（称为协变量），在统计分析阶段进行统计控制。进行协方差分析时，协变量一般是连续型变量，因而可以通过回归分析的方法找出各组观察指标（因变量）与协变量之间的数量关系，从因变量总的变异中分离出协变量导致的变异后，再对修正后的效应进行方差分析。因此，协方差分析比较的是修正后的均数，也称为最小二乘均数（least-squares mean），它是假定各组协变量取值都相等（均为协变量的总均数）时观察变量的均数。当各组的协变量均数相差不大时，才能对协方差分析的结果做出比较恰当的解释。协方差分析不限于两组样本均数的比较，对于完全随机设计、随机区组设计、析因设计的资料均可进行协方差分析。

应用协方差分析的基本条件既包括一般方差分析的应用条件，即数据之间相互独立、样本来自正态总体、各总体方差相等，又包括它所特有的条件，即各总体协变量与因变量间存在线性关系且这种线性关系在各组一致，也就是各组协变量与因变量的回归直线基本平行。

【例 5-3】 在药物临床试验中，部分患者接受不同药物治疗前及治疗 24 周后的血红蛋白见表 5-8。试分析扣除基线血红蛋白影响后，接受不同药物治疗后患者的血红蛋白是否存在差异。

表 5-8　部分患者接受不同药物治疗前后的血红蛋白（g/L）

A 药组		B 药组	
治疗前	治疗 24 周后	治疗前	治疗 24 周后
150	150	132	137
139	154	128	126
149	166	154	147
139	161	157	164
160	173	171	171
131	140	149	145
159	167	172	166
165	167	140	155
164	162	161	157
		154	166
150.7±12.3	160.0±10.3	151.9±14.9	153.4±14.5

如果直接采用单因素方差分析比较治疗后组间血红蛋白（如表5-9所示），则 P=0.273＞0.05，还不能认为接受不同药物治疗后患者的血红蛋白存在差异。

表5-9　原始均数比较的方差分析表

变异来源	SS	v	MS	F	P
总变异	2936.7	18			
药物	206.3	1	206.3	1.285	0.273
误差	2730.4	17	160.6		

此时的结论可能是不恰当的。从图5-24所示的治疗前后血红蛋白的散点图可以看出，治疗后的血红蛋白与治疗前有明显的线性相关性。由于在两个药物组内治疗前血红蛋白对治疗后血红蛋白的影响基本相同（两条直线基本平行），且两个组治疗前血红蛋白的均数分别为150.7g/L和151.9g/L，相差不大，因此考虑采用协方差分析方法比较两种药物治疗后患者的血红蛋白。

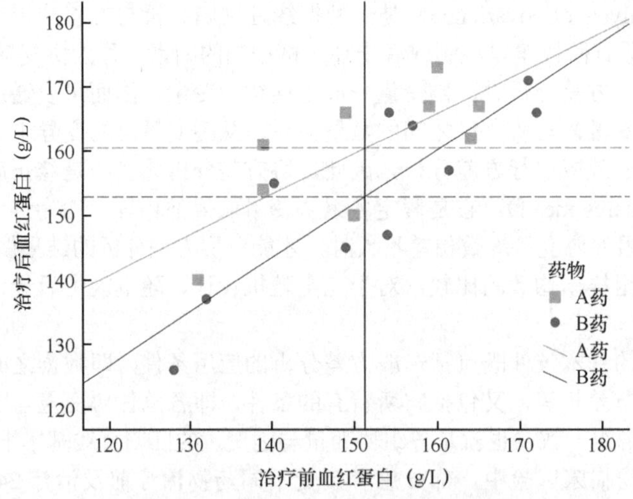

图5-24　治疗前后血红蛋白的散点图

将两个组治疗前血红蛋白均固定在总均数151.3g/L处（图5-24中间竖线指示）时，两个组治疗后血红蛋白的修正均数分别为160.5g/L和153.0g/L（图5-24中间两条水平虚线指示，修正均数差为7.5g/L）。对修正均数进行比较，结果如表5-10所示，P=0.045＜0.05。由此可见，扣除了治疗前血红蛋白的影响后，接受不同药物治疗后患者的血红蛋白不同。

表5-10　修正均数比较的方差分析表

变异来源	SS	v	MS	F	P
总变异（扣除协变量影响后）	1150.2	17			
药物	263.1	1	263.1	4.745	0.045
误差	887.1	16	55.4		

用科学的分析方法来研究中国区域经济差异的问题

随着我国改革开放的深入发展，国民经济持续快速增长，国家的综合国力不断增强，人民生活水平显著提高。然而，在发展过程中形成了区域间的发展不均衡。如果区域经济差异过大会导致各种资源都会向经济发达地区投入，从而造成经济发达地区产能过剩、资源浪费；而一些经济不发达地区的需求却不能满足，影响其经济发展，造成各区域差距进一步增大，从而可能影响整个国民经济的持续稳定发展。

近年来，许多研究人员用科学的统计方法对我国各区域的经济发展进行了客观的分析。例如，对2004～2013年重庆市五大功能区人均国内生产总值差异进行分析与评价时，以人均固定资产投资作为协变量，通过协方差分析消除固定资产投资的影响后，重庆市各功能区之间经济发展仍然存在明显差异，但比未消除固定资产投资影响时的差距要小，分析结果为提升重庆市经济整体水平提供理论依据。又如，在分析2002～2011年我国东部、中部和西部三个区域的人均国内生产总值时，把地区能源消耗总量作为协变量进行协方差分析，发现西部与东部和中部的人均国内生产总值存在差异，而东部与中部地区之间差异无统计学意义，从而客观全面地对当前的区域经济发展进行评价。

二、协方差分析的 SPSS 实现

（一）单因素设计两样本比较的协方差分析

【实操 5-3】单因素设计协方差分析实操

【实操 5-3】 数据文件 safety.sav 提供了在治疗某疾病的药物临床试验中服用不同药物的患者治疗前及治疗 24 周后的血红蛋白含量。试利用 SPSS 分析扣除基线血红蛋白影响后，接受不同药物治疗后患者的血红蛋白是否存在差异。

（1）协变量与因变量的线性关系判断：首先绘制因变量与协变量的散点图，观察二者的线性关系。单击菜单 Graphs→Legacy Dialogs→Scatter/Dots 打开选择面板，单击选择 Simple Scatter 后单击 Define 按钮打开对话框，参考图 5-25 设置自变量 Hb0、因变量 Hb24 和分组变量 drug。得到原始散点图后，在 Viewer 窗口双击该图，在 Chart Editor 窗口中单击菜单 Elements→Fit Line at Subgroups，结果如图 5-26 所示。

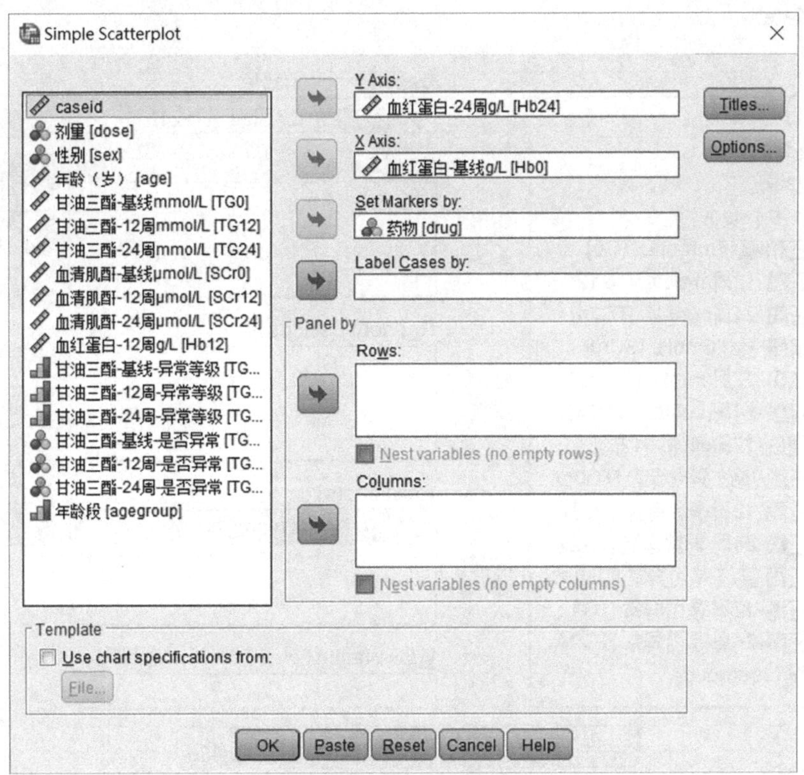

图 5-25 绘制分组散点图

从图 5-26 可以看出，治疗后血红蛋白与治疗前水平明显相关，且呈直线关系。

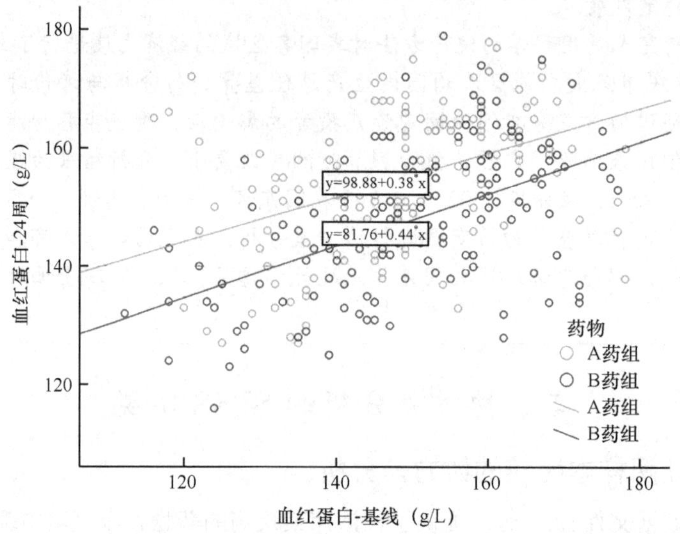

图 5-26　因变量与协变量的散点图

其次，判断各组协变量与因变量之间的回归直线是否平行。单击菜单 Analyze→General Linear Model→Univariate 打开对话框，参考图 5-27 设置结果变量（因变量）为治疗 24 周后血红蛋白 Hb24，变量 drug 为固定因素，治疗前血红蛋白 Hb0 为协变量。单击 Model 按钮打开对话框，参考图 5-28 选中 Build terms 后将固定因素 drug、协变量 Hb0 以及二者的交互项（强行纳入交互项的目的是判断各组协变量与因变量之间的回归直线是否平行）均调入 Model 框中。

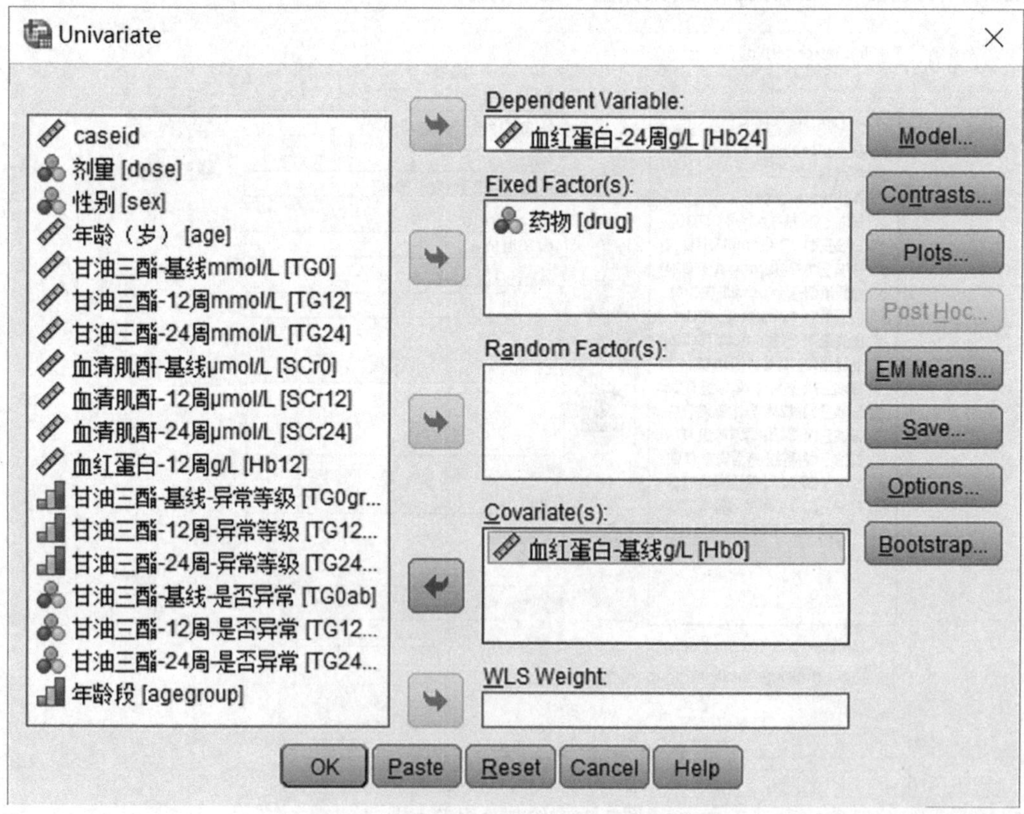

图 5-27　实操 5-3 的协方差分析主对话框

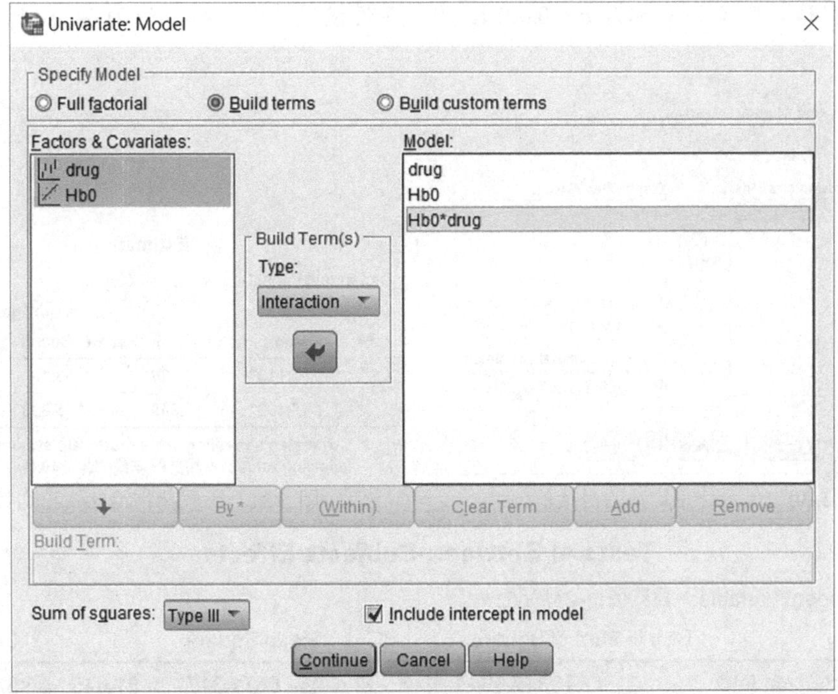

图 5-28　检验实操 5-3 协方差分析的适用条件

最后的主要结果如图 5-29 所示。从图 5-29 结果可知，处理因素 drug 与协变量的交互效应没有统计学意义（P=0.465），可以认为图 5-26 中的两条回归直线基本平行。因此大致符合进行协方差分析的条件。

Tests of Between-Subjects Effects

Dependent Variable:　血红蛋白-24周g/L

Source	Type III Sum of Squares	df	Mean Square	F	Sig.
Corrected Model	13400.551[a]	3	4466.850	41.212	<0.001
Intercept	20743.079	1	20743.079	191.381	<0.001
drug	186.403	1	186.403	1.720	0.191
Hb0	9523.311	1	9523.311	87.864	<0.001
drug * Hb0	57.917	1	57.917	0.534	0.465
Error	33166.291	306	108.387		
Total	7150255.000	310			
Corrected Total	46566.842	309			

a. R Squared = 0.288 (Adjusted R Squared = 0.281)

图 5-29　判断实操 5-3 协方差分析适用条件的结果

（2）协方差分析：在图 5-28 的对话框中，将交互项 Hb0*drug 调出 Model，或者直接选中 Full factorial（SPSS 默认不分析固定因素与协变量的交互项）。在图 5-27 主对话框中单击 Options 按钮，在打开的对话框中勾选 Homogeneity tests 表示进行方差齐性检验；单击 Save 按钮，在打开的对话框 Residuals 区域中勾选 Standardized 表示保存标准化残差；单击 EM Means 按钮打开对话框，参考图 5-30 设置显示各药物组的修正均数。最后结果如图 5-31 和图 5-32 所示。

图 5-31 的结果显示，当治疗前血红蛋白均固定为 149.1g/L 时，两个药物组患者治疗 24 周后血红蛋白修正均数分别为 155.1g/L 和 147.5g/L，两者比较差异有统计学意义（F=41.393，P＜0.001，图 5-32）。如果处理因素具有 3 个及以上水平，图 5-30 中勾选了 Compare main effects 后还将提供均数多重比较的结果。同时，图 5-32 的结果进一步说明，治疗前血红蛋白对治疗后 24 周

血红蛋白确实有影响（F=88.847，P<0.001）。方差齐性检验结果显示，P=0.644>0.10，总体方差具有齐性。

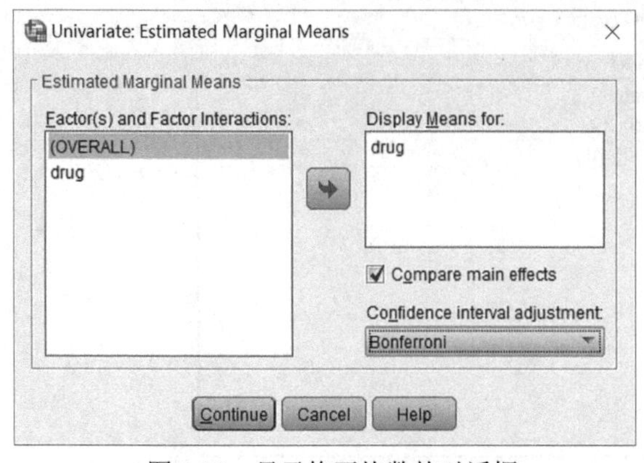

图 5-30 显示修正均数的对话框

Estimates

Dependent Variable: 血红蛋白-24周g/L

药物	Mean	Std. Error	95% Confidence Interval Lower Bound	95% Confidence Interval Upper Bound
A药组	155.113[a]	0.828	153.483	156.743
B药组	147.495[a]	0.845	145.833	149.156

a. Covariates appearing in the model are evaluated at the following values: 血红蛋白-基线g/L = 149.08.

图 5-31 不同药物组的修正均数

Tests of Between-Subjects Effects

Dependent Variable: 血红蛋白-24周g/L

Source	Type III Sum of Squares	df	Mean Square	F	Sig.
Corrected Model	13342.634[a]	2	6671.317	61.645	<0.001
Intercept	20687.796	1	20687.796	191.16	<0.001
Hb0	9615.250	1	9615.250	88.847	<0.001
drug	4479.588	1	4479.588	41.393	<0.001
Error	33224.208	307	108.222		
Total	7150255.000	310			
Corrected Total	46566.842	309			

a. R Squared = 0.287 (Adjusted R Squared = 0.282)

图 5-32 实操 5-3 协方差分析结果

（3）正态性检验：利用 Explore 菜单对协方差分析后不同药物组患者标准化残差进行正态性检验，结果正态性检验的 P 值均大于 0.20，可以认为数据满足正态性要求，符合进行协方差分析的条件。

（二）析因设计多样本比较的协方差分析

【实操 5-4】析因设计协方差分析实操

【实操 5-4】 数据文件 safety.sav 提供了在治疗某疾病的药物临床试验中采用不同药物、不同剂量的患者治疗前及治疗 24 周后的血清肌酐水平。试利用 SPSS 分析接受不同药物、不同剂量治疗 24 周后患者的血清肌酐水平是否存在差异。

由于治疗前患者血清肌酐水平可能对研究结果有影响，因此考虑以治疗前血清肌酐水平为协变量，进行协方差分析。

本例省略数据的正态性检验和方差齐性检验、绘制因变量与协变量散点图等步骤。

单击菜单 Analyze→General Linear Model→Univariate 打开对话框，参考图 5-33 设置结果变量（因变量）SCr24、固定因素 drug 和 dose 以及协变量 SCr0。单击 Model 按钮打开对话框，参考图 5-34 将固定因素 drug 和 dose 及二者交互项、协变量 SCr0 以及药物与协变量、剂量与协变量的交互项调入 Model 框中。

最后的主要结果如图 5-35 所示。从图 5-35 结果可知，药物和剂量与协变量的交互效应都没有统计学意义（P=0.331 和 0.526），可以认为不同药物组内、不同剂量组内因变量与协变量的回归直线基本平行，因此大致符合进行协方差分析的条件。

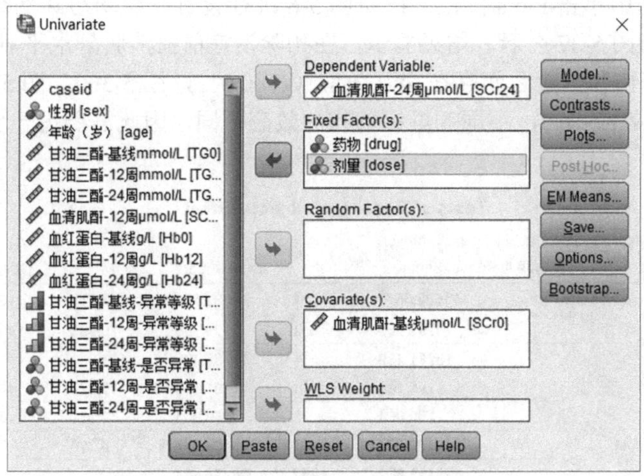

图 5-33　实操 5-4 的协方差分析主对话框

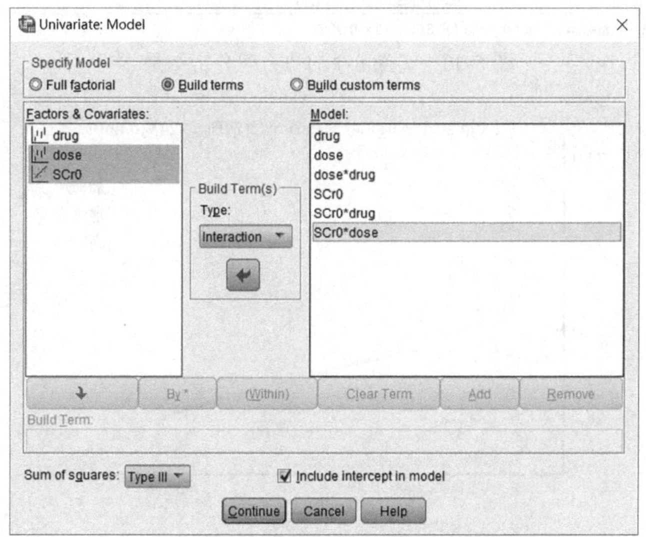

图 5-34　检验实操 5-4 协方差分析的适用条件

Tests of Between-Subjects Effects

Dependent Variable:　血清肌酐-24周μmol/L

Source	Type III Sum of Squares	df	Mean Square	F	Sig.
Corrected Model	14676.130[a]	6	2446.022	32.806	<0.001
Intercept	5264.083	1	5264.083	70.602	<0.001
drug	183.506	1	183.506	2.461	0.118
dose	13.068	1	13.068	0.175	0.676
drug * dose	416.788	1	416.788	5.590	0.019
SCr0	13752.412	1	13752.412	184.447	<0.001
drug * SCr0	70.810	1	70.810	0.950	0.331
dose * SCr0	30.020	1	30.020	0.403	0.526
Error	21995.228	295	74.560		
Total	1490185.140	302			
Corrected Total	36671.359	301			

a. R Squared = 0.400 (Adjusted R Squared = 0.388)

图 5-35　判断实操 5-4 协方差分析适用条件的结果

在图 5-34 的对话框中将交互项 SCr0*drug 和 SCr0*dose 调出 Model，或者直接选中 Full factorial。在主对话框中单击 Plots 按钮，按照图 5-6 进行设置，绘制边际均数图。最后协方差分析的结果如图 5-36 和图 5-37 所示。结果显示，在扣除治疗前血清肌酐水平对治疗 24 周后血清肌酐水平的影响后，药物和剂量之间存在交互效应（P=0.013，图 5-36）。图 5-37 的边际均数图显示不同药物组剂量的效应不同，不同剂量组药物的效应不同，因此需要进一步对药物和剂量的单独效应进行分析。

Tests of Between-Subjects Effects

Dependent Variable: 血清肌酐-24周μmol/L

Source	Type III Sum of Squares	df	Mean Square	F	Sig.
Corrected Model	14528.687[a]	4	3632.172	48.718	<0.001
Intercept	5293.185	1	5293.185	70.998	<0.001
SCr0	13781.439	1	13781.439	184.851	<0.001
drug	1191.188	1	1191.188	15.977	<0.001
dose	158.864	1	158.864	2.131	0.145
drug * dose	468.976	1	468.976	6.290	0.013
Error	22142.672	297	74.554		
Total	1490185.140	302			
Corrected Total	36671.359	301			

a. R Squared = 0.396 (Adjusted R Squared = 0.388)

图 5-36　实操 5-4 的协方差分析结果

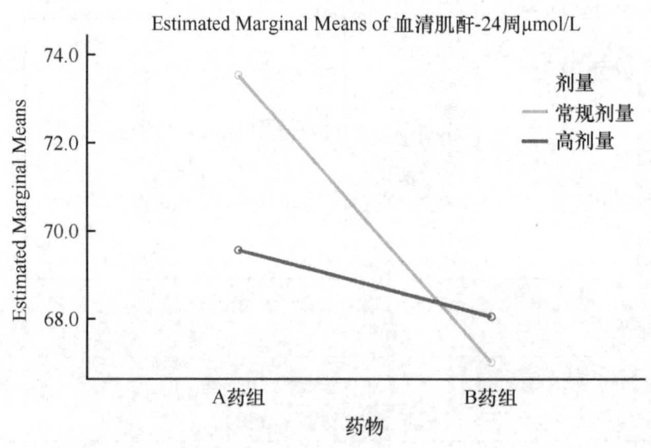

Covariates appearing in the model are evaluated at the following values:
血清肌酐-基线μmol/L=70.621

图 5-37　带协变量的两因素边际均数图

在图 5-33 的对话框中单击 EM Means 按钮，打开对话框并按照图 5-10 设置，进行单独效应分析。在图 5-38 和图 5-39 的单独效应分析结果中，不同药物均采用常规剂量时，患者血清肌酐水平不同（P<0.001）；接受 A 药治疗时，采用不同剂量的患者血清肌酐水平不同（P=0.007）。

Univariate Tests

Dependent Variable: 血清肌酐-24周μmol/L

剂量		Sum of Squares	df	Mean Square	F	Sig.
常规剂量	Contrast	1550.780	1	1550.780	20.801	<0.001
	Error	22142.672	297	74.554		
高剂量	Contrast	85.736	1	85.736	1.150	0.284
	Error	22142.672	297	74.554		

Each F tests the simple effects of 药物 within each level combination of the other effects shown. These tests are based on the linearly independent pairwise comparisons among the estimated marginal means.

图 5-38　带协变量时药物因素单独效应的分析结果

Univariate Tests

Dependent Variable:　血清肌酐-24周μmol/L

药物		Sum of Squares	df	Mean Square	F	Sig.
A药组	Contrast	557.876	1	557.876	7.483	0.007
	Error	22142.672	297	74.554		
B药组	Contrast	41.499	1	41.499	0.557	0.456
	Error	22142.672	297	74.554		

Each F tests the simple effects of 剂量 within each level combination of the other effects shown. These tests are based on the linearly independent pairwise comparisons among the estimated marginal means.

图 5-39　带协变量时剂量因素单独效应的分析结果

思　考　题

一、知识梳理（选择题）

1. 随机区组设计中有处理因素，还有区组因素，因此可以做两因素方差分析。

A）正确　　　　　　B）错误

2. 协方差分析不是对原始均数进行比较，而是对修正均数进行比较。

A）正确　　　　　　B）错误

3. 对两因素设计资料进行分析时，无论两因素之间是否存在交互效应，都必须分析因素的单独效应。

A）正确　　　　　　B）错误

4. 析因设计方差分析只适合对两个处理因素进行分析。

A）正确　　　　　　B）错误

5. 随机区组方差分析中如果区组因素有统计学意义，还需要进一步对此区组因素进行分析。

A）正确　　　　　　B）错误

6. 协方差分析适用于协变量是______的情形。

A）连续型变量　　　B）等级型变量　　　C）分类型变量　　　D）以上均可

7. 在进行两因素析因设计方差分析时，如果两因素之间存在交互效应，则应______。

A）分析每个因素的主效应　　　　　　B）分析每个因素的单独效应

C）只分析交互效应　　　　　　　　　D）放弃方差分析，选择其他统计方法

8. 随机区组方差分析的目的是______。

A）多个样本均数的两两比较

B）检验各个区组所在总体的均数是否存在差异

C）检验各个处理组所在总体的均数是否存在差异

D）检验各个处理组及区组所在总体的均数是否存在差异

9. 在一项实验中共有三个处理因素，每个因素均有两个水平，则进行方差分析时最多可以分析______个交互效应。

A）3　　　　　　B）4　　　　　　C）6　　　　　　D）8

10. 探讨团体锻炼、家庭风险管理和视力改善这三种干预措施对预防老年人跌倒的有效性。对照组未进行干预。该研究欲评估每种干预措施的有效性，并探索其联合使用时的效果。此项研究共需设置______个试验组。

A）4　　　　　　B）6　　　　　　C）8　　　　　　D）10

11. 若要进行协方差分析，对协变量的要求包括______。（可多选）

A）协变量必须是连续型变量

B）协变量服从正态分布

C）协变量与因变量之间存在线性关系

D）协变量与因变量之间的线性关系在各处理组是相同的

12. 在对析因设计资料做方差分析时，可以分析______。（可多选）

A）主效应　B）单独效应　C）交互效应　D）综合效应

13. 协方差分析适用于以下______资料。（可多选）

A）随机区组设计　B）析因设计　C）完全随机设计　D）配对设计

14. 以下方差分析方法中，______有可能分析因素间的交互效应。（可多选）

A）单因素方差分析　B）随机区组方差分析

C）析因设计方差分析　D）重复测量方差分析

15. 在析因设计方差分析中，将总变异分解为______。（可多选）

A）处理因素导致的变异　B）随机误差

C）系统误差　D）抽样误差

二、操作分析

1. 将 33 只 4 周龄雄性威斯塔（Wistar）大鼠按出生体重相近的原则配成 11 个区组，每个区组大鼠被随机分配到不同的饲料组喂养 2 周，记录大鼠的体重增加量，数据见表 5-11。试分析 3 种饲料喂养的大鼠的体重增加量是否存在差异。

表 5-11　不同饲料组大鼠的体重增加量（g）

区组编号	饲料 1	饲料 2	饲料 3
1	132.0	132.0	145.2
2	136.0	129.4	133.7
3	120.5	150.0	169.1
4	130.4	136.4	155.0
5	149.8	161.7	168.4
6	148.5	160.0	151.0
7	147.1	142.3	162.6
8	122.7	146.8	155.0
9	146.2	154.2	128.2
10	118.7	141.0	139.4
11	145.0	170.0	171.0

2. 将 33 只 4 周龄雄性 Wistar 大鼠随机等分为 3 组，分别用 3 种不同的饲料喂养 2 周，记录大鼠两周的进食量和体重增加量，数据见表 5-12，试分析 3 种饲料喂养的大鼠的体重增加量是否存在差异。

表 5-12　大鼠的进食量（g）与体重增加量（g）

饲料 A		饲料 B		饲料 C	
进食量	体重增加量	进食量	体重增加量	进食量	体重增加量
263.0	132.0	311.5	132.0	274.5	145.2
266.0	136.0	283.0	121.0	257.5	123.0
235.5	120.5	328.0	150.0	356.2	189.4
249.3	130.4	288.3	126.0	297.1	155.0
309.4	169.0	355.6	168.5	335.5	168.4
274.6	148.5	339.0	160.0	299.0	151.0

续表

饲料 A		饲料 B		饲料 C	
进食量	体重增加量	进食量	体重增加量	进食量	体重增加量
275.6	149.5	307.1	142.3	269.7	148.0
277.6	152.0	352.0	171.0	309.2	155.0
262.0	146.2	258.6	113.0	257.5	128.2
186.9	101.0	302.5	141.0	336.2	174.0
285.0	145.0	345.0	170.0	333.0	171.0

三、综合应用案例

某课题组拟研究用不同饲料喂养大鼠时，大鼠的体重增加量是否存在差异。将 4 周龄 Wistar 大鼠雌雄各 21 只分别用 3种不同的饲料喂养 2 周，记录大鼠的体重增加量，数据见表 5-13。

表 5-13　不同饲料组大鼠的体重增加量（g）

	饲料甲	饲料乙	饲料丙
雄性	146.8	132.0	145.2
	154.2	129.4	133.7
	141.0	150.0	169.1
	130.4	136.4	155.0
	149.8	161.7	168.4
	148.5	160.0	151.0
	147.1	142.3	162.6
雌性	104.1	102.1	78.2
	98.2	93.4	96.2
	86.1	91.5	106.0
	91.0	113.4	69.8
	79.2	110.1	75.0
	82.0	104.0	88.0
	93.1	97.0	83.8

针对以上数据，研究小组有以下三种分析思路：

（1）仅以饲料种类为处理因素，对体重增加量进行单因素方差分析；

（2）对雌性大鼠、雄性大鼠的体重增加量分别进行单因素方差分析；

（3）将饲料种类和大鼠性别作为两个处理因素，对体重增加量进行析因设计方差分析。

请对上述三种分析思路进行讨论，并给出最终的分析结果。

（武文芳）

第六章　相关及影响因素分析的统计方法

本章内容

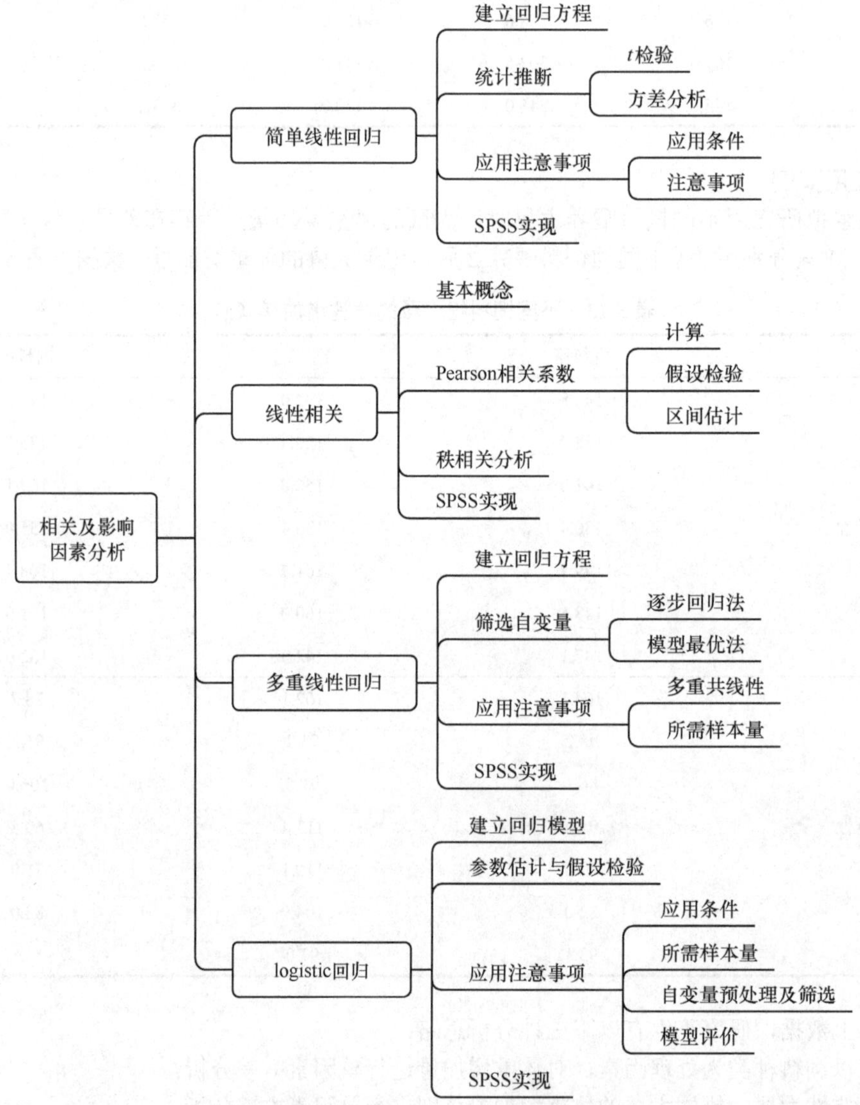

在医学科研实践中，经常会遇到对两个或多个变量（指标）之间关系的研究，如糖尿病患者血糖与糖化血红蛋白的关系、糖尿病与年龄、性别、家族糖尿病史等的关系。这种关系不一定是因果关系，也可能是伴随关系、共现关系等。对于这些关系的分析就要用到回归与相关分析方法。

第一节　简单线性回归

对于两个连续型变量，如果一个变量（通常称为因变量）的取值随着另一个变量（通常称为自变量）的取值呈现线性变化规律，则可以采用线性回归（linear regression）的方法分析二者的数量依存关系。由于只有一个自变量，此时的线性回归称为简单线性回归。

一、建立简单线性回归方程

对于两个随机变量 X 和 Y，如果 X 为自变量（independent variable）、Y 为因变量（dependent variable），根据样本数据建立有关 Y 随 X 变化的线性回归方程的一般形式为

$$\hat{Y}=a+bX \tag{6-1}$$

式中，$\hat{Y}$ 是 X 所对应 Y 的总体均数的一个估计值，也称为回归方程的预测值，即给定自变量 X 的取值时 Y 的平均值的估计值。实测值 Y 与估计值 $\hat{Y}$ 的差（$Y-\hat{Y}$）称为残差（residual）。a 称为常数项（constant）或截距（intercept），是 X 取值为 0 时相应 Y 的平均值的估计值。b 称为回归系数（regression coefficient）或斜率（slope），表示 X 每改变一个单位，Y 的平均值改变的估计值。当 $b>0$ 时，Y 随 X 的增大而增大；当 $b<0$ 时，Y 随 X 的增大而减小；当 $b=0$ 时，Y 不随 X 变化。

建立线性回归方程的过程就是根据已知的样本数据对（x，y）求出参数 a 和 b 的过程。它的基本思想是找到一条直线，使得每个数据点（x，y）距该直线的残差尽可能小。由于残差的取值可正可负，因此通常利用最小二乘法（least square method）求出可使残差平方和最小的 a 和 b。根据这一原则，可以得出它们的计算公式如下：

$$b=\frac{\sum(X-\bar{X})(Y-\bar{Y})}{\sum(X-\bar{X})^2}\triangleq\frac{l_{XY}}{l_{XX}} \tag{6-2}$$

$$a=\bar{Y}-b\bar{X} \tag{6-3}$$

式（6-2）中，l_{XY} 称为 X 与 Y 的离均差积和（sum of products of deviation from mean）；l_{XX} 即 X 的离均差平方和。式（6-3）说明样本中 X 和 Y 的均数必定满足直线方程。

【例 6-1】 在糖尿病患者血糖相关因素的研究中，部分患者的血糖和糖化血红蛋白如表 6-1 所示。试建立血糖随糖化血红蛋白变化的线性方程。

表 6-1　14 名糖尿病患者的血糖及糖化血红蛋白

患者编号	血糖（mmol/L）	糖化血红蛋白（%）	患者编号	血糖（mmol/L）	糖化血红蛋白（%）
1	10.76	10.1	8	10.65	7.3
2	8.13	8.4	9	12.82	8.4
3	6.91	6.3	10	11.47	9.9
4	6.48	7.2	11	7.02	6.2
5	9.46	7.4	12	9.50	9.1
6	13.06	10.5	13	12.58	11.5
7	7.11	8.5	14	7.73	7.1

以自变量糖化血红蛋白为横坐标、因变量血糖为纵坐标，在平面直角坐标系中绘制 14 对数据点，得到如图 6-1 所示散点图。

从图 6-1 中可以直观地看出血糖与糖化血红蛋白大致呈直线变化趋势，故可建立线性回归方程。根据表 6-1 中的数据计算，$\bar{X}=8.42$，$\bar{Y}=9.55$，$l_{XX}=34.24$，$l_{XY}=37.46$。将它们代入式（6-2）和式（6-3），得 $b=1.094$，$a=0.339$，故血糖 Y 与糖化血红蛋白 X 的直线回归方程为 $\hat{Y}=0.339+1.094X$。回归系数 $b=1.094>0$ 说明血糖随糖化血红蛋白的增大而增大。

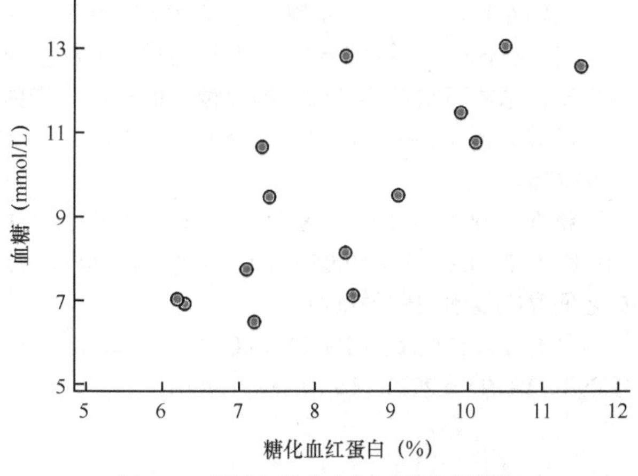

图 6-1　血糖与糖化血红蛋白的散点图

二、回归系数的统计推断

由于回归方程是根据样本建立的，自变量与因变量之间是否确实存在直线回归关系还需要通过假设检验来确定。由于简单线性回归方程中只有一个自变量，因此对回归方程的假设检验就是对回归系数的假设检验。通常是对总体回归系数 β 是否为零进行假设检验，检验的方法可以是 t 检验或方差分析。

（一）回归系数的 t 检验

对总体回归系数 β 是否为零的检验假设为

$$H_0\text{: }\beta=0\text{，}H_1\text{: }\beta\neq 0$$

t 检验的统计量为

$$t=\frac{b-0}{S_b},\quad \nu=n-2 \tag{6-4}$$

$$S_b=\frac{S_{Y\cdot X}}{\sqrt{l_{XX}}} \tag{6-5}$$

$$S_{Y\cdot X}=\sqrt{\frac{\sum(Y-\hat{Y})^2}{n-2}}=\sqrt{\frac{l_{YY}-{l_{XY}}^2/l_{XX}}{n-2}} \tag{6-6}$$

式中，l_{XY} 为 X 与 Y 的离均差积和，l_{XX} 和 l_{YY} 分别为 X 和 Y 的离均差平方和。$S_{Y\cdot X}$ 称为残差标准差（standard deviation of residuals），表示扣除自变量 X 对因变量 Y 的影响后 Y 的变异（标准差）。S_b 为样本回归系数 b 的标准误，利用此标准误还可以得到总体回归系数 β 的 95% 置信区间 $b\pm t_{0.05,\nu}\times S_b$，其中 $t_{0.05,\nu}$ 为自由度等于 ν、概率为 0.05 的 t 界值。

此外，利用 t 检验还可以对两个回归系数 b_1 和 b_2 的差异进行统计学检验。t 检验统计量的计算基于合并的残差标准差 $(S_{Y\cdot X})_c$ 和合并的回归系数标准误 $(S_b)_c$：

$$t=\frac{b_1-b_2}{(S_b)_c},\quad \nu=n_1+n_2-4 \tag{6-7}$$

$$(S_b)_c=(S_{Y\cdot X})_c\sqrt{\frac{1}{l_{X_1X_1}}+\frac{1}{l_{X_2X_2}}} \tag{6-8}$$

$$(S_{Y\cdot X})_c=\sqrt{\frac{S_{Y\cdot X_1}^2(n_1-2)+S_{Y\cdot X_2}^2(n_2-2)}{(n_1-2)+(n_2-2)}} \tag{6-9}$$

在例 6-1 中，对回归系数进行假设检验如下。

H_0：总体回归系数 $\beta=0$，即血糖与糖化血红蛋白之间不存在线性回归关系。

H_1：总体回归系数 $\beta\neq 0$，即血糖与糖化血红蛋白之间存在线性回归关系。

可以计算 $l_{XX}=34.24$，$l_{YY}=72.64$，$l_{XY}=37.46$，$n=14$，将它们代入式（6-5）和式（6-6）中得 $S_b=0.278$。

将 $b=1.094$ 和 $S_b=0.278$ 代入式（6-4）得 $t=3.935$，$\nu=12$。利用 Excel 函数 T.DIST.2T(3.935, 12) 得 $P=0.002$。按 $\alpha=0.05$ 水准，拒绝 H_0，可以认为总体回归系数 β 不为零，血糖与糖化血红蛋白之间存在线性回归关系。

利用 Excel 函数 T.INV.2T(0.05, 12) 得 $t_{0.05,12}=2.179$，则总体回归系数的 95% 置信区间为 $(1.094\pm 2.179\times 0.278)$，即 (0.488, 1.700)。

（二）回归方程的方差分析

方差分析的基本思想是变异分解，在对回归方程进行假设检验时，就是将所有观察样本 Y 的变异进行分解。这里涉及以下三类变异：

（1）因变量 Y 的总变异，可以用 Y 的总离均差平方和来表示

$$SS_{总} = \sum(Y-\bar{Y})^2 = l_{YY}, \quad \nu_{总} = n-1 \tag{6-10}$$

（2）在因变量 Y 的总变异中可由自变量 X 解释的变异，用估计值 $\hat{Y}$ 与 Y 的均值 $\bar{Y}$ 之差的平方和（称为回归平方和）来表示

$$SS_{回归} = \sum(\hat{Y}-\bar{Y})^2 = l_{XY}^2 / l_{XX}, \quad \nu_{回归} = 1 \tag{6-11}$$

（3）扣除自变量 X 对因变量 Y 的影响后 Y 的变异，用剩余平方和（也称残差平方和）来表示

$$SS_{剩余} = \sum(Y-\hat{Y})^2, \quad \nu_{剩余} = n-2 \tag{6-12}$$

对于以上三类变异，可以证明：

$$SS_{总} = SS_{回归} + SS_{剩余}, \quad \nu_{总} = \nu_{回归} + \nu_{剩余} \tag{6-13}$$

因此计算 $SS_{剩余}$时可以采用以下公式：

$$SS_{剩余} = l_{YY} - l_{XY}^2 / l_{XX} \tag{6-14}$$

对回归方程进行方差分析时，计算统计量 F 并进行假设检验：

$$F = \frac{MS_{回归}}{MS_{剩余}} = \frac{SS_{回归} / \nu_{回归}}{SS_{剩余} / \nu_{剩余}} \tag{6-15}$$

在式（6-13）中，$SS_{回归}$越大，说明在 Y 的变异中 X 或回归关系能解释得越多，故将回归平方和与总离均差平方和之比定义为决定系数（coefficient of determination），记为 R^2：

$$R^2 = \frac{SS_{回归}}{SS_{总}} = \frac{l_{XY}^2 / l_{XX}}{l_{YY}} = \frac{l_{XY}^2}{l_{XX} l_{YY}} \tag{6-16}$$

R^2 的取值在 0 到 1 之间，数值大小反映了回归方程的贡献程度，即在因变量的变异中回归关系所能解释的百分比。

在例 6-1 中，将 $l_{XX}=34.24$，$l_{YY}=72.64$，$l_{XY}=37.46$，$n=14$ 代入式（6-11）和式（6-14），计算得 $SS_{回归}=40.98$，$SS_{剩余}=31.66$，$\nu_{回归}=1$，$\nu_{剩余}=12$。再将它们代入式（6-15），得统计量 $F=15.53$。$\nu_1=1$，$\nu_2=12$，利用 Excel 函数 F.DIST.RT(15.53, 1, 12) 计算得 $P=0.002$。按 $\alpha=0.05$ 水准，拒绝 H_0，可以认为总体回归系数 β 不为零，血糖与糖化血红蛋白之间线性回归方程成立。可以看出，对于只有一个自变量的简单线性回归方程，对方程的方差分析的结果与对回归系数的 t 检验的结果完全一致，并且有 $t=\sqrt{F}$。

利用式（6-16）计算回归方程的决定系数 $R^2=0.564$，表示在血糖的变异中糖化血红蛋白可解释 56.4%，其余 43.6% 的变异由其他因素解释。

三、线性回归的应用条件及注意事项

（一）应用条件

进行线性回归分析时，数据需要满足 4 个前提条件，即因变量与自变量之间存在线性趋势、个体观察值之间具有独立性、给定 X 值所对应的 Y 服从正态分布以及不同 X 取值所对应 Y 的方差相等。

对于资料中个体观察值之间的独立性，应该在试验设计及收集资料的过程中加以控制，并从

专业上判断是否满足这一条件。

如果回归分析只考虑一个自变量 X，则可以通过自变量 X 与因变量 Y 的散点图直观地观察 X 与 Y 之间是否存在线性趋势。而正态性、方差齐性以及有多个自变量时的线性趋势的判断，则通常借助残差分析来完成。以残差 e 为纵坐标、因变量 Y 的估计值 $\hat{Y}$ 为横坐标绘制的散点图称为残差散点图。几种典型的残差散点分布如图 6-2 所示。

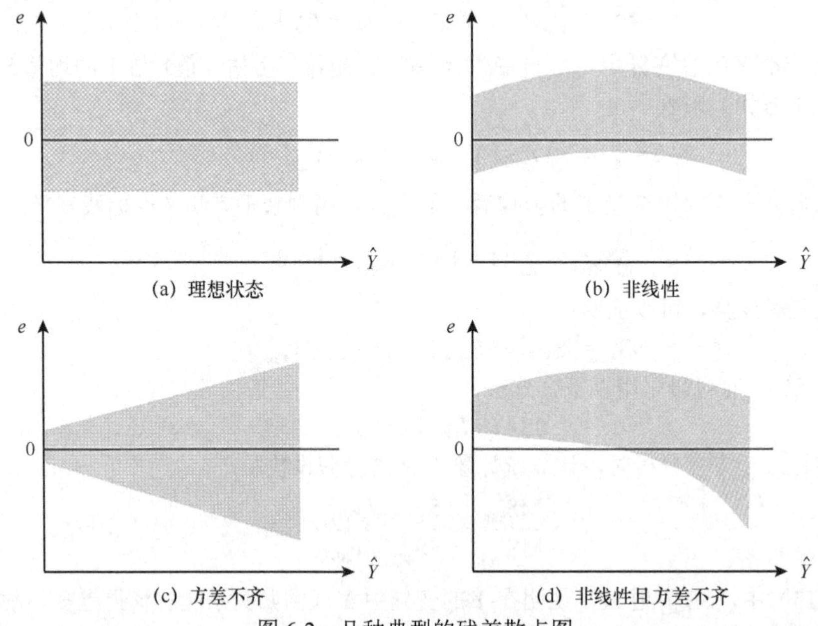

图 6-2　几种典型的残差散点图

一般情况下，如果资料满足以上 4 个条件，残差散点应均匀地分布在以水平线 $e=0$ 为中心、与横轴平行的带状区域内，如图 6-2（a）所示。因此，如果残差散点的分布如图 6-2（a）所示，则可以认为资料满足线性回归分析所需条件。

图 6-2（b）显示残差散点呈曲线趋势，提示资料不满足线性条件；图 6-2（c）显示残差值随估计值 $\hat{Y}$ 的变化而变化，提示资料不满足方差齐性条件；图 6-2（d）显示残差散点既呈曲线趋势，残差值又随估计值 $\hat{Y}$ 的变化而变化，提示资料不满足线性和方差齐性条件。此外，绘制残差直方图以及对残差进行正态性检验也可以用于判断数据是否满足正态性条件。

（二）应用注意事项

（1）应用线性回归要注意资料是否满足上述前提条件。如果不满足可以考虑对数据进行变换，通常这些变换只能应用于自变量，不宜应用于因变量。

（2）由于样本中的异常点（强影响点）会对回归方程参数的估计产生较大影响，因此可以借助散点图考察样本中是否存在明显的离群值，如果存在则需进行适当的处理。

（3）对回归的结果既要从统计学角度进行分析，更要结合专业知识分析回归的实际效果。决定系数越大，回归方程的实际价值越大。

（4）将直线回归方程用于预测时，其适用范围不应超出样本中自变量的取值范围。

从婴儿死亡率的变化趋势看城乡儿童健康水平的提升

婴儿死亡率是衡量一个国家或地区健康水平的重要通用指标，该指标的长期变化情况能够反映一个国家或地区医疗卫生水平的发展和改善的成效。2011 年，国务院颁布了《中国儿童发展纲要（2011—2020 年）》，明确提出婴儿和 5 岁以下儿童死亡率分别控制在 10‰ 和 13‰ 的目标。近 10 年来，国家通过加大妇幼卫生经费投入和服务体系建设、加强儿童保健服务和管理、完善出生缺陷防治体系、加强儿童疾病防治等一系列措施，覆盖城乡的儿童健康服务体系进一步完善，儿童医疗保健服务能力不断加强，儿童健康水平显著提升，儿童死亡率尤其婴儿死亡率持续下降（图 6-3）。到 2020 年，我国婴儿死亡率已降低到 5.4‰，明显低于"纲要"10‰ 的目标。

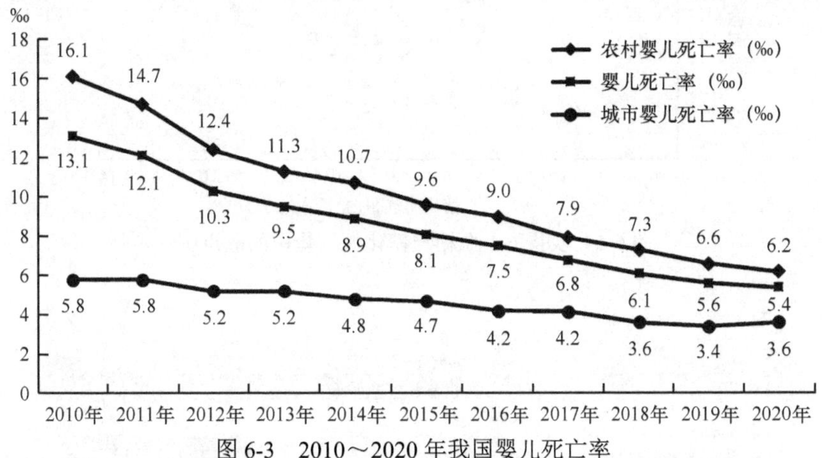

图 6-3 2010～2020 年我国婴儿死亡率

基于上述数据，分别拟合城市（Y_1）和农村（Y_2）婴儿死亡率与年份（x）的简单线性回归方程 $\hat{Y}_1=-0.26x+6.12$（$R^2=0.964$）和 $\hat{Y}_2=-0.96x+15.93$（$R^2=0.960$）。可见，农村和城市婴儿死亡率平均每年分别下降 0.96‰ 和 0.26‰，说明婴儿死亡率不论在农村还是在城市均呈下降趋势，并且农村婴儿死亡率降幅更大、儿童健康水平的改善成效更明显。

四、简单线性回归的 SPSS 实现

【实操 6-1】简单线性回归分析实操

【实操 6-1】 数据文件 diabetes.sav 提供了糖尿病患者血糖相关因素研究中患者的血糖和糖化血红蛋白。试利用 SPSS 建立血糖随糖化血红蛋白变化的线性方程。

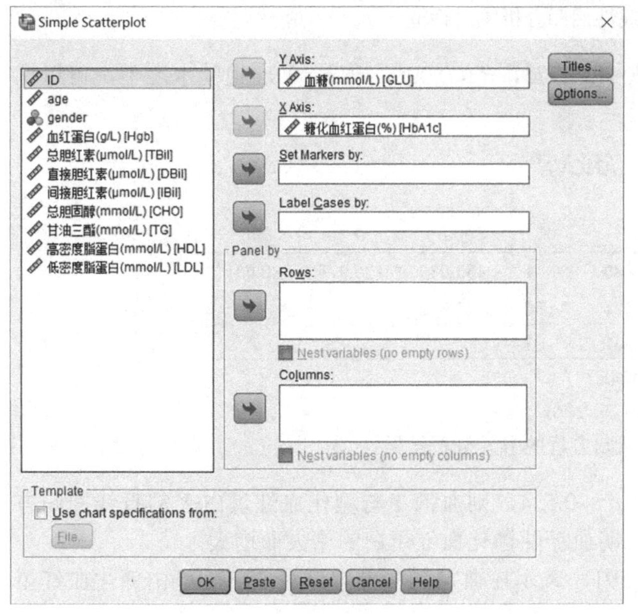

图 6-4 绘制散点图

（1）绘制散点图：单击菜单 Graphs→Legacy Dialogs→ Scatter/Dot 打开选择对话框，单击 Simple Scatter 后单击 Define 按钮进入主对话框，参考图 6-4 设置 Y 轴和 X 轴的变量分别为血糖 GLU 和糖化血红蛋白 HbA1c。最后的主要输出结果如图 6-5 所示。

图 6-5 直观地显示血糖与糖化血红蛋白大致呈直线变化趋势，故可建立线性回归方程。

（2）简单线性回归分析：单击菜单 Analyze→Regression→Linear 打开对话框，参考图 6-6 设置因变量和自变量分别为血糖 GLU 和糖化血红蛋白 HbA1c。最后的主要输出结果如图 6-7～图 6-9 所示。

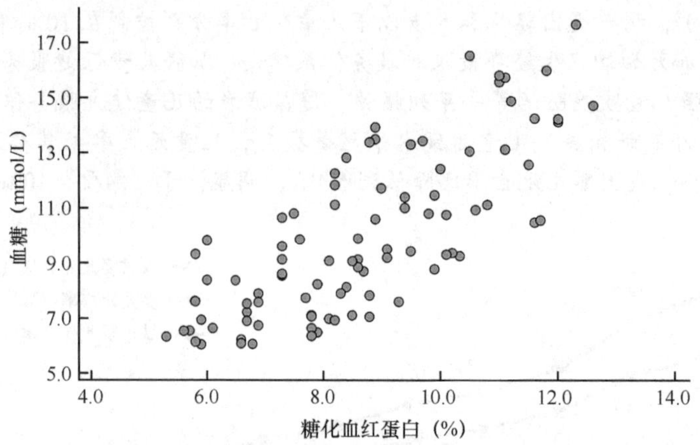

图 6-5　实操 6-1 血糖与糖化血红蛋白的散点图

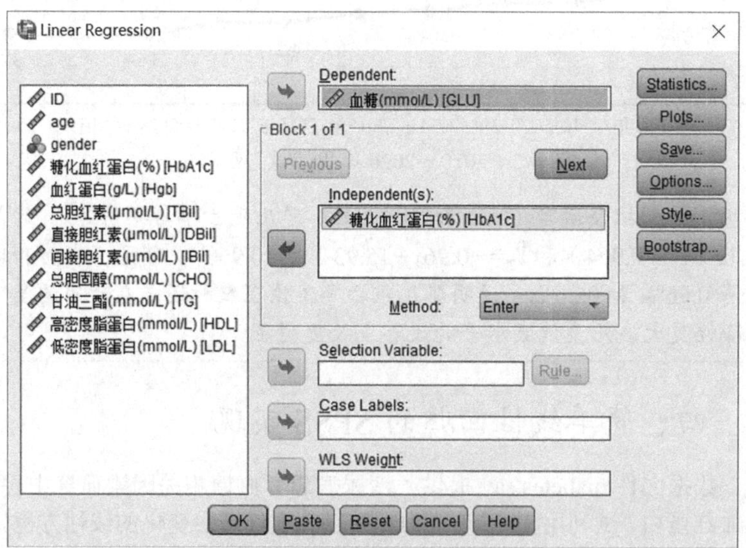

图 6-6　线性回归分析主对话框

在图 6-7 的方差分析结果中，统计量 $F=129.975$，$P<0.001$，在 $\alpha=0.05$ 检验水准下，可以认为血糖与糖化血红蛋白之间存在线性回归关系。

ANOVA[a]

Model		Sum of Squares	df	Mean Square	F	Sig.
1	Regression	463.030	1	463.030	129.975	<0.001[b]
	Residual	320.621	90	3.562		
	Total	783.651	91			

a. Dependent Variable: 血糖(mmol/L)

b. Predictors: (Constant), 糖化血红蛋白(%)

图 6-7　对回归方程的方差分析结果

图 6-8 显示回归系数 $b=1.214$，常数项 $a=-0.534$，则血糖 Y 与糖化血红蛋白 X 的直线回归方程为 $\hat{Y}=-0.534+1.214X$。回归系数大于 0 说明血糖随糖化血红蛋白的增大而增大。

图 6-9 显示回归方程的决定系数 $R^2=0.591$，表示在血糖的变异中，有 59.1% 可由糖化血红蛋白来解释。

Coefficients[a]

Model		Unstandardized Coefficients B	Unstandardized Coefficients Std. Error	Standardized Coefficients Beta	t	Sig.
1	(Constant)	-0.534	0.937		-0.570	0.570
	糖化血红蛋白(%)	1.214	0.107	0.769	11.401	<0.001

a. Dependent Variable: 血糖(mmol/L)

图 6-8　简单线性回归方程的系数

Model Summary

Model	R	R Square	Adjusted R Square	Std. Error of the Estimate
1	0.769[a]	0.591	0.586	1.88745

a. Predictors: (Constant), 糖化血红蛋白(%)

图 6-9　线性回归模型摘要

（3）线性回归应用条件的判断：在图 6-6 的主对话框中单击 Statistics 按钮打开对话框，参考图 6-10 勾选 Durbin-Watson 进行数据独立性判断，勾选 Casewise diagnostics 识别强影响点并设置超出 2 倍标准差为影响点。

在图 6-6 的主对话框中单击 Plots 按钮打开对话框，参考图 6-11 设置残差散点图的横坐标为 *ZPRED（标准化预测值），纵坐标为 *ZRESID（标准化残差），勾选 Histogram 显示残差的直方图。

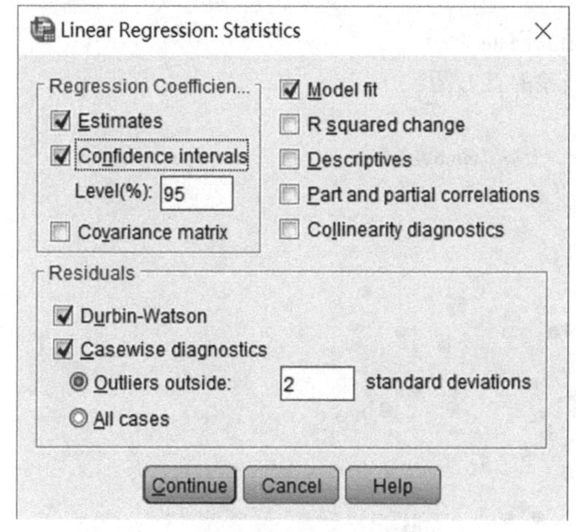

图 6-10　设置判断回归分析应用条件

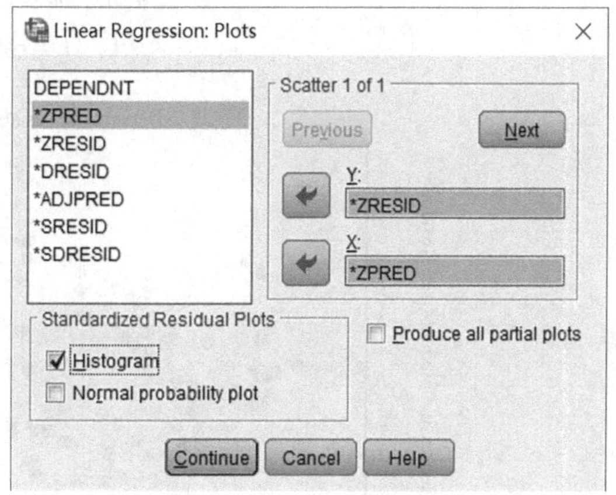

图 6-11　设置绘制残差散点图

最后的主要结果如图 6-12～图 6-15 所示。图 6-12 中的模型摘要信息中提供了数据独立性检验的德宾-沃森（Durbin-Watson）统计量。Durbin-Watson 统计量的取值一般在 0 到 4 之间，如果取值在 2 附近（1.5～2.5），说明数据具有较好独立性；如果取值在 0 或 4 附近，则提示数据不满足独立性。本例中 Durbin-Watson 统计量等于 2.223，可以认为数据满足独立性要求。使用该统计量前需注意原始数据不要按照自变量或因变量的数值进行排序，否则 Durbin-Watson 统计量的结果不可靠。

Model Summary[b]

Model	R	R Square	Adjusted R Square	Std. Error of the Estimate	Durbin-Watson
1	0.769[a]	0.591	0.586	1.88745	2.223

a. Predictors: (Constant), 糖化血红蛋白(%)

b. Dependent Variable: 血糖(mmol/L)

图 6-12　数据独立性判断结果

Casewise Diagnostics[a]

Case Number	Std. Residual	血糖(mmol/L)	Predicted Value	Residual
10	2.285	16.53	12.2169	4.31309

a. Dependent Variable: 血糖(mmol/L)

图 6-13　识别强影响点的结果

图 6-13 提供了对强影响点的识别结果。一般来说，标准化残差大于 2 的点有可能是强影响点，标准化残差大于 3 的点则可以认为是强影响点。第 10 行数据（Case Number 为 10）血糖实测值为 16.53mmol/L，而模型的预测值为 12.2169mmol/L，标准化残差为 2.285。结合图 6-5 的散点图，可以暂不认为该点（对应最右上角散点）是强影响点。

图 6-14 的标准化残差直方图显示，未发现资料明显偏离正态性。将图 6-15 与图 6-2 给出的典型残差散点图进行对照，未发现残差散点具有非线性趋势以及残差随预测值增大而增大的趋势，因此认为资料满足线性和方差齐性要求。

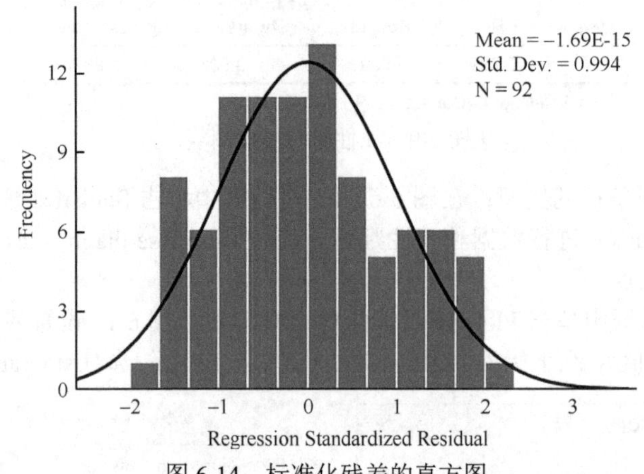

图 6-14　标准化残差的直方图

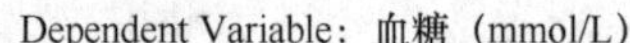

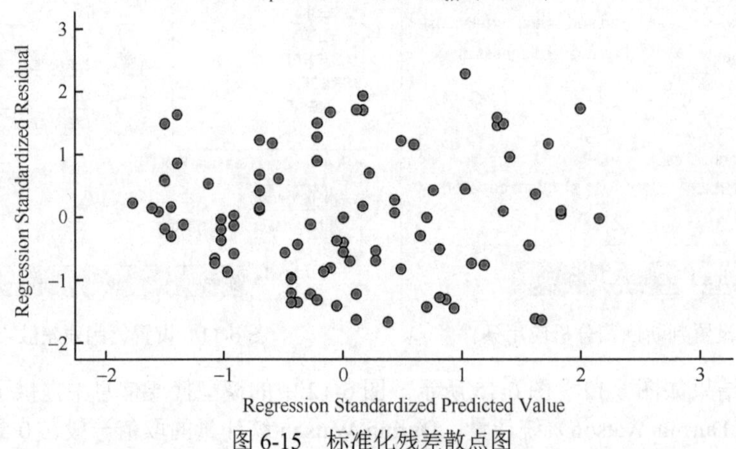

图 6-15　标准化残差散点图

第二节　线性相关

一、线性相关的概念

如果随机变量 X 的值改变时随机变量 Y 的值随之改变，则称这两个变量之间存在相关关系。如果 Y 随 X 的改变呈直线趋势，则称二者直线相关或线性相关，简称相关（correlation）。几种典型的相关性散点图如图 6-16 所示。

在图 6-16 中，图（a）和图（c）中的散点表现为变量 Y 随变量 X 的增大呈增大趋势，称为正相关（positive correlation）；图（b）和图（d）中的散点表现为变量 Y 随变量 X 的增大呈减小趋势，称为负相关（negative correlation）；其中图（c）和图（d）中的散点完全在一条直线上，称为完全正相关或完全负相关。图（e）～（g）中变量 Y 和变量 X 无关联，图（h）中的散点表现为某种非直线的趋势，它们均被称为无（线性）相关。

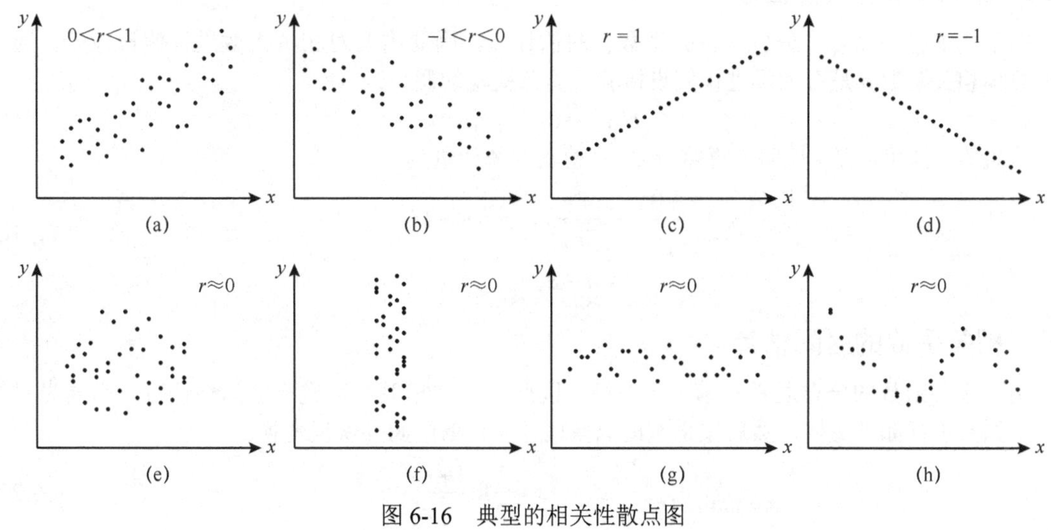

图 6-16　典型的相关性散点图

二、皮尔逊（Pearson）相关系数

在线性相关中，用线性相关系数来描述两个变量之间线性关系的方向和密切程度。线性相关系数简称相关系数（correlation coefficient），又称 Pearson 积矩相关系数（Pearson product-moment correlation coefficient）。

（一）相关系数的计算

对于 n 个随机观察对象，变量 X 和 Y 的相关系数 r 的计算公式为

$$r=\frac{\sum(X-\bar{X})(Y-\bar{Y})}{\sqrt{\sum(X-\bar{X})^2}\sqrt{\sum(Y-\bar{Y})^2}}\triangleq\frac{l_{XY}}{\sqrt{l_{XX}l_{YY}}} \tag{6-17}$$

从公式可知，相关系数没有单位，$|r|$ 的取值范围是 [0, 1]，$|r|$ 越大表示两变量间的相关程度越密切。$r=-1$ 表示两变量完全负相关［图 6-16（d）］，$-1<r<0$ 表示两变量呈负相关［图 6-16（b）］，$r=0$ 表示零相关［图 6-16（e）～（h）］，$0<r<1$ 表示两变量呈正相关［图 6-16（a）］，$r=1$ 表示两变量完全正相关［图 6-16（c）］。通常根据 $|r|$ 的大小描述两变量间线性关系的密切程度：

（1）$|r|$ 在 0.16～0.24，相关性非常低（very low）；

（2）$|r|$ 在 0.25～0.49，相关性低（low）；

（3）$|r|$ 在 0.50～0.69，相关性一般（moderate）；

（4）$|r|$ 在 0.70～0.89，相关性高（high）；

（5）$|r|$ 在 0.90～1.00，相关性非常高（very high）。

将式（6-17）与式（6-2）对比可以发现，Y 和 X 的回归系数 b 与 Y 和 X 的相关系数 r 有如下关系：

$$r=b\sqrt{\frac{l_{XX}}{l_{YY}}} \tag{6-18}$$

因此，对于样本中的两个变量 Y 和 X，回归系数 b 与相关系数 r 具有对应关系，二者的符号同为正或同为负，且 b 越大 r 越大或 r 越大 b 越大。

将式（6-17）与式（6-16）对比可以发现，两变量 Y 与 X 线性回归的决定系数 R^2 与 Y 和 X 的相关系数 r 的平方相等，即 $R^2=r^2$。

（二）相关系数的假设检验

由于样本相关系数 r 是总体相关系数 ρ 的估计值，因此需要对相关系数进行假设检验。通常是对总体相关系数 ρ 是否为零进行假设检验，因此检验的假设为

$$H_0: \rho=0, \quad H_1: \rho\neq 0$$

检验的方法可以是 t 检验或直接查表。t 检验的统计量为

$$t=\frac{r-0}{S_r}=\frac{r}{\sqrt{\frac{1-r^2}{n-2}}}, \quad \nu=n-2 \tag{6-19}$$

（三）相关系数的区间估计

由于相关系数的分布通常不满足正态性，因此对总体相关系数进行区间估计时，需要先对样本相关系数进行如下变换，然后按正态近似原理计算置信区间并做反变换。

$$z=\tanh^{-1}(r) \quad \text{或} \quad z=\frac{1}{2}\ln\frac{1+r}{1-r} \tag{6-20}$$

式中，tanh 为双曲正切函数，$\tanh^{-1}$ 为反双曲正切函数。变换后 z 的 95% 置信区间的上下限分别为

$$\mathrm{CI}_U=z+\frac{1.96}{\sqrt{n-3}}, \quad \mathrm{CI}_L=z-\frac{1.96}{\sqrt{n-3}} \tag{6-21}$$

再对 z 的 95% 置信区间上下限进行反变换，即可得到总体相关系数 ρ 的 95% 置信区间。

（四）相关系数的应用条件

计算 Pearson 相关系数及对相关系数进行假设检验时，要求变量 X 和 Y 服从双变量正态分布，而非变量 X 和 Y 各自服从正态分布。可以证明，如果 X 服从正态分布，并且以 Y 为因变量、X 为自变量的回归方程的残差也服从正态分布，则 X 和 Y 服从双变量正态分布。

【例 6-2】 对表 6-1 的数据进行相关分析，计算血糖与糖化血红蛋白的相关系数，并进行统计推断。

（1）计算相关系数：在例 6-1 中已知 $l_{XX}=34.24$，$l_{YY}=72.64$，$l_{XY}=37.46$，$n=14$，代入式（6-17）得 $r=0.751$。结果表明血糖与糖化血红蛋白呈正相关，r 在 0.70～0.89 说明二者的相关性较高。

（2）对样本相关系数做假设检验

H_0：总体相关系数 $\rho=0$，即血糖与糖化血红蛋白无相关关系。

H_1：总体相关系数 $\rho\neq 0$，即血糖与糖化血红蛋白存在相关关系。

按照式（6-19）计算 t 统计量：

$$t=\frac{0.751}{\sqrt{\frac{1-0.751^2}{14-2}}}=3.940, \quad \nu=12$$

利用 Excel 函数 T.DIST.2T(3.940, 12) 计算得 $P=0.002$。按 $\alpha=0.05$ 水准，拒绝 H_0，可以认为血糖与糖化血红蛋白呈正相关。

（3）求总体相关系数 ρ 的 95% 置信区间：按照式（6-20）对相关系数 r 做反双曲正切变换，即利用 Excel 函数 ATANH(0.751) 得 $z=0.975$。根据式（6-21）计算得 z 的 95% 置信区间为（0.384, 1.566）。

对该置信区间的下限和上限分别求反变换，即利用 Excel 函数 TANH(0.384) 和 TANH(1.566) 得 0.366 和 0.916。因此，样本相关系数 r=0.751，n=14 时，总体相关系数 ρ 的 95% 置信区间为 (0.366, 0.916)。

三、秩相关分析

在计算两变量的 Pearson 积矩相关系数时，要求这两个变量服从双变量正态分布。对于不服从正态分布或总体分布未知的变量，或资料中存在两端不确定值或数据为等级资料时，要分析两变量之间线性关系的方向和密切程度，应进行秩相关（rank correlation）分析。

秩相关分析最常用的统计量是 Spearman 相关系数 r_S，它的性质和特点与 Pearson 积矩相关系数的性质和特点类似。计算 Spearman 相关系数时，首先将变量 X 和 Y 分别从小到大编秩，然后以秩次代替原始数据，利用式（6-17）～式(6-19）计算相关系数并进行统计推断。

四、应用线性相关的注意事项

（1）线性相关分析适用于两变量线性相关的情形，对于曲线相关等复杂情形，Pearson 积矩相关系数的大小并不能代表两变量相关性的强弱；

（2）数据中存在的极端值对 Pearson 积矩相关系数的影响极大，必要时可以对其进行剔除或者进行变量变换；

（3）进行线性相关分析要求两个变量都是随机变量，如果某个变量的数值是人为指定的，则不宜进行相关分析；

（4）对相关分析结果要做合理、有专业意义的解释，不能将统计学结论作为专业结论；

（5）如果资料中存在分层因素，则只有当两变量的关系不受分层因素影响时才能对资料进行合并分析。

吴定良：首位有重大国际影响力的中国统计学家

吴定良（1894—1969）是我国著名的生物统计学家、体质人类学家，中华民国时期中央研究院首届院士。1927 年，师从英国著名统计学家皮尔逊（Pearson）教授，分别获得统计学博士学位和人类学博士学位。1931 年成为国际统计学会史上第一位中国会员，是我国首位具有重大国际影响力的统计学家。1929 年在生物统计顶级期刊《生物测量学》(*Biometrika*) 上发表论文 *Tables for Ascertaining the Significance or Non-Significance of Association Measured by the Correlation Ratio*，建立了著名的“相关率显著性查阅表”，并创立头骨眉间凸度与面骨扁平度的研究方法，对统计学相关分析的研究和广泛应用起到了重要推动作用。

吴定良先生既重视统计理论与方法研究，更强调理论联系实际、解决实际问题。作为我国第一代统计学家，不仅在相关分析和人体测量方面作出了有重大国际影响的工作，而且还将统计学方法应用于人类学、考古学、法医学等多个领域，实际解决了一系列重大问题，在国际统计学界和人类学界产生重大影响。

1935 年，吴定良受到祖国召唤，毅然回到当时贫穷的祖国，致力于祖国的科研和教育事业。他在浙江大学成立了人类学系与人类学研究所并任系主任兼所长，并入复旦大学生物学系后任人类学教研室主任，讲授体质人类学、古人类学、人体形态学、生物统计学等专业课程。20 世纪 50 年代吴定良又开始了对人类工效学这一新领域的探索，为我国的人类学事业做出了突出贡献。

五、相关分析的 SPSS 实现

【实操 6-2】线性相关分析实操

【实操 6-2】 数据文件 diabetes.sav 提供了糖尿病患者血糖相关因素研究中患者的血糖和糖化血红蛋白。试利用 SPSS 分析血糖与糖化血红蛋白的相关性。

（1）双变量正态分布检验：单击菜单 Analyze→Regression→Linear 打开对话框，参考图 6-6 设置因变量和自变量分别为血糖 GLU 和糖化血红蛋白 HbA1c。单击 Save 按钮打开对话框，勾选 Residuals 区域的 Unstandardized 表示保存未标准化的残差。执行后在数据文件中新增变量 RES_1。利用 Explore 菜单对自变量 HbA1c 和残差变量 RES_1 进行正态性检验，结果如图 6-17 所示。

Tests of Normality

	Kolmogorov-Smirnov[a]			Shapiro-Wilk		
	Statistic	df	Sig.	Statistic	df	Sig.
糖化血红蛋白(%)	0.059	92	0.200*	0.972	92	0.047
Unstandardized Residual	0.073	92	0.200*	0.969	92	0.027

*. This is a lower bound of the true significance.

a. Lilliefors Significance Correction

图 6-17 自变量和残差的正态性检验结果

结果显示，糖化血红蛋白和血糖与糖化血红蛋白的回归残差均服从正态分布（P 值均大于 0.200），可以认为血糖与糖化血红蛋白服从双变量正态分布。

（2）相关分析：单击菜单 Analyze→Correlate→Bivariate 打开对话框，参考图 6-18 设置分析相关性的变量血糖 GLU 和糖化血红蛋白 HbA1c。默认勾选 Pearson 表示计算 Pearson 积矩相关系数，勾选 Spearman 则可以计算 Spearman 秩相关系数。单击 Confidence interval 按钮，在打开对话框中勾选计算置信区间。最后的输出结果如图 6-19 和图 6-20 所示。

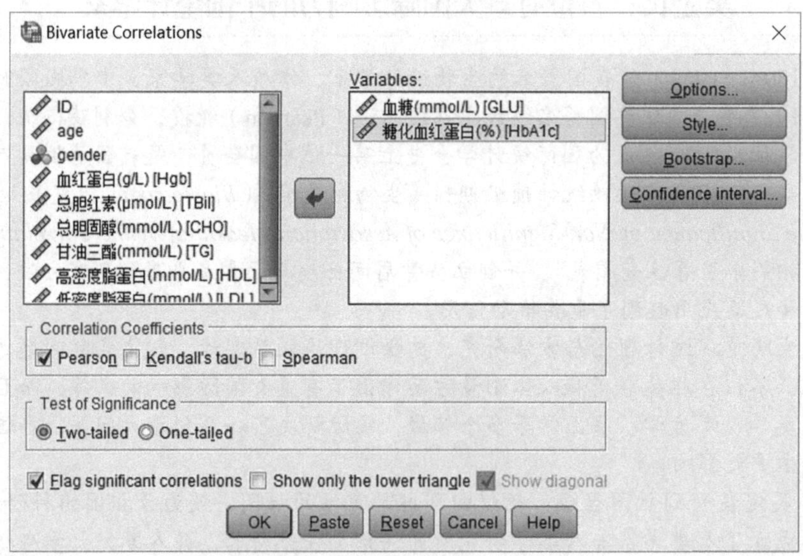

图 6-18 双变量相关分析对话框

从图 6-19 和图 6-20 可知，血糖与糖化血红蛋白的 Pearson 相关系数为 0.769，$P<0.001$，在 $\alpha=0.05$ 的检验水准下相关系数有统计学意义，可以认为血糖与糖化血红蛋白之间存在直线相关关系。总体相关系数的 95% 置信区间为（0.669，0.841）。

Correlations

		血糖(mmol/L)	糖化血红蛋白(%)
血糖(mmol/L)	Pearson Correlation	1	0.769**
	Sig. (2-tailed)		<0.001
	N	92	92
糖化血红蛋白(%)	Pearson Correlation	0.769**	1
	Sig. (2-tailed)	<0.001	
	N	92	92

**. Correlation is significant at the 0.01 level (2-tailed).

图 6-19 Pearson 相关分析的结果

Confidence Intervals

	Pearson Correlation	Sig. (2-tailed)	95% Confidence Intervals (2-tailed)[a]	
			Lower	Upper
血糖(mmol/L) - 糖化血红蛋白(%)	0.769	<0.001	0.669	0.841

a. Estimation is based on Fisher's r-to-z transformation.

图 6-20 Pearson 相关系数的置信区间

SPSS 27 之前的版本中，在图 6-18 的对话框中可能没有 Confidence interval 按钮，此时可以手工计算置信区间；也可以单击对话框中的 Bootstrap 按钮，在图 6-21 所示对话框中勾选 Perform bootstrapping，利用 Bootstrap 重采样方法（图 6-21 中设置重采样 1000 次）获得置信区间为 (0.685, 0.836)，如图 6-22 所示（注：由于使用了随机重采样，因此每次运行的结果可能会略有不同）。

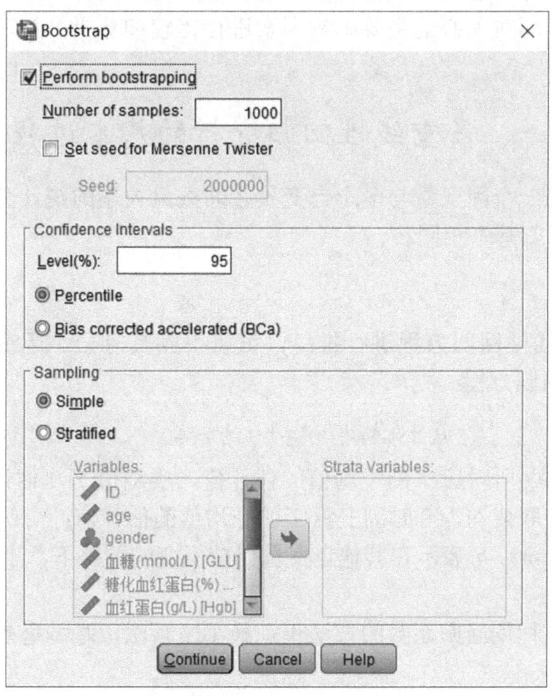

图 6-21 Bootstrap 对话框

Correlations

				血糖(mmol/L)	糖化血红蛋白(%)
血糖(mmol/L)	Pearson Correlation			1	0.769**
	Sig. (2-tailed)				<0.001
	N			92	92
	Bootstrap[b]	Bias		0	0.000
		Std. Error		0	0.037
		95% Confidence Interval	Lower	1	0.685
			Upper	1	0.836
糖化血红蛋白(%)	Pearson Correlation			0.769**	1
	Sig. (2-tailed)			<0.001	
	N			92	92
	Bootstrap[b]	Bias		0.000	0
		Std. Error		0.037	0
		95% Confidence Interval	Lower	0.685	1
			Upper	0.836	1

**. Correlation is significant at the 0.01 level (2-tailed).

b. Unless otherwise noted, bootstrap results are based on 1000 bootstrap samples

图 6-22　利用 Bootstrap 方法获得 Pearson 相关系数的置信区间

第三节　多重线性回归

在医学研究中，某个观察指标往往受多个因素的影响。如果该指标（因变量）与这些因素（自变量）数值上存在线性关系，则可以用多重线性回归（multiple linear regression）方法分析一个因变量与多个自变量之间的数量关系。

多重线性回归的应用场景主要集中在以下三方面：第一，用于分析某个指标的众多影响因素，从中筛选影响较大或有统计学意义的因素；第二，用于控制对结局可能有影响的混杂因素，如组间不均衡的基线指标，从而对关心的主要影响因素进行比较和分析；第三，利用建立的回归方程进行估计或预测。

一、多重线性回归分析的基本过程

多重线性回归是研究一个因变量与多个自变量之间数量关系的统计分析方法，它的分析思路及应用条件与简单线性回归基本相同。

（一）建立回归方程

将式（6-1）的简单线性回归方程进行推广，可以得到具有一个因变量 Y 和 m 个自变量 X_1，X_2，…，X_m 的多重线性回归方程：

$$\hat{Y}=b_0+b_1X_1+b_2X_2+\cdots+b_mX_m \tag{6-22}$$

式中 $\hat{Y}$ 是一组 $X_1, X_2, \cdots, X_m$ 所对应 Y 的平均值的估计值，实测值 Y 与估计值 $\hat{Y}$ 之差为残差。b_0 为常数项，表示所有自变量取值均为 0 时因变量 Y 的平均值的估计值；$b_1, b_2, \cdots, b_m$ 称为偏回归系数（partial regression coefficient），b_i 表示在其他自变量保持不变的前提下，自变量 X_i 每改变一个单位，Y 的平均值改变的估计值。

确定多重线性回归方程偏回归系数的方法也是最小二乘法，基本思想和计算步骤与建立简单线性回归方程相同。

（二）回归方程的假设检验

计算出回归方程的各偏回归系数后，需要对建立的回归方程进行整个方程统计学意义的假设检验，还需对每个自变量的偏回归系数作假设检验，并评价方程的拟合效果和各自变量的作用大小。

对回归方程的假设检验就是判断所有偏回归系数是否都为零，即

H_0: $\beta_1=\beta_2=\cdots=\beta_m=0$，$H_1$: $\beta_1, \beta_2, \cdots, \beta_m$ 不全为 0

通常采用方差分析进行假设检验。计算统计量 F：

$$F=\frac{\mathrm{MS}_{回归}}{\mathrm{MS}_{剩余}}=\frac{\mathrm{SS}_{回归}/m}{\mathrm{SS}_{剩余}/(n-m-1)} \tag{6-23}$$

式中 n 为观察对象数，m 为自变量个数。在无效假设 H_0 成立的前提下，统计量 F 服从自由度为 m 和 $n-m-1$ 的 F 分布。当拒绝无效假设时，建立的多重回归方程有统计学意义。利用方差分析的结果还能计算回归方程的决定系数 $R^2=\mathrm{SS}_{回归}/\mathrm{SS}_{总}$，它表示回归方程中的所有自变量能够解释 Y 的变异的百分比。

多重回归方程有统计学意义并不代表每个自变量都有统计学意义。当需要分析每个自变量对因变量的影响时，还要对每个自变量的偏回归系数是否为零做假设检验，即

$$H_0: \beta_i=0，H_1: \beta_i\neq 0$$

通常采用 t 检验进行判断。计算统计量 t：

$$t=\frac{b_i}{S_{b_i}},\quad \nu=n-m-1 \tag{6-24}$$

式中，S_{b_i} 为样本偏回归系数 b_i 的标准误。在无效假设 H_0 成立的前提下，统计量 t 服从自由度为 $n-m-1$ 的 t 分布。

由于各自变量的单位、数量级及离散程度不同，不能通过偏回归系数直接比较自变量对因变量的贡献，因此需要对自变量 X_i 的偏回归系数 b_i 进行标准化，得到标准化回归系数 b_i'。对偏回归系数进行标准化的公式为

$$b_i'=b_i\times\frac{S_i}{S_Y} \tag{6-25}$$

式中，S_Y 和 S_i 分别为因变量 Y 和自变量 X_i 的标准差。标准化回归系数越大，说明相应自变量对因变量的影响越大，对因变量变异的贡献越大。如果自变量是分类型变量，标准化回归系数是没有意义的。

【例 6-3】 在糖尿病患者血糖相关因素的研究中，部分患者的血糖及糖化血红蛋白、血红蛋白、总胆固醇和总胆红素测量值如表 6-2 所示。试建立血糖与其他指标的线性回归方程。

表 6-2　16 名糖尿病患者的血糖及糖化血红蛋白、血红蛋白、总胆固醇和总胆红素测量值

患者编号	血糖 Y（mmol/L）	糖化血红蛋白 X_1（%）	血红蛋白 X_2（g/L）	总胆固醇 X_3（mmol/L）	总胆红素 X_4（μmol/L）
1	6.05	5.9	152	3.70	9.63
2	15.75	11.1	157	4.83	24.35
3	9.32	5.8	144	2.38	37.60
4	9.43	9.5	152	3.93	14.41
5	17.67	12.3	141	7.19	21.00
6	7.62	5.8	149	5.24	10.44
7	9.61	7.3	152	3.68	8.81
8	10.76	10.1	113	5.18	7.72

续表

患者编号	血糖 Y（mmol/L）	糖化血红蛋白 X_1（%）	血红蛋白 X_2（g/L）	总胆固醇 X_3（mmol/L）	总胆红素 X_4（μmol/L）
9	15.82	11.0	118	2.78	12.27
10	8.78	9.9	89	5.24	8.18
11	6.74	6.9	123	3.57	11.07
12	6.94	5.9	157	3.55	24.00
13	8.61	7.3	146	4.59	20.61
14	13.38	8.8	138	4.75	12.12
15	7.90	8.3	120	3.25	7.95
16	11.13	10.8	140	2.18	12.95

由于手工进行多重线性回归的计算过程复杂，故此处不做详细求解。利用统计软件进行计算得到表 6-3 和表 6-4 的主要结果。

表 6-3 显示，$SS_{总}=187.173$，$SS_{回归}=150.165$，$SS_{残差}=37.008$。经方差分析，$F=11.158$，$P=0.001<0.05$，回归方程有统计学意义。

表 6-3　多重线性回归的方差分析表

变异来源	平方和	自由度	均方差	F	P
回归	150.165	4	37.541	11.158	0.001
残差	37.008	11	3.364		
总	187.173	15			

决定系数 $R^2=150.165/187.173=0.802$，表示在血糖的变异中，糖化血红蛋白、血红蛋白、总胆固醇和总胆红素可解释其中的 80.2%。

表 6-4 显示了 4 个自变量的偏回归系数，因此回归方程可写为

$$\hat{Y}=-8.820+1.411X_1+0.031X_2+0.293X_3+0.107X_4$$

表 6-4　多重线性回归的偏回归系数及假设检验

	偏回归系数	标准误	t	P	标准化回归系数
常数项	−8.820	4.781	−1.845	0.092	
X_1	1.411	0.243	5.806	<0.001	0.875
X_2	0.031	0.029	1.064	0.310	0.169
X_3	0.293	0.395	0.741	0.474	0.106
X_4	0.107	0.065	1.648	0.128	0.250

对偏回归系数进行假设检验，只有糖化血红蛋白 X_1 有统计学意义（$P<0.001$），其他因素都没有统计学意义（P 值分别为 0.310，0.474 和 0.128）。从标准化回归系数看，对血糖影响最大的是糖化血红蛋白，其次是总胆红素 X_4 和血红蛋白 X_2，总胆固醇 X_3 的贡献最小。

二、自变量的选择

在多重线性回归方程中需要包含哪些自变量并没有清晰的理论依据，对偏回归系数的假设检验结果仅仅提供了选择自变量某一方面的依据，且该方法还与样本量、检验水准以及自变量之间的关系有关。此外，有些研究出于专业上的考虑，希望建立实际效果最佳的回归方程。因此，需要对自变量进行选择，以达到满意的多重线性回归效果。

（一）逐步回归法

逐步回归法根据对自变量偏回归系数的假设检验结果，每一步只引入一个对因变量作用最大的自变量，或剔除一个对因变量作用最小的自变量，通过多步引入和剔除得到最后的最佳回归结果。根据引入变量的顺序不同，逐步回归法分为前进法、后退法和逐步法。

1. 前进法　前进法（forward）将自变量逐一引入方程，直到有统计学意义的自变量全部引入方程中。具体实现时，建立因变量 Y 与每个自变量的线性回归方程，把对因变量影响最大（通常以自变量对应的 P 值衡量）且有统计学意义的自变量 X^* 引入方程。在剩下的自变量中，分别建立 Y 与 X^* 和每个自变量的回归方程，并将对因变量影响最大且有统计学意义的自变量引入方程。以同样的方式进行下去，直至没有可引入的自变量。

前进法在选择自变量时，仅在某自变量引入方程时考察其是否有统计学意义，并不考虑之后新引入的自变量对该变量的影响。

2. 后退法　后退法（backward）将所有自变量先引入方程，然后逐个剔除无统计学意义的变量。具体实现时，建立因变量 Y 与所有自变量的线性回归方程，把对因变量影响最小且无统计学意义的自变量从方程中剔除。重新建立 Y 与剩下自变量的回归方程，并将对因变量影响最小且无统计学意义的自变量从方程中剔除。以同样的方式进行下去，直至没有可以剔除的自变量。

后退法在剔除自变量时，仅在剔除某自变量时考察其是否有统计学意义，并不考虑剔除其他自变量后该自变量是否还有可能再次引入方程。

3. 逐步法　逐步法（stepwise）综合了前进法和后退法的思想，是一种双向选择方法。它在利用前进法将自变量逐一引入方程的同时，考察方程中的其他自变量是否仍有统计学意义，并利用后退法的思想剔除自变量，直到既没有自变量需要引入方程，也没有自变量需要从方程中剔除为止。

在设置引入或剔除自变量的标准时，可以设定相同或不同的检验水准 α 来判断自变量是否有统计学意义。一般将 α 值设定为 0.05，样本较少时可以设为 0.10。α 值越小，选择自变量的标准越严，入选自变量的数目也相对越小。需要注意的是，如果设置剔除标准与引入标准不同，则剔除时的 α 值不应小于引入时的 α 值。

【例 6-4】　对例 6-3 的数据利用逐步法选择自变量并建立回归方程。

分别采用前进法和后退法选择保留在方程中的自变量，设置引入时的 $\alpha=0.05$，剔除时的 $\alpha=0.10$。利用统计软件计算得到的结果整理后见表 6-5 和表 6-6。

表 6-5　前进法选择自变量的结果

模型（步骤）	引入变量	剩余自变量对应的 P 值				R^2
		X_1	X_2	X_3	X_4	
0		<0.001	0.951	0.172	0.469	
1	X_1		0.073	0.590	0.036	0.674
2	X_4		0.277	0.432		0.770

在表 6-5 所示前进法中，糖化血红蛋白 X_1（$P<0.001$）和总胆红素 X_4（$P=0.036$）被先后引入方程，剩余的自变量血红蛋白 X_2 和总胆固醇 X_3 均无统计学意义，不能引入方程，自变量选择过程结束。

表 6-6　后退法选择自变量的结果

步骤	剔除变量	剩余自变量对应的 P 值				R^2	校正的 R^2
		X_1	X_2	X_3	X_4		
0		<0.001	0.310	0.474	0.128	0.802	0.730

续表

步骤	剔除变量	剩余自变量对应的 P 值				R^2	校正的 R^2
		X_1	X_2	X_3	X_4		
1	X_3	<0.001	0.277		0.132	0.792	0.741
2	X_2	<0.001			0.036	0.770	0.735

在表 6-6 所示的后退法中，总胆固醇 X_3（P=0.474）和血红蛋白 X_2（P=0.227）被先后从方程中剔除，剩余的自变量糖化血红蛋白 X_1 和总胆红素 X_4 均有统计学意义，不能从方程中剔除，自变量选择过程结束。

由于利用前进法引入自变量的过程中没有变量需要从方程中剔除，因此本例前进法与逐步法的自变量选择过程相同。最后方程中回归系数及其假设检验结果见表 6-7。

表 6-7　多重逐步线性回归的偏回归系数及假设检验

	偏回归系数	标准误	t	P	标准化回归系数
常数项	−3.598	2.200	−1.635	0.126	
X_1	1.393	0.217	6.431	<0.001	0.864
X_4	0.134	0.058	2.334	0.036	0.313

最终的回归方程为 $\hat{Y}=-3.598+1.393X_1+0.134X_4$，糖化血红蛋白（$X_1$）对血糖的贡献大于总胆红素（$X_4$）。

（二）模型最优法

模型最优法是对自变量的各种组合得到的回归方程进行比较，选择各种自变量组合下最优的回归方程。对于“最优”的标准，可以有以下几种选择。

1. 决定系数　回归方程的决定系数 R^2 代表了它的实际效果，可以用来评价回归方程。决定系数越大，相应的方程越优。所以，可以根据包含不同自变量组合的回归方程的决定系数大小来选择适当的自变量。式（6-16）的决定系数计算公式还可以改为

$$R^2=\frac{SS_{回归}}{SS_{总}}=1-\frac{SS_{残差}}{SS_{总}} \tag{6-26}$$

在例 6-4 前进法选择变量的结果（表 6-5）中，方程在只包含糖化血红蛋白时 R^2=0.674，包含糖化血红蛋白和总胆红素时 R^2=0.770，说明包含糖化血红蛋白和总胆红素的回归方程优于只包含糖化血红蛋白的方程。

2. 校正的决定系数　在多重线性回归中，回归模型中的自变量越多，通常 $SS_{残差}$ 就越小，决定系数就会越大。但过多地引入自变量会使模型变得复杂，而决定系数并没有明显改善。因此，要利用自变量数目对决定系数进行校正，并比较校正后的决定系数来决定模型的优劣。校正的决定系数越大，相应的方程越优。对式（6-26）中的 $SS_{残差}$ 和 $SS_{总}$ 除以各自的自由度，就可以得到校正的决定系数：

$$R_{adj}^2=1-\frac{SS_{残差}/(n-m-1)}{SS_{总}/(n-1)}=1-\frac{MS_{残差}}{MS_{总}} \tag{6-27}$$

式中，m 和 n 分别为自变量个数和样本量。在例 6-4 后退法选择变量的结果（表 6-6）中，包含全部 4 个自变量、包含除总胆固醇外的 3 个自变量以及仅包含糖化血红蛋白和总胆红素两个自变量的方程的 R^2 分别为 0.802，0.792 和 0.770，它们相应的校正 R^2 分别为 0.730，0.741 和 0.735。因此，从校正的决定系数判断，同时包含糖化血红蛋白、血红蛋白和总胆红素的方程最优。

3. 赤池信息准则 考虑自变量数目对残差平方和的影响时，还可以计算赤池信息准则（Akaike information criterion，AIC）统计量。AIC 统计量越小，相应的方程越优。

$$\mathrm{AIC}=n\times\ln\left(\frac{\mathrm{SS}_{残差}}{n}\right)+2m \tag{6-28}$$

式中，m 和 n 分别为自变量个数和样本量。式（6-28）是线性回归分析中 AIC 的常用形式。在例 6-4 后退法选择变量时，包含全部 4 个自变量、包含除总胆固醇外的 3 个自变量以及仅包含糖化血红蛋白和总胆红素两个自变量的方程的 AIC 统计量分别为 21.4，20.2 和 19.8。因此，从 AIC 统计量判断，仅包含糖化血红蛋白和总胆红素的方程最优。

三、应用多重线性回归的注意事项

在进行多重线性回归分析时，要满足一般线性回归的应用条件，即因变量与自变量之间存在线性趋势、个体观察值之间具有独立性、给定 X 所对应的 Y 服从正态分布以及不同 X 取值所对应 Y 的方差相等。针对具有多个自变量的多重线性回归分析，还需要注意以下事项。

1. 多重共线性问题 多重线性回归分析建立因变量对多个自变量的回归方程，而这些自变量之间可能也存在线性关系，则称这些自变量之间存在多重共线性（multicollinearity）。自变量之间存在共线性表现为回归系数的估计值极不稳定且标准误非常大，某个自变量被引入方程或从方程中剔除从专业上无法解释，整个方程有统计学意义（$P<0.05$）但各自变量的偏回归系数均无统计学意义（$P>0.05$），偏回归系数的大小甚至符号与实际情况相违背而难以解释等。

要识别自变量之间是否存在多重共线性，可以建立以一个自变量 X_i 为因变量、其余自变量为自变量的方程，如果方程的决定系数很大（如大于 0.9），则提示自变量 X_i 与其他自变量存在多重共线性。

建立回归方程时对自变量进行前进法或逐步法筛选，可以在一定程度上消除多重共线性。此外，可以剔除造成共线性的自变量不使其参与回归，或将具有共线性的自变量进行线性组合（如进行主成分分析），将它们以线性组合的形式代入方程进行回归。

2. 基于逐步回归法选择自变量 利用逐步回归法选择自变量后，可以认为保留在最终模型中的自变量与因变量有关，但是未引入方程的自变量未必与因变量无关或没有统计学意义，可能这些自变量受到其他自变量的影响而没有被作为主要的影响因素被引入方程。此外，自变量是否被引入方程还与设定的检验水准有关。

不同的逐步回归方法选择的自变量也可能不同。前进法、后退法和逐步法选择自变量的侧重点有所不同。当自变量之间不存在明显相关时，三种方法的选择结果一致；而当自变量之间存在一定的相关性时，前进法会向模型中引入单独作用较强的自变量并且自动去掉高度相关的自变量，后退法则向模型中引入联合作用较强的自变量。

选择自变量还需结合专业知识和研究目的，不能盲目相信逐步回归法选择的变量。此外，自变量的选择结果不符合专业知识时，要从统计学和专业两方面寻找原因。

3. 回归分析所需样本量 对于线性回归分析来说，方程是在大样本的基础上建立起来的，因此要求有足够的样本量以保证建立的回归方程的稳定性。引入方程的自变量越多，所需样本量越大。一般认为样本量是自变量个数的 10～20 倍。

当计划分析的自变量较多而又不能保证足够样本量时，可以对自变量进行预分析和预筛选。如建立因变量与每个自变量的回归方程，或计算因变量与每个自变量的相关系数，筛选掉回归方程无统计学意义或相关系数很小的自变量，再用剩余的少量自变量进行回归。一般预筛选自变量时设定的检验水准值较大，如设为 0.10 或 0.20。还可以对一些相关的自变量进行线性组合，组合结果作为一个自变量参与回归分析，从而减少总的自变量的数目。

四、多重线性回归的 SPSS 实现

【实操 6-3】多重线性回归分析实操

【实操 6-3】 数据文件 diabetes.sav 提供了糖尿病患者血糖相关因素研究中患者的血糖及糖化血红蛋白、血红蛋白、总胆固醇和总胆红素。试利用 SPSS 建立血糖与其他指标的线性回归方程。

单击菜单 Analyze→Regression→Linear 打开对话框，参考图 6-23 设置因变量和自变量分别为血糖 GLU 和其他变量，选择自变量的方法是逐步法（stepwise）。单击 Statistics 按钮打开对话框，参考图 6-24 勾选 Collinearity diagnostics 诊断共线性，勾选 Durbin-Watson 判断数据独立性，勾选 Casewise diagnostics 识别强影响点。单击 Plots 按钮打开对话框，参考图 6-11 设置绘制残差散点图。最后主要的输出结果如图 6-25～图 6-29 所示。

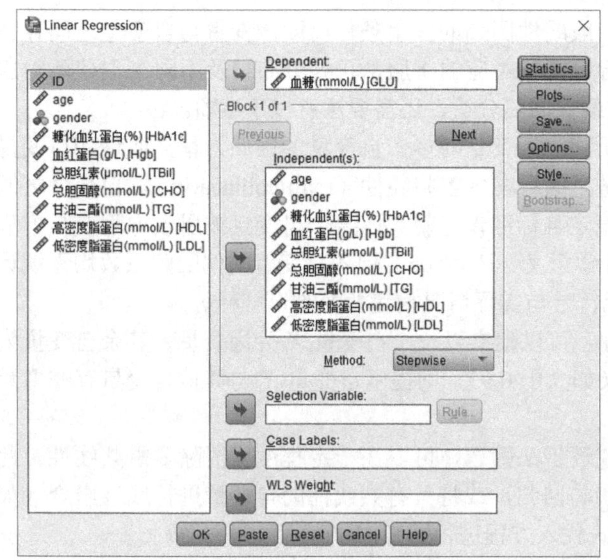

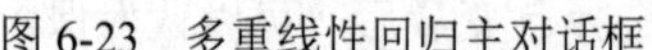
图 6-23 多重线性回归主对话框

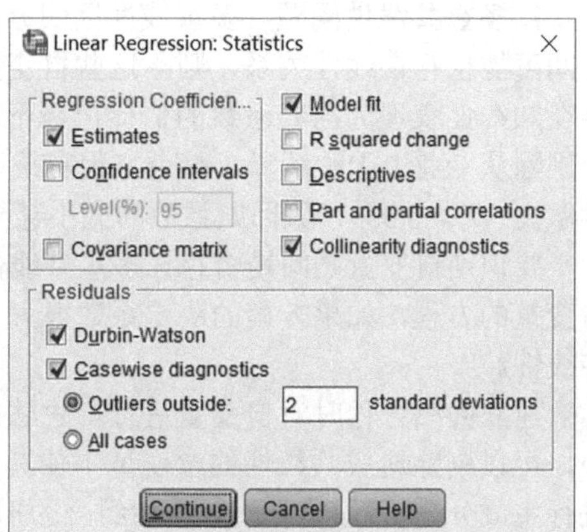

图 6-24 多重线性回归的诊断设置

从图 6-25 可知，逐步回归共进行了 3 步，每步引入一个自变量 [分别是糖化血红蛋白（HbAlc）、甘油三酯（TG）和总胆红素（TBIL）]，没有剔除已经在方程中的自变量。

Variables Entered/Removed[a]

Model	Variables Entered	Variables Removed	Method
1	糖化血红蛋白(%)	.	Stepwise (Criteria: Probability-of-F-to-enter <= 0.050, Probability-of-F-to-remove >= 0.100).
2	甘油三酯(mmol/L)	.	Stepwise (Criteria: Probability-of-F-to-enter <= 0.050, Probability-of-F-to-remove >= 0.100).
3	总胆红素(μmol/L)	.	Stepwise (Criteria: Probability-of-F-to-enter <= 0.050, Probability-of-F-to-remove >= 0.100).

a. Dependent Variable: 血糖(mmol/L)

图 6-25 逐步回归引入/剔除变量的步骤

在逐步回归第三步建立了最终的回归方程，图 6-26 的方差分析结果显示，统计量 F=58.322，P<0.001，在 α=0.05 检验水准下，可以认为血糖与糖化血红蛋白、甘油三酯和总胆红素之间存在线性回归关系。

图 6-27 显示了逐步回归每一步得到的自变量的偏回归系数。在最后一步中可得回归方程为 $\hat{Y}=-0.947+1.081\times\text{HbA1c}+0.390\times\text{TG}+0.056\times\text{TBIL}$，糖化血红蛋白的标准化回归系数（0.684）最大，说明糖化血红蛋白对血糖的贡献最大。

ANOVA[a]

Model		Sum of Squares	df	Mean Square	F	Sig.
1	Regression	463.030	1	463.030	129.975	<0.001[b]
	Residual	320.621	90	3.562		
	Total	783.651	91			
2	Regression	508.513	2	254.256	82.245	<0.001[c]
	Residual	275.139	89	3.091		
	Total	783.651	91			
3	Regression	521.408	3	173.803	58.322	<0.001[d]
	Residual	262.243	88	2.980		
	Total	783.651	91			

a. Dependent Variable: 血糖(mmol/L)

b. Predictors: (Constant), 糖化血红蛋白(%)

c. Predictors: (Constant), 糖化血红蛋白(%), 甘油三酯(mmol/L)

d. Predictors: (Constant), 糖化血红蛋白(%), 甘油三酯(mmol/L), 总胆红素(μmol/L)

图 6-26 逐步回归每一步的方差分析结果

Coefficients[a]

Model		Unstandardized Coefficients B	Unstandardized Coefficients Std. Error	Standardized Coefficients Beta	t	Sig.	Collinearity Statistics Tolerance	Collinearity Statistics VIF
1	(Constant)	-0.534	0.937		-0.570	0.570		
	糖化血红蛋白(%)	1.214	0.107	0.769	11.401	<0.001	1.000	1.000
2	(Constant)	0.022	0.885		0.024	0.981		
	糖化血红蛋白(%)	1.043	0.109	0.660	9.578	<0.001	0.831	1.204
	甘油三酯(mmol/L)	0.430	0.112	0.264	3.836	<0.001	0.831	1.204
3	(Constant)	-0.947	0.986		-0.961	0.339		
	糖化血红蛋白(%)	1.081	0.108	0.684	9.967	<0.001	0.808	1.238
	甘油三酯(mmol/L)	0.390	0.112	0.240	3.500	<0.001	0.807	1.239
	总胆红素(μmol/L)	0.056	0.027	0.131	2.080	0.040	0.960	1.041

a. Dependent Variable: 血糖(mmol/L)

图 6-27 逐步回归每一步的回归方程系数

图 6-27 最右两列提供了诊断共线性的容忍度（tolerance）和方差膨胀因子（variance inflation factor，VIF）统计量。VIF 等于容忍度的倒数，容忍度等于 1 减去以该自变量为因变量、其余自变量为自变量的方程的决定系数。容忍度小于 0.1（即相应决定系数大于 0.9）、VIF＞10 提示存在多重共线性，容忍度越小、VIF 越大，共线性越严重。本例中，3 个自变量的容忍度分别为 0.808，0.807 和 0.960，均大于 0.1，因此不认为存在共线性。

从图 6-28 可知，仅包含糖化血红蛋白的回归方程的决定系数 R^2=0.591，引入甘油三酯后 R^2 提高到 0.649，最后一步引入总胆红素后 R^2 提高到 0.665，表示在血糖的变异中有 66.5% 可由糖化血红蛋白、甘油三酯和总胆红素来解释。校正 R^2=0.654，也大于前两步方程的校正 R^2（0.586 和 0.641），可以认为最后一个方程是最优方程。

Model Summary[d]

Model	R	R Square	Adjusted R Square	Std. Error of the Estimate	Durbin-Watson
1	0.769[a]	0.591	0.586	1.88745	
2	0.806[b]	0.649	0.641	1.75825	
3	0.816[c]	0.665	0.654	1.72628	2.377

a. Predictors: (Constant), 糖化血红蛋白(%)

b. Predictors: (Constant), 糖化血红蛋白(%), 甘油三酯(mmol/L)

c. Predictors: (Constant), 糖化血红蛋白(%), 甘油三酯(mmol/L), 总胆红素(μmol/L)

d. Dependent Variable: 血糖(mmol/L)

图 6-28 逐步回归每一步的模型摘要

图 6-28 最右一列的独立性检验结果显示，Durbin-Watson 统计量等于 2.377，在 1.5～2.5 的范围内（即认为在 2 附近），因此可以认为资料满足独立性要求。

图 6-29 是添加了残差 $e=0$ 及 $e=\pm 2$ 水平线的残差散点图。对照图 6-2 给出的典型残差散点图，未发现残差散点具有非线性趋势以及残差随估计值增大而增大的趋势，因此认为资料满足线性和方差齐性要求。从图 6-29 也可以看出，只有一条记录的标准化残差略大于 2，因此可以认为数据中没有强影响点。

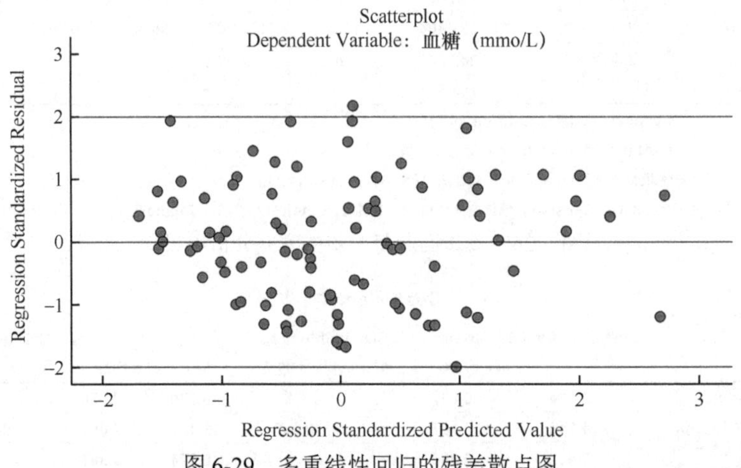

图 6-29　多重线性回归的残差散点图

第四节　逻辑斯谛（logistic）回归分析

线性回归分析要求因变量为连续型随机变量，自变量与因变量之间存在线性关系。但在医学研究中经常会遇到因变量是分类变量的情况，特别是二分类变量，如是否患病、是否复发、良性或恶性等。此时不能再使用线性回归方法进行分析，而是需要利用 logistic 回归来解决这类问题。

与线性回归类似，logistic 回归的应用也集中在筛选影响因素、校正混杂因素和预测与判别三方面。例如希望从性别、年龄、婚姻状况、宗教信仰、受教育程度、职业状况、个人收入、精神疾病家族史等因素中筛选出抑郁症发生的影响因素；在研究血脂水平与冠心病关系时控制研究对象的年龄、性别等可能对血脂水平与冠心病的关系产生影响的混杂因素；根据回归方程预测某人发生某疾病的概率等。

logistic 回归研究某个事件的发生与影响因素之间的非线性关系。根据结果变量取值的个数以及结果各水平之间的关系，logistic 回归分为二分类 logistic 回归、无序多分类 logistic 回归和有序多分类 logistic 回归。本章介绍二分类 logistic 回归，其他 logistic 回归方法都是基于二分类 logistic 回归的，限于篇幅不再讲解。

一、logistic 回归模型

logistic 回归模型是一种概率模型，它研究某个事件（因变量、反应变量）发生的概率与多个影响因素（自变量、解释变量）之间的非线性回归关系。以 Y 表示事件，它有两种结果即发生和未发生，如患病与未患病、肿瘤为良性与恶性，则可用 $Y=1$ 表示发生事件，$Y=0$ 表示未发生事件。

假设可能对 Y 有影响的 m 个自变量为 $X_1, X_2, \cdots, X_m$，在 m 个自变量的作用下发生事件的概率记为 P，则 logistic 回归模型定义为

$$P=\frac{1}{1+\exp[-(\beta_0+\beta_1X_1+\beta_2X_2+\cdots+\beta_mX_m)]} \tag{6-29}$$

式中，β_0 为常数项，$\beta_1, \beta_2, \cdots, \beta_m$ 为回归系数。如果令 $Z=\beta_0+\beta_1X_1+\beta_2X_2+\cdots+\beta_mX_m$，则 Z 与 P 之间的函数关系如图 6-30 所示。

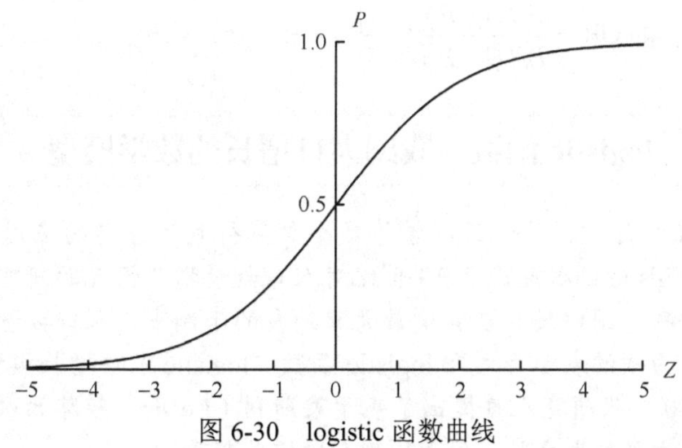

图 6-30　logistic 函数曲线

从图 6-30 可以看出，Z（即 $X_1, X_2, \cdots, X_m$ 的线性组合）可在任意范围内变化，当 Z 趋近于正无穷时 P 趋近于 1，Z 趋近于负无穷时 P 趋近于 0，因此 P 在 0～1 的范围内变化，与其概率的性质相吻合。

将式（6-29）改写为

$$\ln\frac{P}{1-P}=\beta_0+\beta_1X_1+\beta_2X_2+\cdots+\beta_mX_m \tag{6-30}$$

此时 logistic 回归模型等号右边变为线性形式，等号左边的 $\ln\frac{P}{1-P}$ 称为 P 的 logit 变换（logit$P$），事件发生与不发生的概率之比 $\frac{P}{1-P}$ 称为事件发生的优势（odds）。常数项 β_0 表示自变量取值全为 0 时，事件发生的优势的自然对数。回归系数 β_i 表示在其他自变量保持不变的情况下，自变量 X_i 改变一个单位时 $\ln\frac{P}{1-P}$ 的改变量。假设 X_i 的取值从 X_i^0 改变为 $X_i^1=X_i^0+1$，相应的事件发生概率分别为 P_0 和 P_1，则对应式（6-30）有

$$\ln\frac{P_0}{1-P_0}=\beta_0+\beta_iX_i^0+\sum_{j\neq i}\beta_jX_j,\quad \ln\frac{P_1}{1-P_1}=\beta_0+\beta_iX_i^1+\sum_{j\neq i}\beta_jX_j$$

两式相减得

$$\ln\frac{P_1}{1-P_1}-\ln\frac{P_0}{1-P_0}=\left(\beta_0+\beta_iX_i^1+\sum_{j\neq i}\beta_jX_j\right)-\left(\beta_0+\beta_iX_i^0+\sum_{j\neq i}\beta_jX_j\right)$$

即

$$\ln\frac{P_1/(1-P_1)}{P_0/(1-P_0)}=\beta_iX_i^1-\beta_iX_i^0=\beta_i\left(X_i^1-X_i^0\right)=\beta_i,\quad \frac{P_1/(1-P_1)}{P_0/(1-P_0)}=\exp(\beta_i)$$

在流行病学研究中，将两个事件发生的优势之比称为优势比（odds ratio，OR）。因此，若影响因素 X_i 赋值为 $X_i=1$ 表示暴露，$X_i=0$ 表示未暴露，则暴露和未暴露 X_i 时事件发生的优势比 $OR_i=\exp(\beta_i)$。当 $\beta_i=0$ 时，$OR_i=1$，表示因素 X_i 对事件是否发生没有影响；当 $\beta_i>0$ 时，$OR_i>1$，表示因素 X_i 对事件发生有促进作用；当 $\beta_i<0$ 时，$OR_i<1$，表示因素 X_i 对事件发生有抑制作用。在有多个因素（自变量）的 logistic 回归模型中，由于因素 X 的优势比 OR 在计算时校正了其他因素对事件发生的影响，因此被称为校正的优势比（adjusted OR）。如果回归模型中只包含因素 X，

则称为原始优势比（original OR）或粗优势比（crude OR）。

对于发生概率很低（<10%）的事件（如恶性肿瘤），优势比可以作为相对危险度（relative risk，RR）的近似估计，即 $\mathrm{OR}=\dfrac{P_1/(1-P_1)}{P_0/(1-P_0)}\approx\dfrac{P_1}{P_0}=\mathrm{RR}$。

logistic 函数与我国人口增长的数学模型

logistic 回归已经在统计学、计量经济学等多个领域得到了普遍的应用，其中的重要思想是使用了 logistic 函数。logistic 函数起源于 19 世纪对人口数量增长情况的研究，即在人口增长指数模型中增加了一个阻力项，用以反映在环境最大容纳量的限制下，人口数量增加会使人口增长阻力越来越大，而这个阻力项的表示形式即 logistic 函数。logistic 人口增长模型仅考虑了环境制约，有其局限性。20 世纪 40 年代研究人员提出了基于莱斯利（Leslie）矩阵的人口增长模型，同时考虑不同年龄别人口的死亡率和生育率，用于预测人口增长趋势。

在我国，研究人员利用 logistic 模型和 Leslie 模型，对全国和区域的人口增长趋势进行了预测研究，为制定国家和地区与人口增长相关的政策提供参考。随着我国经济的迅速发展，城镇化进程的加快、人口结构的变化、人们生育观念的转变、国家人口政策的调整，研究人员又利用性别、地区、城乡、生态环境、经济水平、人口流动等参数改进上述模型，以充分适应我国发展的新形势和新情况。对我国人口增长数学模型的研究不会停顿，越来越复杂和精细、符合我国国情的模型还会不断被提出。

二、logistic 回归模型的参数估计与假设检验

（一）回归方程的参数估计

不同于线性回归利用最小二乘法进行参数估计，logistic 回归采用最大似然（maximum likelihood，ML）法得到 $\beta_1, \beta_2, \cdots, \beta_m$ 的估计值 $b_1, b_2, \cdots, b_m$。其基本思想是先建立一个似然函数或对数似然函数，求使似然函数或对数似然函数达到最大时各参数的取值，这些值称为参数的最大似然估计值。

若观察对象发生事件是相互独立的，则由 n 个观察对象建立的似然函数 L 为

$$L=\prod_{i=1}^{n}P_i^{Y_i}(1-P_i)^{1-Y_i} \tag{6-31}$$

式中，Y_i 表示第 i 个对象是否发生了事件，取值为 1（发生）或 0（未发生）；P_i 为第 i 个对象发生事件的概率。由于式（6-31）中有连乘运算（$\prod$），因此通常将等号两侧分别取自然对数，得到对数似然函数：

$$\ln L=\sum_{i=1}^{n}[Y_i\ln P_i+(1-Y_i)\ln(1-P_i)] \tag{6-32}$$

（二）回归方程的假设检验

要对建立的回归模型进行假设检验，判断整个回归模型是否有统计学意义。检验假设为

H_0: $\beta_1=\beta_2=\cdots=\beta_m=0$，$H_1$: $\beta_1, \beta_2, \cdots, \beta_m$ 不全为 0

最常用的检验方法是似然比（likelihood ratio，LR）检验。它的基本思想是比较两个包含不同数目自变量的回归模型似然函数值的差异。在对整个回归方程进行假设检验时，模型 0 不包含任何自变量，模型 1 包含需要分析的所有 m 个因素，两个模型的似然函数值分别为 L_0 和 L_1，定义似然比检验的统计量为

$$G = -2\ln\frac{L_0}{L_1} = (-2\ln L_0) - (-2\ln L_1) \tag{6-33}$$

当样本量足够大时，统计量 G 近似地服从自由度为 m 的卡方分布。

（三）回归系数的假设检验

对 logistic 回归模型进行假设检验推断回归模型有意义，并不意味着每个回归系数都有意义，因此还需要对回归系数进行假设检验。对 logistic 回归系数进行假设检验的方法包括似然比检验、沃尔德（Wald）检验和计分检验。检验假设为

H_0: $\beta_i=0$，H_1: $\beta_i \neq 0$，$i=1, 2, \cdots, m$

1. 似然比检验　似然比检验除了可以用于回归模型的假设检验，还可以用于模型中参数的假设检验。对回归系数估计值 b_i 做假设检验时，其他因素保持不变，模型 0 不包含自变量 X_i，模型 1 包含自变量 X_i。根据式（6-33）计算检验统计量 G，它服从自由度为 1 的卡方分布。

2. Wald 检验　Wald 检验基于正态分布原理，其检验统计量为

$$Z = \frac{b_i}{S_{b_i}} \quad 或 \quad \chi^2 = \left(\frac{b_i}{S_{b_i}}\right)^2 \tag{6-34}$$

式中，S_{b_i} 是回归系数 b_i 的标准误。在大样本时，统计量 Z 服从标准正态分布，统计量 χ^2 服从自由度为 1 的卡方分布，二者是等价的。利用回归系数 b_i 及其标准误 S_{b_i} 还可以计算 β_i 的 95% 置信区间 $(b_i \pm 1.96 \times S_{b_i})$ 以及相应 OR 值的 95% 置信区间 $\exp(b_i \pm 1.96 \times S_{b_i})$。

3. 计分检验　计分检验的统计量等于对数似然函数的一阶导数乘以信息矩阵，该统计量近似地服从自由度为 1 的卡方分布。

以上三种假设检验方法中，似然比检验基于整个模型的拟合情况进行分析，结果相对稳健、可靠。计分检验在样本量较小时比似然比检验统计量更接近卡方分布，因而犯第一类错误的概率更小。Wald 检验没有考虑各因素的综合作用，比较适合单个自变量的检验，结果略偏于保守。在大样本情况下，三种方法的结果是一致的。

与线性回归类似，由于各自变量的单位、数量级及离散程度不同，不能直接比较回归系数来评价自变量对模型的贡献，因此需要计算回归系数 b 的标准化回归系数 b'：

$$b_i' = b_i \times \frac{S_i}{\pi / \sqrt{3}} = 0.5513 b_i S_i \tag{6-35}$$

式中，S_i 为自变量 X_i 的标准差。标准化回归系数越大，说明相应自变量对因变量的影响越大，对回归模型的贡献越大。如果自变量是分类型变量，标准化回归系数是没有意义的。

【例 6-5】　在药物临床试验中，研究治疗 24 周后甘油三酯异常的影响因素。考虑可能的因素包括患者年龄、性别、药物、剂量、基线血清肌酐和基线甘油三酯，部分数据见表 6-8。

表 6-8　患者治疗后甘油三酯与年龄、性别等因素的部分数据

患者编号	年龄 X_1（岁）	性别 X_2	药物 X_3	剂量 X_4	基线血清肌酐 X_5（μmol/L）	基线甘油三酯 X_6（mmol/L）	甘油三酯异常 Y
1	32	男	A 药	高剂量	92.7	0.93	是
2	36	男	B 药	高剂量	75.0	0.82	否
3	45	女	B 药	常规剂量	85.3	1.18	否
4	38	男	B 药	高剂量	79.3	0.83	是
5	26	男	B 药	高剂量	64.8	0.82	否
6	24	女	A 药	常规剂量	66.3	0.58	否

续表

患者编号	年龄 X_1（岁）	性别 X_2	药物 X_3	剂量 X_4	基线血清肌酐 X_5（μmol/L）	基线甘油三酯 X_6（mmol/L）	甘油三酯异常 Y
7	28	男	B 药	常规剂量	77.4	1.88	否
⋮	⋮	⋮	⋮	⋮	⋮	⋮	⋮

对因变量 Y 和分类型自变量进行编码赋值：

$$Y=\begin{cases}1, & \text{异常},\\ 0, & \text{正常},\end{cases}\quad X_2=\begin{cases}1, & \text{女},\\ 2, & \text{男},\end{cases}\quad X_3=\begin{cases}1, & \text{B药},\\ 0, & \text{A药},\end{cases}\quad X_4=\begin{cases}1, & \text{高剂量},\\ 0, & \text{常规剂量}\end{cases}$$

（1）估计回归系数：利用最大似然法估计 6 个自变量的回归系数及其标准误，列于表 6-9 左侧两列。利用式（6-34）进行回归系数的 Wald 检验的结果列于中间两列。

表 6-9　从例 6-5 部分数据得到的 logistic 回归方程系数

自变量	回归系数	标准误	回归系数的假设检验		OR 及其 95% 置信区间		
			Wald χ^2	P	OR	下限	上限
X_1	0.056	0.028	4.042	0.044	1.058	1.001	1.117
X_2	0.918	0.706	1.691	0.193	2.505	0.628	9.996
X_3	−2.390	0.451	28.084	<0.001	0.092	0.038	0.222
X_4	−0.056	0.437	0.017	0.897	0.945	0.401	2.226
X_5	0.049	0.021	5.357	0.021	1.050	1.007	1.094
X_6	1.307	0.393	11.078	0.001	3.695	1.712	7.978
常数项	−9.564	3.316	8.321	0.004			

（2）回归方程的假设检验：对整个 logistic 回归模型进行假设检验时，模型 0 仅包含常数项 β_0，模型 1 包含表 6-9 中所有自变量和常数项，则有 $-2\ln L_0=209.029$，$-2\ln L_1=143.790$，$G=-2\ln L_0-(-2\ln L_1)=65.239$。统计量 G 服从自由度为 6 的卡方分布，则计算得 $P=3.855\times10^{-12}<0.05$。因此可以认为引入 6 个自变量后模型拟合效果的改善有统计学意义，回归方程有意义。

（3）回归系数的假设检验：利用 Wald 检验对各自变量进行假设检验，自变量 X_1（年龄）、X_3（药物）、X_5（基线血清肌酐）和 X_6（基线甘油三酯）对应的 P 值均小于 0.05，有统计学意义，可以认为它们是治疗 24 周后甘油三酯异常的影响因素。基线甘油三酯的回归系数 1.307>0，说明基线甘油三酯水平越高，治疗 24 周后甘油三酯异常的风险越大；药物的 OR=0.092<1，说明 B 药与 A 药相比，治疗 24 周后甘油三酯异常的风险小。

三、应用 logistic 回归的注意事项

（一）基本应用条件

（1）将要分析其影响因素的结果必须是分类型变量，而不能是连续型变量。如果结果是二分类变量则应使用二分类 logistic 回归；

（2）观察对象之间相互独立，因此 logistic 回归不适用于传染病、遗传性疾病或家族聚集性疾病的发病因素研究；

（3）自变量与 logit$P$ 呈线性关系，其中 P 为结果事件的发生概率；

（4）当对象的观察时间明显不同时，可采用生存分析中的 Cox 比例风险模型分析结果的影响因素（详见第八章第四节）。

（二）回归分析所需样本量

与线性回归类似，logistic 回归模型也是在大样本的基础上建立起来的，因此要求有足够的样本量。在估计 logistic 回归分析所需样本量时，通常根据经验和自变量的数目来确定样本量。为了保证根据样本进行估计得到的模型的稳定性，引入多变量 logistic 回归模型的自变量越多，所需样本量越大。一般认为样本量是自变量个数的 10～20 倍，更严格的要求是二分类结局中每一类的样本例数至少是自变量个数的 10 倍。

当计划分析的自变量较多而又不能保证足够的样本量时，就需要对自变量进行预分析和预筛选，首先过滤掉一部分自变量，再用剩余的少量自变量参与回归分析。通常按照事先确定的检验水准（一般设为 α=0.20），对每个自变量逐一进行分析，将可能有统计学意义的自变量引入 logistic 回归过程，无统计学意义的自变量排除在外，从而确保建立一个稳定且易于解释的 logistic 回归模型。对每个自变量单独进行的分析方法有两类：一类是以结局变量（因变量）为分组因素将样本分为两组，利用 t 检验、秩和检验或卡方检验判断某自变量的组间差异是否有统计学意义；另一类方法是做该自变量与因变量的单因素 logistic 回归，根据该自变量回归系数是否有统计学意义确定是否将其引入多因素 logistic 回归过程。

（三）对自变量的预处理

进行 logistic 回归分析时，因变量必须是分类型变量，自变量可以是连续型变量、有序分类（等级）变量或无序分类变量。对于分类型自变量，需要进行数值编码，同时还可能需要做一些预处理，然后再代入回归过程。对自变量进行预处理的要求和方法见表 6-10。

表 6-10　logistic 回归分析中自变量预处理的要求和方法

自变量类型	处理方法
二分类变量	不做处理
无序分类变量	如果为 k 个类别，则设置 k−1 个哑变量
等级变量	如果各等级之差含义不同、方程中变量不多、样本量足够，建议设置哑变量
连续型变量	通常以原始数值的形式引入模型，也可以根据研究的需要转换为等级变量，设置或不设置哑变量后引入模型

哑变量（dummy variable）也称虚拟变量，用一组二分类的哑变量可以表示一个多类别分类型变量，如可以用 3 个哑变量表示血型这个 4-类别分类变量。哑变量的赋值方法有多种，采用的方法不同，得到的回归方程可能不同，但回归分析的总体结论相同。最常用的哑变量赋值方法是设置参照类的赋值方法。以变量血型为例，可以将 O 型作为参照类别，设置 3 个哑变量 D_1，D_2 和 D_3，它们的取值如表 6-11 所示。

表 6-11　对变量血型设置哑变量的结果

血型	哑变量取值		
	D_1	D_2	D_3
A 型	1	0	0
B 型	0	1	0
AB 型	0	0	1
O 型	0	0	0

在确定参照类别时，所确定的参照类别要有一定的样本量，一般认为参照类别的例数应不少于 30 例。此外，参照类别要有明确含义，否则就失去了参照比较的意义。

（四）自变量的选择

与线性回归类似，进行 logistic 回归时也要对自变量进行选择，以达到满意的回归效果。具体方法包括前进法、后退法和逐步法，其过程与多重线性回归中选择自变量的过程非常相似。不同之处仅在于逐步 logistic 回归采用的是似然比检验、计分检验或 Wald 检验。

虽然利用逐步回归法可以对自变量进行逐一筛选，但是其选择结果仅仅是有统计学意义的自变量，不能代替所研究因素在临床和流行病学方面的意义。因此，根据选择出来的自变量建立的 logistic 回归模型必须能够得到临床和流行病学的合理解释。必要时还可结合专业知识以及经验，将部分重要的自变量强行纳入回归模型中，而对其余的自变量进行选择。

【例 6-6】 对例 6-5 的数据利用前进法似然比检验选择自变量并建立回归方程。

设置自变量引入方程时的 α=0.05，利用统计软件得到的结果整理后见表 6-12。

表 6-12　logistic 回归前进法选择自变量的结果

引入的自变量	回归系数	标准误	回归系数的假设检验		OR 及其 95% 置信区间			标准化回归系数
			Wald χ^2	P	OR	下限	上限	
X_3	−2.442	0.445	30.159	<0.001	0.087	0.036	0.208	
X_6	1.488	0.379	15.418	<0.001	4.427	2.107	9.302	0.525
X_5	0.050	0.019	6.756	0.009	1.051	1.012	1.091	0.316
常数项	−4.266	1.401	9.277	0.004				

在前进法中，药物（X_3）、基线甘油三酯（X_6）和基线血清肌酐（X_5）被先后引入方程，其余自变量未被引入方程。对于连续型自变量基线甘油三酯和基线血清肌酐，它们的标准化回归系数分别为 0.525 和 0.316，基线甘油三酯对患者治疗 24 周后甘油三酯异常的影响大。

（五）回归模型的评价

建立了 logistic 回归模型后，经假设检验可以判断模型是否有统计学意义。除此之外，还应对模型利用原始观察资料的程度（即拟合优度）以及利用模型进行分类（预测）的准确程度进行评价。

1. 模型的拟合优度　所谓模型的拟合优度（goodness of fit）是指根据所建立模型得到的估计值与实测值一致的程度。拟合优度检验的无效假设为回归模型很好地拟合了原始观察资料，检验水准设定为 α=0.20。如果 $P>\alpha$，可以认为该回归模型较好地拟合了原始数据。描述和检验拟合优度的统计量包括 Pearson χ^2 统计量、偏差（deviance）统计量、霍斯默-莱美肖（Hosmer-Lemeshow，H-L）统计量、赤池信息准则等，其中应用最多的是 H-L 统计量。该方法根据模型预测概率的大小将所有观察单位 10 等分（即 10 个组），然后根据每一组中因变量各种取值的实测值与估计值计算统计量，该统计量服从自由度为 8（即组数−2）的卡方分布。

2. 模型的预测能力　如果利用 logistic 模型进行预测或分类，则还可以评价其预测（分类）的准确性。第一类评价方法采用决定系数。决定系数越接近 1，说明模型的分类（预测）能力越强。在 logistic 回归中通常计算 Cox & Snell 决定系数和纳格尔克（Nagelkerke）决定系数。由于它们是基于模型似然值的，不像线性回归中的决定系数基于残差平方和及回归平方和，因此它们也被称为伪决定系数（pseudo R square）。

第二类方法是使用分类表（classification table）。将根据回归模型计算的每个对象发生事件的概率与 0.5 比较，大于或等于 0.5 判为发生事件，否则判为不发生事件。将判别结果与对象的真实类别建立一个 2×2 表，即为分类表。根据分类表计算正确分类（预测）的比例，该值越接近 1 表明模型的分类（预测）能力越强。

第三类方法是利用受试者操作特征（receiver operating characteristic，ROC）曲线。以回归模型计算的概率 P 为检验变量计算 ROC 曲线下面积。ROC 曲线下面积在 0.5～1，越接近 1 表明模型的分类（预测）准确性越高。有关 ROC 曲线下面积的计算方法详见本书第九章第二节。

四、logistic 回归的 SPSS 实现

【实操 6-4】 数据文件 safety.sav 提供了在治疗某疾病的药物临床试验中患者的甘油三酯及可能影响甘油三酯的特征或指标，包括患者的年龄、性别、药物、剂量、基线甘油三酯和基线血清肌酐。试利用 SPSS 分析治疗 24 周后患者甘油三酯异常的影响因素。

【实操 6-4】logistic 回归分析实操

（一）在 SPSS 中实现 logistic 回归

1. 初步的 logistic 回归 单击菜单 Analyze→Regression→Binary Logistic 打开对话框，参考图 6-31 设置因变量为治疗 24 周后甘油三酯是否异常 TG24ab，自变量为年龄、性别、药物、剂量、基线甘油三酯和基线血清肌酐。暂不筛选自变量，即在 Method 处保持 Enter（默认选项）指定所有自变量均进入回归方程。单击 Options 按钮打开对话框，参考图 6-32 设置勾选 Hosmer-Lemeshow goodness-of-fit 表示进行拟合优度检验和 CI for exp(B) 表示显示 OR 值的 95% 置信区间。最后主要的输出结果如图 6-33～图 6-37 所示。

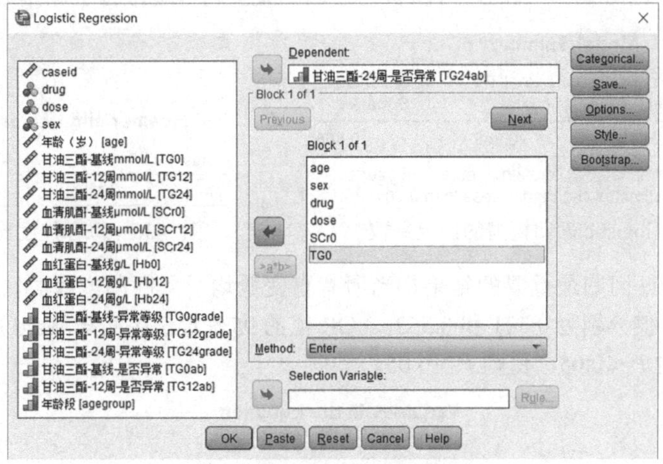

图 6-31　logistic 回归主对话框

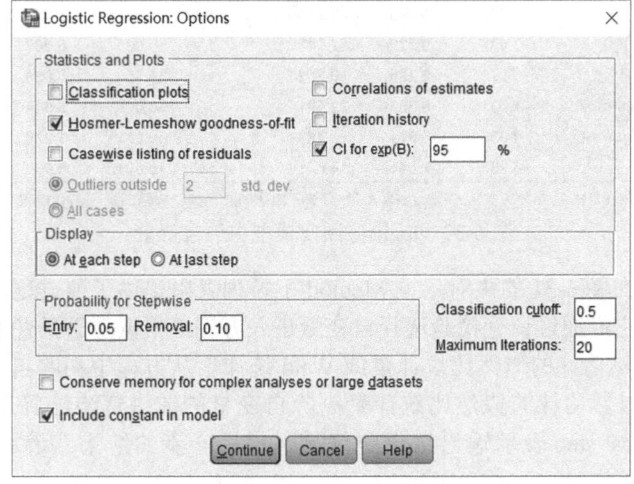

图 6-32　设置 logistic 回归的选项

在 SPSS 中进行 logistic 回归时，系统要对原始数据中因变量的编码进行检查，以保证因变量 Y 的取值是 0 和 1，logistic 回归方程中涉及的概率 P 是因变量 Y=1 的发生概率。如果因变量的取值不是 0 和 1，则要对它重新编码，结果类似于图 6-33。在对 logistic 回归模型进行解释时，要结合图 6-33 的编码结果，以便得到正确、合理的解释。

Dependent Variable Encoding

Original Value	Internal Value
正常	0
异常	1

图 6-33 对原始数据文件中的因变量编码

Omnibus Tests of Model Coefficients

		Chi-square	df	Sig.
Step 1	Step	131.200	6	<0.001
	Block	131.200	6	<0.001
	Model	131.200	6	<0.001

图 6-34 对 logistic 回归模型的假设检验

图 6-34 是对回归方程进行综合检验（omnibus tests）的结果（此处是 Block 1 的结果，Block 0 中不包含任何自变量，结果无实际意义）。Step 表示逐步法选择自变量时所选择自变量的似然比检验结果，Model 表示上一模型与当前模型相比的似然比检验结果。对于 Enter 法，这两个检验的结果相同，即似然比检验的统计量 χ^2=131.200，自由度 v=6，P＜0.001，回归方程有统计学意义。

图 6-35 显示所建 logistic 回归模型的 Cox & Snell 决定系数和 Nagelkerke 决定系数分别为 0.348 和 0.465，初步判断回归模型具有一定的预测能力。Hosmer-Lemeshow 拟合优度检验（图 6-36）H-L 统计量等于 10.424，P=0.237＞0.20，可以认为该回归模型较好地拟合了原始数据。

Model Summary

Step	-2 Log likelihood	Cox & Snell R Square	Nagelkerke R Square
1	292.014[a]	0.348	0.465

a. Estimation terminated at iteration number 5 because parameter estimates changed by less than 0.001.

图 6-35 logistic 回归模型的决定系数

Hosmer and Lemeshow Test

Step	Chi-square	df	Sig.
1	10.424	8	0.237

图 6-36 拟合优度检验的结果

图 6-37 是 logistic 回归最重要的结果。当所有自变量均引入回归方程时，自变量性别和剂量没有统计学意义（P 值分别为 0.331 和 0.553）。OR 值的 95% 置信区间与 Wald 检验的 P 值相对应，置信区间不包含 1 时 P＜0.05，否则 P＞0.05。

Variables in the Equation

		B	S.E.	Wald	df	Sig.	Exp(B)	95% C.I.for EXP(B)	
								Lower	Upper
Step 1[a]	年龄（岁）	0.042	0.020	4.326	1	0.038	1.043	1.002	1.086
	性别	0.669	0.688	0.944	1	0.331	1.952	0.506	7.522
	药物	-2.437	0.322	57.141	1	<0.001	0.087	0.047	0.165
	剂量	-0.176	0.296	0.352	1	0.553	0.839	0.470	1.499
	甘油三酯-基线mmol/L	1.731	0.303	32.591	1	<0.001	5.644	3.116	10.224
	血清肌酐-基线μmol/L	0.035	0.014	6.488	1	0.011	1.036	1.008	1.065
	Constant	-6.286	1.641	14.671	1	<0.001	0.002		

a. Variable(s) entered on step 1: 年龄（岁）, 性别, 药物, 剂量, 甘油三酯-基线mmol/L, 血清肌酐-基线μmol/L.

图 6-37 logistic 回归模型中的自变量

2. 选择自变量 在图 6-31 的主对话框 Method 下拉列表中提供了前进逐步法和后退逐步法两种自变量筛选方法。它们通过计分检验选择自变量进入方程，根据基于条件参数估计的似然比统计量、基于最大偏似然估计的似然比统计量或 Wald 统计量从方程中剔除自变量。选择 Forward: LR 表示基于最大偏似然估计的似然比统计量剔除自变量的前进逐步法筛选自变量。在图 6-32 的对话框中选择 At last step 表示输出结果中仅显示最后一步的结果。最后输出的主要结果如图 6-38～图 6-40 所示。

从图 6-38 可以看出，前进法选择变量一共进行了 4 步，按重要程度将自变量药物、基线甘油三酯、基线血清肌酐和年龄依次引入回归模型。Improvement 下 Chi-square 一列对应每次引入一个新变量时模型似然函数的改变，这些变量引入时 P 值均小于 0.05。Model 下是每次引入一个新变量时模型的似然比检验结果，最后一步似然比检验 $\chi^2=129.827$，$P<0.001$，模型有统计学意义。

Step Summary[a,b]

Step	Improvement Chi-square	df	Sig.	Model Chi-square	df	Sig.	Correct Class %	Variable
1	60.419	1	<0.001	60.419	1	<0.001	71.7%	IN: 药物
2	57.057	1	<0.001	117.476	2	<0.001	76.5%	IN: 甘油三酯-基线mmol/L
3	8.187	1	0.004	125.663	3	<0.001	77.2%	IN: 血清肌酐-基线μmol/L
4	4.164	1	0.041	129.827	4	<0.001	78.2%	IN: 年龄（岁）

a. No more variables can be deleted from or added to the current model.

b. End block: 1

图 6-38 logistic 逐步回归选择自变量摘要

从图 6-39 的结果看，自变量药物、基线甘油三酯、基线血清肌酐和年龄保留在回归模型中，它们各自的 OR 值与图 6-37 中的略有不同，这是因为两个方程中保留的自变量不同。

Variables in the Equation

		B	S.E.	Wald	df	Sig.	Exp(B)	95% C.I.for EXP(B) Lower	Upper
Step 4[a]	年龄（岁）	0.040	0.020	4.064	1	0.044	1.041	1.001	1.083
	药物	-2.437	0.322	57.355	1	<0.001	0.087	0.047	0.164
	甘油三酯-基线mmol/L	1.779	0.302	34.641	1	<0.001	5.923	3.276	10.710
	血清肌酐-基线μmol/L	0.038	0.013	8.716	1	0.003	1.039	1.013	1.066
	Constant	-5.281	1.218	18.814	1	<0.001	0.005		

a. Variable(s) entered on step 4: 年龄（岁）.

图 6-39 前进法最后一步 logistic 回归模型中的自变量

图 6-40 为尚不在模型中的自变量可否引入模型的计分检验结果。第 4 步选择后，自变量性别和剂量的计分检验结果 P 值分别为 0.323 和 0.540，均大于 0.05，故不能引入回归模型。

Variables not in the Equation

			Score	df	Sig.
Step 4	Variables	性别	0.977	1	0.323
		剂量	0.375	1	0.540
	Overall Statistics		1.325	2	0.516

图 6-40 未引入 logistic 方程的自变量

3. 使用有序分类型自变量 在图 6-39 的结果中，年龄的 OR=1.041>1，说明年龄越大治疗 24 周后甘油三酯异常的风险越大，但尚不清楚年龄是如何影响甘油三酯异常的。将年龄划分为三个年龄段，将连续型变量转换为等级数据，并在 logistic 回归中为其设置哑变量，将有助于对结果的解释。

在图 6-31 的 logistic 回归主对话框移出自变量列表中的年龄 age，调入年龄段变量 agegroup。单击 Categorical 按钮打开对话框，参考图 6-41 将自变量列表中的 agegroup 调入右侧，表示为年龄段变量设置哑变量，并以该变量取值最小的类别为参照类（即默认选项 First）。最后输出的主要结果如图 6-42 和图 6-43 所示。

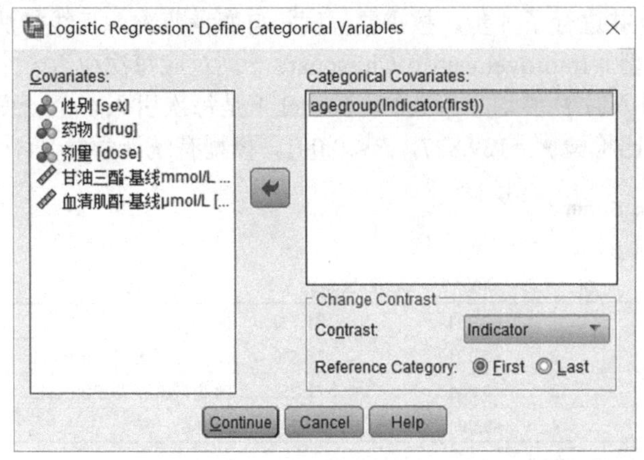

图 6-41　设置哑变量的对话框

Categorical Variables Codings

		Frequency	Parameter coding (1)	(2)
年龄段	< 30	92	0.000	0.000
	30 - 39	165	1.000	0.000
	40+	50	0.000	1.000

图 6-42　为年龄段变量设置哑变量

图 6-42 显示为年龄段变量 agegroup 共设置了两个哑变量 agegroup(1) 和 agegroup(2)。这两个哑变量取值为（0，0）时表示参照类为<30 岁年龄段，取值（1，0）时表示 30～39 岁年龄段，取值（0，1）时表示≥40 岁年龄段。从图 6-43 可知，药物、基线甘油三酯、基线血清肌酐和年龄段均保留在回归模型中。

Variables in the Equation

		B	S.E.	Wald	df	Sig.	Exp(B)	95% C.I.for EXP(B) Lower	Upper
Step 4[a]	药物	-2.452	0.324	57.135	1	<0.001	0.086	0.046	0.163
	甘油三酯-基线mmol/L	1.808	0.303	35.672	1	<0.001	6.100	3.370	11.042
	血清肌酐-基线μmol/L	0.040	0.013	9.167	1	0.002	1.041	1.014	1.068
	年龄段			6.610	2	0.037			
	年龄段(1)	0.249	0.336	0.551	1	0.458	1.283	0.664	2.477
	年龄段(2)	1.181	0.470	6.311	1	0.012	3.257	1.296	8.184
	Constant	-4.374	1.019	18.407	1	<0.001	0.013		

a. Variable(s) entered on step 4: 年龄段.

图 6-43　带哑变量的 logistic 回归模型系数

（二）对各类影响因素的解释

1. 连续型自变量　连续型自变量的回归系数大于 0 表示自变量取值越大事件发生概率越大，该因素即通常所说的危险因素。如基线甘油三酯和基线血清肌酐的回归系数分别为 1.808 和 0.040（均大于 0），表示基线甘油三酯水平和基线血清肌酐水平越高，治疗 24 周后甘油三酯异常的可能性越大，基线甘油三酯水平和基线血清肌酐水平是治疗 24 周后甘油三酯异常的危险因素。

比较连续型自变量对事件发生或回归模型的贡献大小时，需要比较标准化回归系数，或者自变量每改变一个标准差时的 OR 值。利用 Frequency 菜单求得基线甘油三酯和基线血清肌酐的标准差分别为 0.616mmol/L 和 11.514μmol/L，则根据式（6-35）手工计算标准化回归系数分别为 $0.5513\times1.808\times0.616=0.614$ 和 $0.5513\times0.040\times11.514=0.254$，基线甘油三酯对治疗 24 周后甘油三酯异常的作用更大。

基线甘油三酯和基线血清肌酐每改变一个标准差的 OR 值分别为 $\exp(1.808\times0.616)=3.046$ 和 $\exp(0.040\times11.514)=1.585$，也说明基线甘油三酯对治疗 24 周后甘油三酯异常的作用更大。

2. 二分类自变量　二分类变量药物的 OR=0.086，表示药物是治疗 24 周后甘油三酯异常的影响因素，参考对变量药物的编码（1 表示 B 药、0 表示 A 药），治疗服用 B 药 24 周后甘油三酯异常的优势是服用 A 药患者的 8.6%。对该 OR 值取倒数，即 1/0.086=11.63，则说明治疗服用 A 药 24

周后甘油三酯异常的优势是服用 B 药患者的 11.63 倍，即服用 A 药增大了甘油三酯异常的可能性。

3. 多分类自变量　年龄段变量共有 3 个类别（＜30 岁、30～39 岁、≥40 岁），为其设置 2 个哑变量。该变量有统计学意义（P=0.037），说明年龄是治疗 24 周后甘油三酯异常的影响因素。哑变量 agegroup(1) 没有统计学意义（P=0.458，OR=1.283），对照图 6-42 给出的哑变量编码方式，说明年龄为 30～39 岁患者治疗 24 周后甘油三酯异常的优势是年龄＜30 岁患者（参照类别）的 1.283 倍（无统计学意义）。哑变量 agegroup(2) 有统计学意义（P=0.012，OR=3.257，95%CI 1.296～8.184），对照图 6-42 给出的哑变量编码方式，≥40 岁患者治疗 24 周后甘油三酯异常的优势是年龄＜30 岁患者的 3.257 倍。

在图 6-41 的对话框中单击 Last，将 agegroup 取值最大（即年龄≥40 岁）的类别设为参照类。则 SPSS 重新设置年龄的哑变量，如图 6-44 所示。

Categorical Variables Codings

		Frequency	Parameter coding (1)	(2)
年龄段	< 30	92	1.000	0.000
	30 - 39	165	0.000	1.000
	40+	50	0.000	0.000

图 6-44　为年龄段变量重新设置哑变量

图 6-45 是重新进行 logistic 回归的结果。对比图 6-43 和图 6-45 的结果发现，尽管年龄段变量的哑变量设置方式不同，但该变量的检验结果不变（Wald 统计量及 P 值均不变），哑变量 agegroup(1) 和 agegroup(2) 均有统计学意义，说明年龄＜30 岁患者治疗 24 周后甘油三酯异常的风险低于年龄≥40 岁患者（OR=0.307，P=0.012），30～39 岁患者治疗 24 周后甘油三酯异常的风险低于年龄≥40 岁患者（OR=0.394，P=0.028）。可以看出，哑变量 agegroup(1) 的 OR 值（年龄＜30 岁患者 vs. 年龄≥40 岁患者，0.307）与图 6-43 中哑变量 agegroup(2) 的 OR 值（年龄≥40 岁患者 vs. 年龄＜30 岁患者，3.257）是倒数关系。

Variables in the Equation

		B	S.E.	Wald	df	Sig.	Exp(B)	95% C.I.for EXP(B) Lower	Upper
Step 4[a]	药物	-2.452	0.324	57.135	1	<0.001	0.086	0.046	0.163
	甘油三酯-基线mmol/L	1.808	0.303	35.672	1	<0.001	6.100	3.370	11.042
	血清肌酐-基线μmol/L	0.040	0.013	9.167	1	0.002	1.041	1.014	1.068
	年龄段			6.610	2	0.037			
	年龄段(1)	-1.181	0.470	6.311	1	0.012	0.307	0.122	0.771
	年龄段(2)	-0.932	0.425	4.816	1	0.028	0.394	0.171	0.905
	Constant	-3.193	1.009	10.009	1	0.002	0.041		

a. Variable(s) entered on step 4: 年龄段.

图 6-45　重新设置哑变量后的 logistic 回归模型

思　考　题

一、知识梳理（选择题）

1. 在相关分析中，若 P＜0.001，说明要考察的两个变量之间具有非常强的相关性。

A）正确　　　　B）错误

2. 在二分类 logistic 回归分析中，exp(β) 表示因素的相对危险度。

A）正确　　　　B）错误

3. 在线性回归分析中，检查模型适用性的常用手段是考察残差的分布情况。

A）正确　　　　B）错误

4. 在多重线性回归分析中，若要说明哪个自变量对因变量的贡献最大，应该比较的指标是______。

A）复相关系数　　B）决定系数　　C）偏回归系数　　D）标准化回归系数

5. 在线性回归分析中，能够反映回归方程实际应用价值的指标是______。

A）复相关系数　B）决定系数　C）偏回归系数　D）标准化回归系数

6. 对两个变量进行简单线性回归分析，得回归系数 $b=1$，$P<0.05$，说明这两个变量之间存在______。

A）因果关系　B）伴随关系　C）相关关系　D）等价关系

7. logistic 回归分析适用于因变量为______的资料。

A）连续型变量　B）分类变量　C）正态分布　D）任意类型

8. 在进行 logistic 回归分析时，其他条件保持不变，仅将因变量的编码从 0，1 改为 1，0，则所有自变量的回归系数______。

A）不变　B）取相反数

C）变为原系数的 e 倍　D）变为原系数的 1/e 倍

9. 在回归分析中，因变量为具体身高值时，最有可能采用______方法。

A）线性回归　B）logistic 回归　C）Cox 回归　D）以上都不对

10. 等级相关分析适用于______资料。（可多选）

A）偏态分布　B）总体分布未知　C）等级　D）双变量正态分布

11. 关于 logistic 回归分析，以下说法正确的是______。（可多选）

A）结局变量可以是连续型、等级型或二分类型变量

B）自变量可以是连续型、等级型或二分类型变量

C）对无序分类型自变量，必须设置哑变量参加分析

D）某因素的回归系数等于零等价于其 OR 值等于 1

12. 建立简单线性回归方程时，要求______。（可多选）

A）在两个变量中须确定自变量和因变量　B）两个变量都是随机变量

C）因变量是随机的，而自变量是给定的　D）回归系数只能取正值

二、操作分析

1. 收集 18 名大学生毕业成绩（Y）及大学入学考试成绩（X_1）、学习动机测试得分（X_2）以及完成第一年学习后的成绩（X_3），见表 6-13。试分析学生毕业成绩的影响因素。

表 6-13　大学生毕业成绩及其他相关成绩

编号	X_1	X_2	X_3	Y	编号	X_1	X_2	X_3	Y
1	84	70	70	78	10	64	68	68	75
2	64	48	79	65	11	56	88	81	95
3	68	80	91	86	12	68	84	95	96
4	56	84	73	86	13	76	68	91	92
5	88	90	55	88	14	88	40	82	79
6	68	50	66	53	15	52	36	62	55
7	72	36	52	55	16	80	86	72	83
8	76	72	78	70	17	72	76	78	94
9	56	68	73	68	18	64	52	75	78

2. 将 60 名子宫内膜异位症患者随机分配到某治疗药物的常规剂量组、略高剂量组和高剂量组，观察服药 3 个月后患者子宫异常出血（AUB）情况。患者年龄（Age）、服药前卵巢（Ovary）体积增大及子宫（Uterus）体积增大可能影响 AUB，故完成表 6-14 的试验记录。试校正患者年龄、服药前子宫及卵巢大小，分析不同剂量对 AUB 的影响。

表 6-14 子宫异常出血影响因素研究的实验数据

常规剂量组				略高剂量组				高剂量组			
Age	Uterus	Ovary	AUB	Age	Uterus	Ovary	AUB	Age	Uterus	Ovary	AUB
39	增大	正常	有	38	增大	正常	无	31	增大	增大	无
43	增大	正常	有	34	增大	正常	无	29	正常	增大	无
35	增大	正常	有	42	增大	正常	有	43	增大	正常	无
30	增大	增大	有	39	增大	正常	无	30	正常	增大	无
30	正常	正常	有	34	增大	增大	无	33	增大	增大	无
38	增大	正常	有	23	正常	增大	有	37	增大	正常	无
39	增大	正常	有	41	增大	正常	有	30	正常	正常	无
30	增大	正常	有	40	增大	正常	无	44	增大	正常	有
39	增大	正常	有	37	正常	正常	无	37	增大	正常	无
44	增大	正常	有	29	正常	正常	无	43	正常	增大	有
45	增大	增大	无	47	增大	正常	无	28	增大	正常	有
30	增大	正常	无	33	增大	增大	无	38	正常	正常	有
25	增大	增大	有	32	正常	增大	无	37	正常	增大	无
43	增大	正常	有	42	正常	增大	无	43	正常	增大	无
38	增大	正常	有	36	正常	增大	无	43	增大	正常	有
36	增大	增大	无	39	正常	增大	无	45	增大	正常	无
42	增大	正常	无	36	正常	增大	无	31	增大	增大	无
36	增大	增大	无					42	增大	增大	无
33	增大	正常	无					30	正常	增大	无
45	正常	增大	无					44	正常	增大	有
25	增大	增大	无								
34	正常	正常	无								
43	增大	正常	有								

三、综合应用案例

某研究者收集了 68 例健康体检者血清尿酸（UA）数据，以及年龄、性别、体质指数（BMI）、血清肌酐（Cr）、甘油三酯（TG）、高密度脂蛋白（HDL）数据，见表 6-15。

表 6-15 血清尿酸水平的可能影响因素数据（部分）

编号	年龄（岁）	性别	BMI（kg/m^2）	Cr（μmol/L）	TG（mmol/L）	HDL（mmol/L）	UA（μmol/L）
1	50	男	29.1	70	1.60	1.11	191
2	32	男	24.6	63	2.28	0.81	217
3	30	男	20.2	56	1.58	1.19	222
⋮	⋮	⋮	⋮	⋮	⋮	⋮	⋮
66	28	女	20.3	62	1.08	1.18	303
67	41	女	24.0	38	1.54	1.02	311
68	56	女	21.0	37	3.05	1.07	324

欲分析血清尿酸与其他几项指标的关系，有以下两种分析思路和结果：

（1）以血清尿酸为因变量，以年龄、性别、体质指数、血清肌酐、甘油三酯和高密度脂蛋白为自变量进行多重线性回归分析，采用逐步法筛选自变量后，主要结果和残差散点图如图 6-46 和图 6-47 所示。结论：可以认为性别和甘油三酯是血清尿酸的影响因素，且性别的影响更大。

Coefficients[a]

Model		Unstandardized Coefficients		Standardized Coefficients	t	Sig.
		B	Std. Error	Beta		
1	(Constant)	417.806	19.537		21.386	<0.001
	性别	-100.711	13.333	-0.681	-7.553	<0.001
2	(Constant)	377.616	26.265		14.377	<0.001
	性别	-91.992	13.541	-0.622	-6.794	<0.001
	甘油三酯	21.560	9.737	0.203	2.214	0.030

a. Dependent Variable: 血清尿酸

图 6-46 对所有自变量进行逐步筛选后的多重线性回归结果

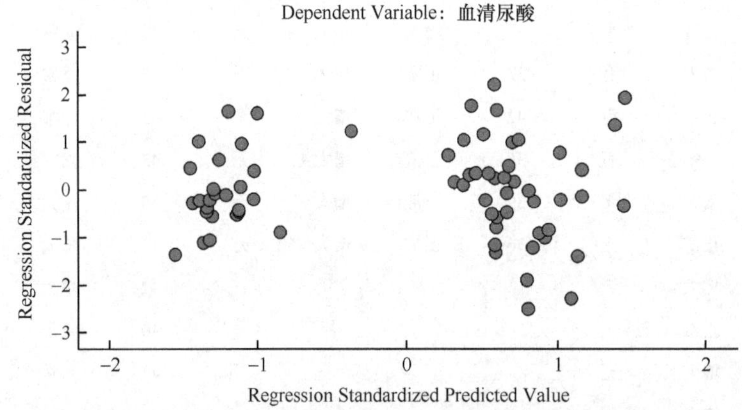

图 6-47 对所有自变量进行多重线性回归后的残差散点图

（2）对男性和女性数据分别进行多重线性回归，采用逐步法筛选自变量后，主要结果和残差散点图如图 6-48～图 6-50 所示。结论：对男性而言，体质指数和年龄是血清尿酸的影响因素；对女性而言，甘油三酯是血清尿酸的唯一影响因素。

Coefficients[a]

性别	Model		Unstandardized Coefficients		Standardized Coefficients	t	Sig.
			B	Std. Error	Beta		
男	1	(Constant)	161.922	69.639		2.325	0.025
		体质指数	6.344	2.826	0.334	2.244	0.030
	2	(Constant)	177.804	64.293		2.766	0.009
		体质指数	10.694	3.008	0.564	3.556	0.001
		年龄	-3.957	1.375	-0.456	-2.877	0.006
女	1	(Constant)	163.235	16.633		9.814	<0.001
		甘油三酯	50.361	13.973	0.593	3.604	0.001

a. Dependent Variable: 血清尿酸

图 6-48 分别对男性和女性数据进行多重线性回归分析的结果

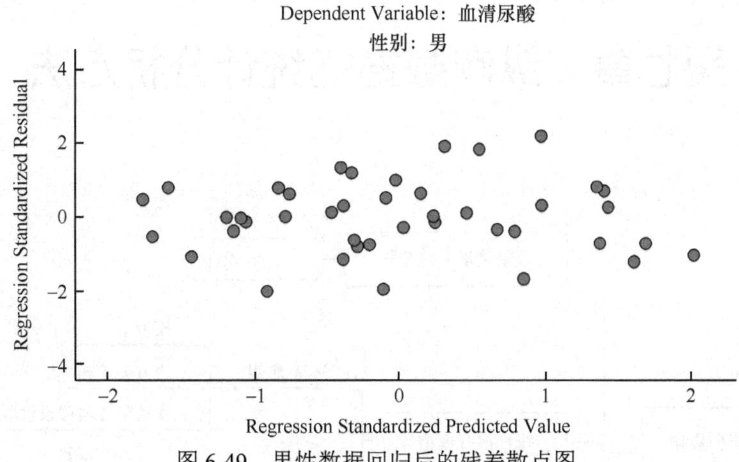

图 6-49　男性数据回归后的残差散点图

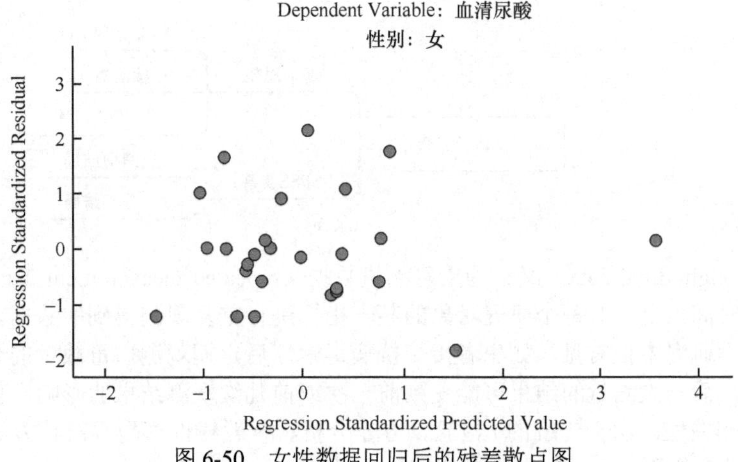

图 6-50　女性数据回归后的残差散点图

如何解释上述两种分析思路得到的结果和结论，哪种分析的结果和结论更可靠、更可解释？（完整数据的下载方法见附录一）

（陈　卉　杨兴华）

第七章　纵向数据的统计分析方法

本章内容

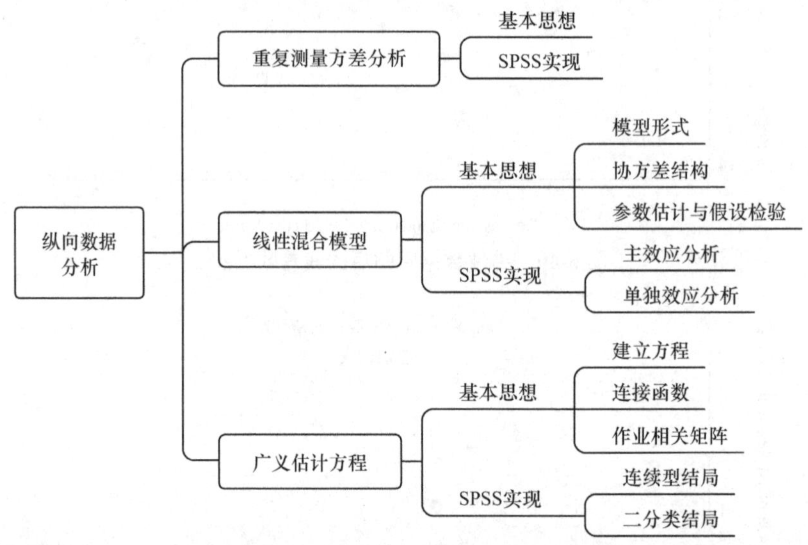

纵向数据（longitudinal data）又称为重复测量数据（repeated measurement data），是指在一段时间或几个固定时间点上，对每个研究对象的某一指标进行重复观测得到的数据。纵向数据在临床医学、流行病学研究中很常见，如患者接受抗病毒治疗后定期观测病毒载量的数据。对于同一个观察对象而言，后一次测量的结果可能受到前一次或前几次观测结果的影响，使得多个测量值之间具有一定的相关性。由于传统的 t 检验、方差分析、一般线性模型等统计方法均要求观测结果相对独立，因此它们不宜用于纵向数据的统计分析。

第一节　重复测量资料的方差分析

如果重复观测的指标是定量（连续型）的，可以利用方差分析比较该指标在不同时间点上的差异并分析其变化趋势。如果实验中有处理分组，则还可以比较组间观测指标的差异以及处理因素与时间的交互效应。

一、重复测量方差分析的基本思想

对于重复测量数据，观测指标的总变异可以分解为观察对象间（between-subjects）变异和观察对象内（within-subjects）变异两部分。观察对象间变异又称为组间变异，分解为处理因素导致的变异和个体差异；观察对象内变异又称为组内变异，分解为观察时间导致的变异、时间与处理因素交互效应导致的变异以及重复测量误差（包含其他随机误差，如个体差异）。设重复测量实验共有 N 个观察对象，每个观察对象被观测 t 次，处理因素有 k 个水平（即分为 k 个处理组），则重复测量数据方差分析表如表 7-1 所示。

表 7-1　重复测量数据的方差分析表

变异来源	SS	ν	MS	F	P
总	$SS_{总}$	$N\times t-1$			
组间（对象间）	$SS_{组间}$	$N-1$			
处理 A	SS_A	$k-1$	SS_A/ν_A	$MS_A/MS_{个体误差}$	P_A
个体误差	$SS_{组间}-SS_A$	$N-k$	$SS_{个体误差}/\nu_{个体误差}$		
组内（对象内）	$SS_{总}-SS_{组间}$	$N\times(t-1)$			
测量时间 B	SS_B	$t-1$	SS_B/ν_B	$MS_B/MS_{重复误差}$	P_B
A×B	$SS_{A\times B}$	$(k-1)\times(t-1)$	$SS_{A\times B}/\nu_{A\times B}$	$MS_{A\times B}/MS_{重复误差}$	$P_{A\times B}$
重复测量误差	$SS_{组内}-SS_B-SS_{A\times B}$	$(N-k)\times(t-1)$	$SS_{重复误差}/\nu_{重复误差}$		

如果实验没有处理因素（即不分处理组），则总变异分解为观察时间导致的变异、重复测量误差和个体差异导致的变异。如果包含处理因素，则方差分析可以考察处理因素与时间因素之间的交互效应，从而说明观测结果随时间变化的趋势是否与处理因素有关。与析因设计方差分析类似，当两个因素之间存在交互效应时，分析各因素的主效应是没有意义的，需要分析各因素的单独效应，即分析每个组内各时间点观测结果是否相等或存在趋势以及每个时间点上组间均数是否相等。由于重复测量数据各部分变异的计算公式较为复杂，通常都利用统计软件包完成统计分析，故在此不再给出具体计算公式。

在表 7-1 对组内（观察对象内）变异进行分析时，因为同一观察对象在不同时间点上的测量值可能存在不同程度的相关性，可能不满足方差分析对于数据独立性的要求。因此，需要对重复测量误差的协方差矩阵（covariance matrix）是否满足球对称性（sphericity）进行检验（通过协方差矩阵可以计算出相关系数，对协方差矩阵对称性的检验即可理解为对相关系数是否为零的检验）。如果不满足球对称性，则需要用球对称系数 ε 对相应的自由度进行校正。重复测量误差协方差矩阵的球对称性一般采用莫契利（Mauchly）检验来判断。

【例 7-1】 在药物临床试验中，部分患者治疗前及治疗 12 周及 24 周后的血清肌酐水平见表 7-2。试分析服用不同药物的患者治疗后血清肌酐水平是否存在差异。

表 7-2　服用不同药物患者基线及治疗后的血清肌酐水平（μmol/L）

	A 药组			B 药组		
	基线	治疗 12 周后	治疗 24 周后	基线	治疗 12 周后	治疗 24 周后
	78.3	67.3	67.3	59.5	63.3	49.4
	69.8	80.9	83.2	53.6	53.7	47.5
	59.0	67.7	63.5	57.7	41.0	39.5
	86.0	77.7	93.0	75.5	75.7	74.9
	89.2	76.1	82.3	94.2	75.1	74.2
	71.8	65.9	75.4	72.8	75.9	69.8
	82.2	81.7	75.0	90.8	61.8	69.1
	79.3	72.4	71.7	80.8	73.1	68.1
	68.8	68.6	67.1	68.5	69.2	64.2
	60.7	59.4	66.7	69.9	68.7	63.5
				61.3	49.8	59.4
				76.2	68.0	59.1
平均	74.51	71.77	74.52	71.73	64.61	61.56

本例的重复测量设计中共有 22 名患者，即 N=22；包含一个两水平的处理因素，即 k=2；每个对象在 3 个时间点上重复观测血清肌酐水平，即 t=3。计算各自离均差平方和 SS 及自由度 v 后填入表 7-1，得表 7-3 所示方差分析表。

表 7-3　例 7-1 数据的方差分析表

变异来源	SS	v	MS	F	P
组间（对象间）					
药物	953.5	1	953.5	3.50	0.076
个体误差	5444.9	20	272.2		
组内（对象内）					
测量时间	365.0	2	182.5	5.751	0.006
药物×时间	284.7	2	142.4	4.487	0.017
重复测量误差	1269.2	40	31.7		

Mauchly 球对称性检验结果，P=0.203＞0.05，可以认为重复测量误差的协方差矩阵满足球对称性，不需要对方差分析结果进行校正。根据表 7-3 可知，处理因素与时间之间存在交互效应（P=0.017）。表 7-2 下方的均数显示，B 药组患者血清肌酐水平随着治疗时间有下降，而 A 药组变化很小。因此，表 7-3 中对药物因素以及时间因素的主效应分析没有意义，应分别进行单独效应分析。

科学研究中的“重复性”

在科学研究领域，实验可重复性是指针对同一研究问题，其他研究者的独立研究可以借助原创研究提供的方法和方案再现实验结果。实验可重复性是科学知识真实性和确定性的基础，是科学研究中重要的基本原则。不能被别人重复验证的规律不能称之为科学新发现，因而也就失去了科学价值。实验和数据的主观捏造和篡改导致结果不可重复则是学术不端、学术造假的导火索。日本科学家小保方晴子曾在学术顶级杂志《自然》上发文宣称成功培育出了新型“万能细胞”，但 10 余所实验室无法重复其实验结果。小保方晴子最终被判定涉及“捏造”这一学术不端行为,《自然》杂志撤稿，其博士学位也被取消。坚守科研诚信、抵制学术不端是每一名科研工作者的原则和操守。

在科学研究中，重复性也是保证实验结果正确的实验设计三大原则之一。实验设计重复性原则是指相同实验条件下的独立重复实验的次数要足够多，从而尽可能消除非处理因素造成的误差和偶然性，确保能真实地反映随机变量的统计规律性，提高实验的可靠性和科学性。在实际科研工作中，独立重复实验的次数可以被理解为独立样本的数量，因此，足够量的试验样本或试验受试者是实验可靠性的保证。国家药品监督管理局药品审评中心发布的《中国新药注册临床试验现状年度报告（2020 年）》显示，2020 年度登记临床试验中获批后一年内启动受试者招募的比例不足一半（45.4%）。美国国立癌症研究所资助的Ⅱ/Ⅲ期肿瘤药物临床试验中近 20% 的试验因为患者招募不足而终止。因此，周密、严谨、可行的实验方案设计是研究获得成功的基础。

【实操 7-1】重复测量方差分析实操

二、重复测量方差分析的 SPSS 实现

【实操 7-1】 数据文件 safety.sav 提供了在治疗某疾病的药物临床试验中患者治疗前及治疗 12 周及 24 周后的血清肌酐水平。试在 SPSS 中利用重复测量方差分析比较服用不同药物的患者治疗后血清肌酐水平是否存在差异。

（1）正态性检验及方差齐性检验：利用 Explore 菜单对两个药物组患者 3 个时间点的血清肌酐水平进行正态性检验和方差齐性检验。最后结果显示，正态性检验的 P 值均＞0.20，可以认为它们均来自正态总体；方差齐性检验的 P 值分别为 0.440，0.632 和 0.841，均＞0.10，可以认为各时间点上样本所在总体方差相等。

（2）重复测量方差分析：单击菜单 Analyze→General Linear Model→Repeated Measures 打开对话框，参考图 7-1 定义观察对象内因素的名称为 week、水平数为 3，重复测量指标名称为 SCr。完成定义后单击 Define 按钮进入下一步。参考图 7-2 将表示观察对象内重复测量的变量 SCr0，SCr12 和 SCr24 调入右侧，药物变量 drug 是观察对象间因素。

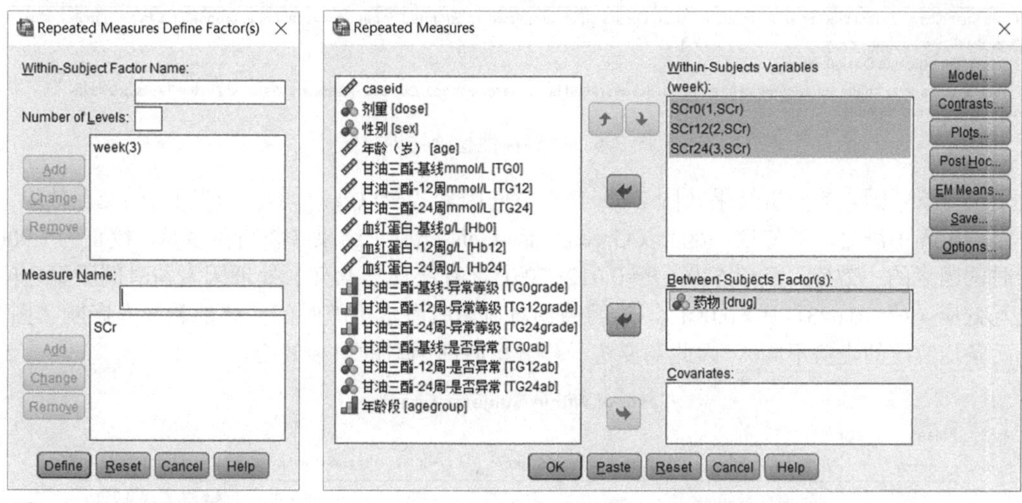

图 7-1　定义重复因素　　　　图 7-2　重复测量方差分析主对话框

单击 Plots 按钮打开对话框，在 Horizontal Axis 和 Separate Lines 框中分别调入变量 week 和 drug，表示以时间为水平轴按不同药物组绘制边际均数图，单击 Add 按钮后对话框如图 7-3 所示。最后的主要输出结果如图 7-4～图 7-9 所示。

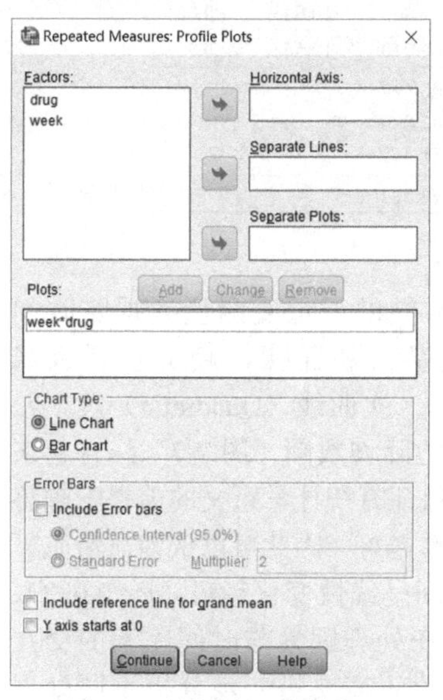

图 7-3　绘制边际均数图

Multivariate Tests[a]

Effect		Value	F	Hypothesis df	Error df	Sig.
week	Pillai's Trace	0.026	3.951[b]	2.000	291.000	0.020
	Wilks' Lambda	0.974	3.951[b]	2.000	291.000	0.020
	Hotelling's Trace	0.027	3.951[b]	2.000	291.000	0.020
	Roy's Largest Root	0.027	3.951[b]	2.000	291.000	0.020
week * drug	Pillai's Trace	0.057	8.735[b]	2.000	291.000	<0.001
	Wilks' Lambda	0.943	8.735[b]	2.000	291.000	<0.001
	Hotelling's Trace	0.060	8.735[b]	2.000	291.000	<0.001
	Roy's Largest Root	0.060	8.735[b]	2.000	291.000	<0.001

a. Design: Intercept + drug
　Within Subjects Design: week

b. Exact statistic

图 7-4　重复测量资料多元方差分析结果

对于重复测量资料，可以把各时间点的测量值看成一个整体进行多元（multivariate）方差分析，如图 7-4 所示。SPSS 提供的 4 种多元方差分析方法中，Pillai's Trace 的结果较为稳健。但由于多元方差分析没有考虑同一对象不同时间点的观测结果可能不独立，因此该结果在重复测量数据不满足球对称性时仅作为参考。

图 7-5 的 Mauchly 球对称性检验结果显示，$P<0.001<0.05$，协方差矩阵不满足球对称性，因此需要用球对称系数 ε 对自由度进行校正，一般采用格林豪斯-盖塞尔（Greenhouse-Geisser）球对称系数。

Mauchly's Test of Sphericity[a]

Measure: SCr

Within Subjects Effect	Mauchly's W	Approx. Chi-Square	df	Sig.	Epsilon[b] Greenhouse-Geisser	Huynh-Feldt	Lower-bound
week	0.951	14.707	2	<0.001	0.953	0.962	0.500

Tests the null hypothesis that the error covariance matrix of the orthonormalized transformed dependent variables is proportional to an identity matrix.

a. Design: Intercept + drug
Within Subjects Design: week

b. May be used to adjust the degrees of freedom for the averaged tests of significance. Corrected tests are displayed in the Tests of Within-Subjects Effects table.

图 7-5 球对称性检验结果

受试对象内因素的分析结果（图 7-6）包括时间因素效应以及时间与处理因素的交互效应。由于协方差矩阵不满足球对称性，因此取 Greenhouse-Geisser 校正结果（将自由度从 2 校正为 1.906）。对于时间因素的主效应，$F=4.539$，$P=0.012<0.05$，有统计学意义。处理因素与时间因素之间存在交互效应（$F=10.643$，$P<0.001$），说明药物对血清肌酐水平随时间变化的趋势有影响（图 7-7 显示两条均数线的走势不同），因此需要进一步分析时间因素的单独效应。

Tests of Within-Subjects Effects

Measure: SCr

Source		Type III Sum of Squares	df	Mean Square	F	Sig.
week	Sphericity Assumed	379.141	2	189.571	4.539	0.011
	Greenhouse-Geisser	379.141	1.906	198.913	4.539	0.012
	Huynh-Feldt	379.141	1.925	196.973	4.539	0.012
	Lower-bound	379.141	1.000	379.141	4.539	0.034
week * drug	Sphericity Assumed	889.010	2	444.505	10.643	<0.001
	Greenhouse-Geisser	889.010	1.906	466.411	10.643	<0.001
	Huynh-Feldt	889.010	1.925	461.863	10.643	<0.001
	Lower-bound	889.010	1.000	889.010	10.643	0.001
Error(week)	Sphericity Assumed	24391.409	584	41.766		
	Greenhouse-Geisser	24391.409	556.571	43.824		
	Huynh-Feldt	24391.409	562.052	43.397		
	Lower-bound	24391.409	292.000	83.532		

图 7-6 受试对象内效应的检验结果

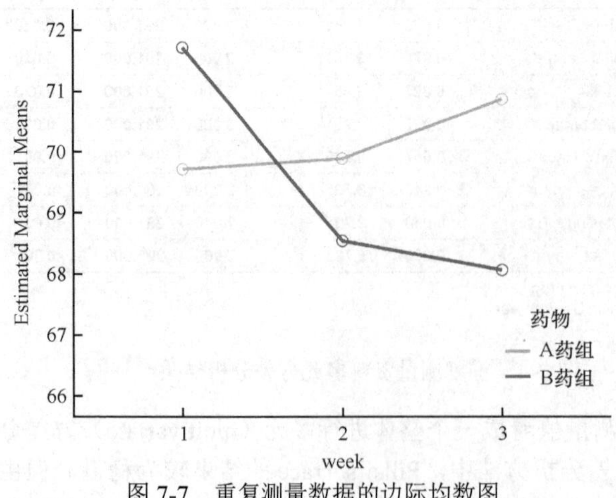

图 7-7 重复测量数据的边际均数图

图 7-8 提供了重复测量数据随时间变化的趋势分析结果，趋势包括直线（Linear）、二次曲线（Quadratic）等。此结果应与边际均数图（图 7-7）结合起来分析，在保证有统计学意义的前提下趋势模型越简单越好。因此可以认为血清肌酐水平随时间呈线性变化趋势（$P=0.032$）。但由于存在处理因素与时间因素的交互效应，因此还需要进一步分析不同处理因素水平下血清肌酐随时间变化的趋势。

Tests of Within-Subjects Contrasts

Measure: SCr

Source	week	Type III Sum of Squares	df	Mean Square	F	Sig.
week	Linear	229.278	1	229.278	4.670	0.032
	Quadratic	149.863	1	149.863	4.352	0.038
week * drug	Linear	845.386	1	845.386	17.218	<0.001
	Quadratic	43.623	1	43.623	1.267	0.261
Error(week)	Linear	14337.307	292	49.100		
	Quadratic	10054.101	292	34.432		

图 7-8　重复测量结果随时间变化的趋势分析

图 7-9 是受试对象间因素即处理因素主效应的分析结果，F=0.416，P=0.520，没有统计学意义。由于药物因素与时间因素之间存在交互效应，因此需要分析药物因素的单独效应。

Tests of Between-Subjects Effects

Measure: SCr

Transformed Variable: Average

Source	Type III Sum of Squares	df	Mean Square	F	Sig.
Intercept	4294142.250	1	4294142.250	15678.506	<0.001
drug	113.803	1	113.803	0.416	0.520
Error	79975.067	292	273.887		

图 7-9　受试对象间效应的检验结果

（3）单独效应分析：在图 7-2 的主对话框中，单击 EM Means 按钮打开对话框，将左侧列表框中的 drug*week 调入到右侧 Display Means for 列表框，参考图 7-10 设置进行单独效应分析，多重比较时进行 Bonferroni 校正。SPSS 28 之前版本中没有该选项，则可以利用第五章第一节介绍的修改程序的方法分析单独效应。最后的输出结果中除了包含以上结果，还显示了单独效应分析的结果（图 7-11～图 7-13）。

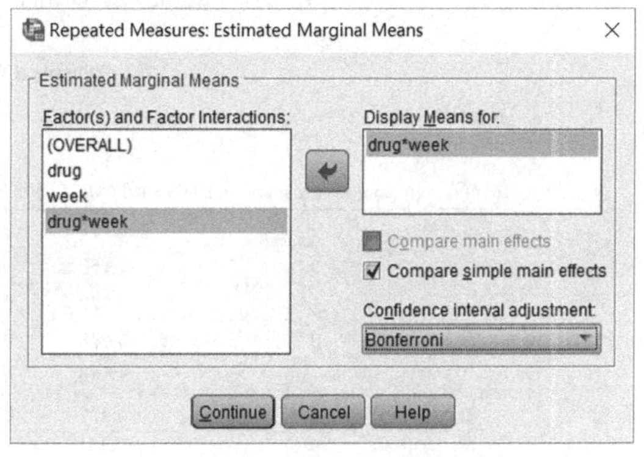

图 7-10　设置重复测量数据单独效应分析的对话框

Univariate Tests

Measure: SCr

week		Sum of Squares	df	Mean Square	F	Sig.
1	Contrast	292.301	1	292.301	2.311	0.130
	Error	36930.566	292	126.475		
2	Contrast	133.446	1	133.446	1.196	0.275
	Error	32570.654	292	111.543		
3	Contrast	577.065	1	577.065	4.833	0.029
	Error	34865.255	292	119.402		

Each F tests the simple effects of 药物 within each level combination of the other effects shown. These tests are based on the linearly independent pairwise comparisons among the estimated marginal means.

图 7-11　重复测量数据中药物因素单独效应的分析结果

从图 7-11 可知，服用 A 药和 B 药的患者在基线（P=0.130）和治疗 12 周后（P=0.275）血清肌酐的差异均无统计学意义，在治疗 24 周后血清肌酐水平存在差异（P=0.029＜0.05），服用 A 药患者的血清肌酐水平高于服用 B 药的患者。

SPSS 提供了多元方差分析中时间因素（变量 week）的单独效应分析结果，服用 A 药患者基线、治疗 12 周和 24 周后血清肌酐水平的差异无统计学意义（P=0.264，图 7-12），服用 B 药的患者不同时间点上血清肌酐水平不全相等（P＜0.001，图 7-12），基线与治疗 12 周后、基线与治疗 24 周后的血清肌酐不同（P 值均小于 0.001，图 7-13），基线血清肌酐水平高于治疗后。

Multivariate Tests

药物		Value	F	Hypothesis df	Error df	Sig.
A药组	Pillai's trace	0.009	1.336[a]	2.000	291.000	0.264
	Wilks' lambda	0.991	1.336[a]	2.000	291.000	0.264
	Hotelling's trace	0.009	1.336[a]	2.000	291.000	0.264
	Roy's largest root	0.009	1.336[a]	2.000	291.000	0.264
B药组	Pillai's trace	0.074	11.630[a]	2.000	291.000	<0.001
	Wilks' lambda	0.926	11.630[a]	2.000	291.000	<0.001
	Hotelling's trace	0.080	11.630[a]	2.000	291.000	<0.001
	Roy's largest root	0.080	11.630[a]	2.000	291.000	<0.001

Each F tests the multivariate simple effects of week within each level combination of the other effects shown. These tests are based on the linearly independent pairwise comparisons among the estimated marginal means.

a. Exact statistic

图 7-12 重复测量数据中时间因素单独效应的分析结果

Pairwise Comparisons

Measure: SCr

药物	(I) week	(J) week	Mean Difference (I-J)	Std. Error	Sig.[b]	95% Confidence Interval for Difference[b] Lower Bound	Upper Bound
A药组	1	2	-0.172	0.776	1.000	-2.040	1.696
		3	-1.150	0.829	0.499	-3.145	0.846
	2	1	0.172	0.776	1.000	-1.696	2.040
		3	-0.978	0.681	0.457	-2.618	0.663
	3	1	1.150	0.829	0.499	-0.846	3.145
		2	0.978	0.681	0.457	-0.663	2.618
B药组	1	2	3.171*	0.755	<0.001	1.353	4.988
		3	3.648*	0.806	<0.001	1.707	5.590
	2	1	-3.171*	0.755	<0.001	-4.988	-1.353
		3	0.477	0.663	1.000	-1.119	2.074
	3	1	-3.648*	0.806	<0.001	-5.590	-1.707
		2	-0.477	0.663	1.000	-2.074	1.119

Based on estimated marginal means

*. The mean difference is significant at the .05 level.

b. Adjustment for multiple comparisons: Bonferroni.

图 7-13 重复测量数据中时间因素单独效应的多重比较结果

由于时间因素是重复测量因素，因此也可以利用重复测量方差分析方法分析时间因素的单独效应，即在每个处理组（药物组）内进行重复测量方差分析，并对不同时间点上观测指标进行成对比较。利用菜单 Data→Split File 按变量 drug 拆分数据文件，使得后续分析均在每个药物组内完成。打开图 7-2 重复测量方差分析主对话框，在 Between-Subjects Factor 中不调入分组变量。在 EM Means 对话框中设置分析单独效应后，即可得到每个药物组内时间因素单独效应结果（图 7-14～图 7-19）。

图 7-14 的结果显示，A 药组内重复测量数据不满足球对称性（$P<0.001<0.05$），因此方差分析结果要利用 Greenhouse-Geisser 球对称系数校正。经过 Greenhouse-Geisser 校正，时间因素没有统计学意义（图 7-15，$F=1.178$，$P=0.306$），任意两个时间点间血清肌酐水平的差异没有统计学意义（图 7-16，P 值分别等于 1.000，0.616 和 0.420）。

Mauchly's Test of Sphericity[a,b]

Measure: SCr

Within Subjects Effect	Mauchly's W	Approx. Chi-Square	df	Sig.	Epsilon[c]		
					Greenhouse-Geisser	Huynh-Feldt	Lower-bound
week	0.878	18.326	2	<0.001	0.891	0.902	0.500

Tests the null hypothesis that the error covariance matrix of the orthonormalized transformed dependent variables is proportional to an identity matrix.

a. 药物 = A药组

b. Design: Intercept
Within Subjects Design: week

c. May be used to adjust the degrees of freedom for the averaged tests of significance. Corrected tests are displayed in the Tests of Within-Subjects Effects table.

图 7-14　A 药组内重复测量方差分析的球对称性检验结果

Tests of Within-Subjects Effects[a]

Measure: SCr

Source		Type III Sum of Squares	df	Mean Square	F	Sig.
week	Sphericity Assumed	109.969	2	54.984	1.178	0.309
	Greenhouse-Geisser	109.969	1.783	61.686	1.178	0.306
	Huynh-Feldt	109.969	1.804	60.964	1.178	0.306
	Lower-bound	109.969	1.000	109.969	1.178	0.280
Error(week)	Sphericity Assumed	13255.365	284	46.674		
	Greenhouse-Geisser	13255.365	253.146	52.362		
	Huynh-Feldt	13255.365	256.145	51.749		
	Lower-bound	13255.365	142.000	93.348		

a. 药物 = A药组

图 7-15　A 药组内时间因素分析结果

Pairwise Comparisons[a]

Measure: SCr

(I) week	(J) week	Mean Difference (I-J)	Std. Error	Sig.[b]	95% Confidence Interval for Difference[b]	
					Lower Bound	Upper Bound
1	2	-0.172	0.841	1.000	-2.210	1.866
	3	-1.150	0.904	0.616	-3.339	1.040
2	1	0.172	0.841	1.000	-1.866	2.210
	3	-0.978	0.659	0.420	-2.573	0.618
3	1	1.150	0.904	0.616	-1.040	3.339
	2	0.978	0.659	0.420	-0.618	2.573

Based on estimated marginal means

a. 药物 = A药组

b. Adjustment for multiple comparisons: Bonferroni.

图 7-16　A 药组内时间点间比较结果

图 7-17 显示，B 药组内重复测量数据满足球对称性（P=0.574＞0.05），方差分析结果无须校正。时间因素有统计学意义（F=15.995，P＜0.001，图 7-18），基线与治疗 12 周及 24 周后的血清肌酐水平不同（P 值均小于 0.001，图 7-19）。

Mauchly's Test of Sphericity[a,b]

Measure: SCr

Within Subjects Effect	Mauchly's W	Approx. Chi-Square	df	Sig.	Epsilon[c] Greenhouse-Geisser	Huynh-Feldt	Lower-bound
week	0.993	1.111	2	0.574	0.993	1.000	0.500

Tests the null hypothesis that the error covariance matrix of the orthonormalized transformed dependent variables is proportional to an identity matrix.

a. 药物 = B药组

b. Design: Intercept
Within Subjects Design: week

c. May be used to adjust the degrees of freedom for the averaged tests of significance. Corrected tests are displayed in the Tests of Within-Subjects Effects table.

图 7-17 B 药组内重复测量方差分析的球对称性检验结果

Tests of Within-Subjects Effects[a]

Measure: SCr

Source		Type III Sum of Squares	df	Mean Square	F	Sig.
week	Sphericity Assumed	1187.503	2	593.751	15.995	<0.001
	Greenhouse-Geisser	1187.503	1.985	598.161	15.995	<0.001
	Huynh-Feldt	1187.503	2.000	593.751	15.995	<0.001
	Lower-bound	1187.503	1.000	1187.503	15.995	<0.001
Error(week)	Sphericity Assumed	11136.044	300	37.120		
	Greenhouse-Geisser	11136.044	297.788	37.396		
	Huynh-Feldt	11136.044	300.000	37.120		
	Lower-bound	11136.044	150.000	74.240		

a. 药物 = B药组

图 7-18 B 药组内时间因素分析结果

Pairwise Comparisons[a]

Measure: SCr

(I) week	(J) week	Mean Difference (I-J)	Std. Error	Sig.[c]	95% Confidence Interval for Difference[c] Lower Bound	Upper Bound
1	2	3.171*	0.689	<0.001	1.503	4.838
	3	3.648*	0.731	<0.001	1.879	5.417
2	1	-3.171*	0.689	<0.001	-4.838	-1.503
	3	0.477	0.683	1.000	-1.177	2.132
3	1	-3.648*	0.731	<0.001	-5.417	-1.879
	2	-0.477	0.683	1.000	-2.132	1.177

Based on estimated marginal means

*. The mean difference is significant at the .05 level.

a. 药物 = B药组

c. Adjustment for multiple comparisons: Bonferroni.

图 7-19 B 药组内时间点间比较结果

第二节 线性混合模型

在重复测量方差分析中，要求数据是完整、无缺失的，即每个观察对象在每个时间点上均需被观测，这在某些临床研究中是难以实现的。如果观察对象在某个时间点上没有相应的观测数据，则整条数据记录将被剔除，从而浪费了很多已观测时间点上的数据。线性混合模型（linear mixed model，LMM）是包含固定效应和随机效应的模型分析方法，擅长处理纵向数据（重复测量数据）中有缺失的情形，效果往往优于方差分析等方法。此外，线性混合模型既保留了一般线性模型（如方差分析）中的正态性假定条件，又对独立性和方差齐性不作要求，从而扩大了一般线性模型的适用范围。

一、线性混合模型的基本思想

（一）线性混合模型的形式

一般的线性混合模型可以用矩阵的形式表示为

$$Y=X\beta+Z\gamma+\varepsilon \tag{7-1}$$

式中，Y 是代表观测值的因变量（响应变量）。$X\beta$ 为固定效应（fixed effect）部分，X 为自变量（可包含连续型变量和分类型变量以及交互项或二次项等）的设计矩阵（设计矩阵的每一行包含一个观察对象，每一列对应不同的变量）；β 为固定效应参数向量，反映 X 对因变量 Y 的影响大小，类似于一般线性模型中的回归系数。$Z\gamma$ 为随机效应（random effect）部分，Z 为假定的随机效应的设计矩阵，γ 为相应的随机效应参数向量。矩阵 Z 可以与矩阵 X 相同，或包含在 X 中，或与 X 不相同。随机效应参数 γ 服从独立的正态分布 $N(0, G)$，方差-协方差矩阵 G 可满足任意的协方差结构。ε 为给定 X 时观察对象的随机误差项（残差），服从独立的正态分布 $N(0, R)$，方差-协方差矩阵 R 可满足任意的协方差结构。

将式（7-1）用于纵向数据（重复测量数据）时，令 $Y_i=(Y_{i1}, Y_{i2}, \cdots, Y_{it_i})'$ 表示第 i 个观察对象 t_i 次观测的观测值向量，则线性混合模型可以表示为

$$Y_i=X_i\beta+Z_i\gamma_i+\varepsilon_i \tag{7-2}$$

式中，X_i 是第 i 个观察对象 $t_i\times p$ 设计矩阵（即有 p 个自变量、观测 t_i 次），Z_i 是第 i 个观察对象随机效应的 $t_i\times q$ 设计矩阵（即有 q 个假定的随机效应），γ_i 是第 i 个观察对象随机效应的 $q\times 1$ 向量，ε_i 是个体内误差 $t_i\times 1$ 向量。G 为随机效应 $q\times q$ 方差-协方差矩阵，R_i 为个体内随机误差的 $t_i\times t_i$ 方差-协方差矩阵，G 和 R_i 可以选择多种协方差结构。

由于每个观察对象由各自的 t_i 决定个体内随机误差的方差-协方差矩阵 R_i 的维度，而不依赖其他参数，因此式（7-2）允许每个观察对象的重复观测次数不同，也允许观测时间间隔不同，因此具有较广泛的适用性。

（二）协方差结构

重复测量数据中观察对象内（组内）观测指标（因变量）不独立，呈现为某种相关形式或方差-协方差结构。

（1）球形（sphericity）结构：当多次重复测量值之间无相关关系时，相关矩阵为独立结构，称对应的方差-协方差矩阵具有球形结构，即矩阵主对角线元素为效应的方差，非对角线元素均为0。此时线性混合模型退化为一般线性模型。

（2）复合对称（compound symmetric，CS）结构：多次重复测量值的方差均相等，重复测量值之间的协方差均相等。此时任意两次测量值间的相关是相等的，用于时间间隔不太长的纵向数据或相同时间点的重复测量数据。

（3）特普利茨（Toeplitz）结构：假设重复测量的观测值方差相等，相同时间间隔的观测值之间的协方差相等，不同时间间隔的观测值间的协方差不等。

（4）一阶自回归［first-order autoregressive，AR(1)］结构：假设每个时间点的测量值仅与之前时间点的测量值有关，相隔时间点越多相关性越小。

（5）无结构：多次测量值的方差以及两两测量值之间的协方差均不相等。通常用来判断是否存在组内相关以及相关的结构。

在以上协方差结构或相关类型中，常用的是复合对称结构和自回归结构。如果重复测量的次数少且数据平衡，一般可使用无结构或复合对称结构。由于前者需要估计所有的相关系数，后者只需估计一个相关系数，因此鉴于模型对固定效应的估计和检验具有稳健性，当样本量较少时可考虑使用复合对称结构以简化分析过程。如果重复观测的时间间隔不等，可以采用一阶自回归结构。对于利用不同协方差结构得到的模型，在结合专业知识的同时，可用似然比检验帮助判断和选择。

（三）参数估计与假设检验

在线性混合模型中，需要估计固定效应参数 β 以及随机效应 γ_i 和随机误差项 ε_i 中的参数，即协方差矩阵 G 和 R 中的参数（称为协方差参数）。首先采用最大似然（maximum likelihood，ML）法或受限最大似然（restricted maximum likelihood，REML）法估计协方差参数，然后再估计 β 和 γ。对协方差参数的假设检验通常采用基于模型−2 倍对数似然函数（$-2\ln L$）的似然比检验。对固定效应参数的假设检验通常采用 t 检验或方差分析。

利用赤池信息准则（Akaike information criterion，AIC）和贝叶斯信息准则（Bayesian information criterion，BIC）可以评价模型的拟合情况。AIC 和 BIC 越小说明模型拟合得越好，AIC 和 BIC 相近时可选择参数少的模型。

大道至简：模型评价与选择

基于以往实践总结出来的理论还要接受未来实践的检验。这一指导思想放到统计学或机器学习领域，就是要在构建基于样本的模型后对其进行泛化测试，以帮助改进模型或选择模型。在评价模型时经常会出现称为“过拟合”的现象，即模型在训练数据集上表现优良，而在测试数据集上却表现很差。一般认为，出现过拟合现象通常是由于训练样本少、对模型的精度要求过高，对训练数据进行了过度学习，甚至学习了数据中的噪声，导致模型过于复杂、泛化能力下降。

万物之始，大道至简，衍化至繁。事物的表象是复杂的，但本质却很简单。如果得到的模型过于复杂，则极有可能是没有抓住事物的本质规律，出现过拟合现象就在所难免了。我们需要的模型是能够尽可能体现事物的本质、普遍的规律，不会学习数据中的噪声，从而有较低泛化误差的“简单”的模型。

“简单”的要求同样指导我们进行模型选择。奥卡姆剃刀原理告诉我们，如无必要，勿增实体。如果两个模型对数据的解释能力完全相同或相近，那么就选择最简单的、需要最少参数和假设的那个模型。能用简单的方法解决问题，就不用复杂的方法，因为简单方法常常泛化能力更强。

二、线性混合模型的 SPSS 实现

【实操 7-2】线性混合模型分析实操

【实操 7-2】 数据文件 safety-L.sav 提供了在治疗某疾病的药物临床试验中患者治疗前及治疗 12 周及 24 周后的血清肌酐水平。试在 SPSS 中利用线性混合模型分析服用不同药物的患者治疗后血清肌酐水平是否存在差异。注：在 SPSS 中对重复测量数据采用线性混合模型进行分析时数据需要组织为长格式。

（一）药物因素和时间因素的主效应分析

单击菜单 Analyze→Mixed Models→Linear 打开对话框，参考图 7-20 设置观察对象（主体）变量为 caseid，重复测量指示变量为治疗时间 time。各次测量的协方差结构选择非确定相关结构 Unstructured，表示对各次测量的方差以及测量间的相关性不加任何限制。

单击 Continue 按钮打开线性混合模型的主对话框，参考图 7-21 设置分析指标血清肌酐 SCr，因素包括药物 drug 和治疗时间 time。单击 Fixed 按钮设置固定效应，将药物 drug 和治疗时间 time

通过单击 Add 按钮依次调入 Model 中，如图 7-22 所示。在主对话框中单击 Statistics 按钮打开对话框，勾选相关选项，如图 7-23 所示。

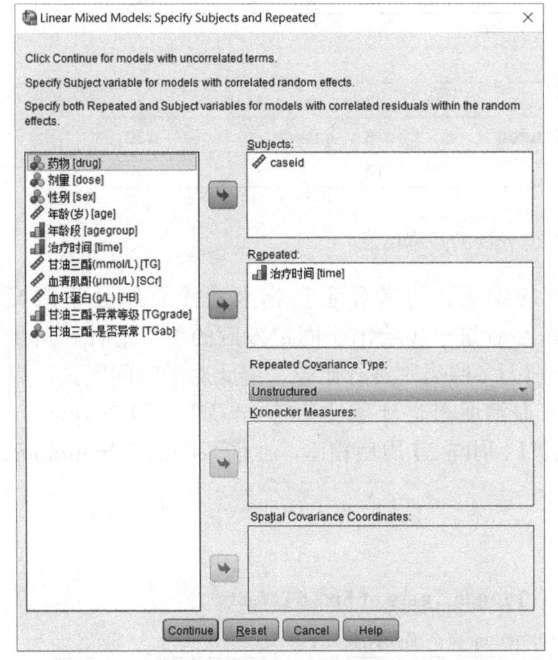

图 7-20 线性混合模型分析的预定义对话框

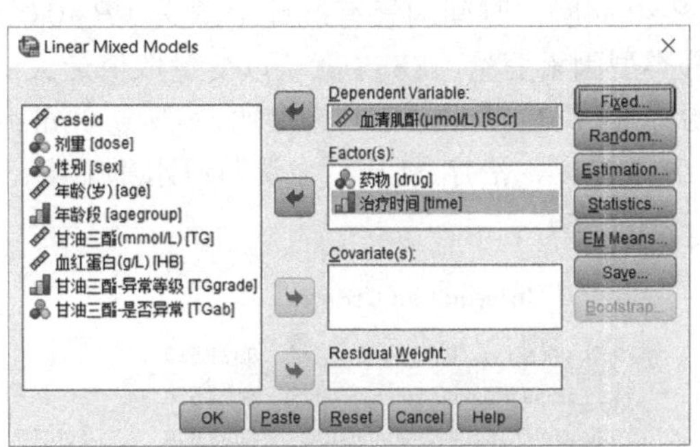

图 7-21 线性混合模型分析的主对话框

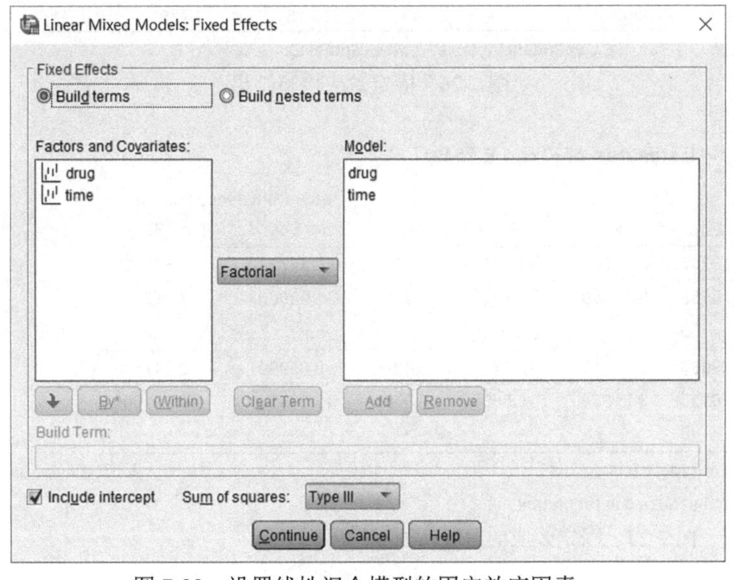

图 7-22 设置线性混合模型的固定效应因素

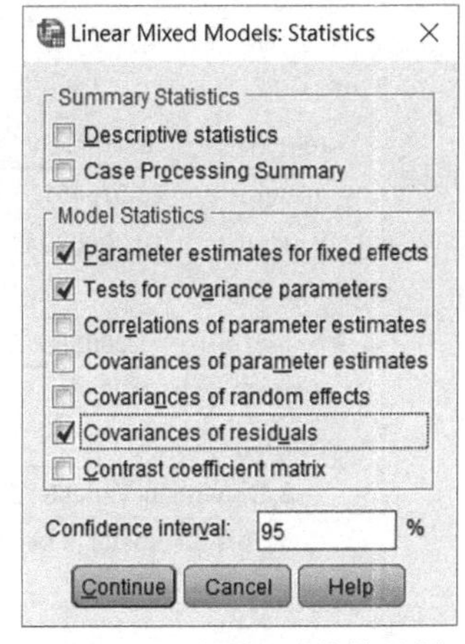

图 7-23 设置显示的统计量

最后的主要输出结果如图 7-24～图 7-29 所示。

图 7-24 显示了模型的基本信息，包括各因素的水平数、协方差结构、观察对象变量以及观察对象的个数。此线性混合模型共分析了 330 个观察对象的数据，而从图 7-6 显示的自由度可以推算出重复测量方差分析涉及 294 个观察对象，重复测量方差分析对于有缺失观测点数值的 36 条记录不予分析。图 7-25 显示了线性混合模型的拟合信息，包括似然比的变化-2ln$L$（6881.516），AIC（6893.516），BIC（6922.642）等，主要用于与其他参数设置时模型的比较。

Model Dimension[a]

		Number of Levels	Covariance Structure	Number of Parameters	Subject Variables	Number of Subjects
Fixed Effects	Intercept	1		1		
	drug	2		1		
	time	3		2		
Repeated Effects	time	3	Unstructured	6	caseid	330
Total		9		10		

a. Dependent Variable: 血清肌酐(μmol/L).

图 7-24　线性混合模型分析的基本信息

图 7-26 和图 7-27 均是对固定效应进行分析的结果。前者显示药物因素没有统计学意义（P=0.848），时间因素有统计学意义（P=0.024）。后者进一步给出了固定效应的参数估计。对于分类型因素变量，SPSS 默认以变量取值最大的类别为参照类别进行比较。因此对于时间因素，以治疗 24 周后（time=3）为参照，基线（time=1）血清肌酐估计值比治疗 24 周后高 1.201μmol/L（P=0.039），治疗 24 周后血清肌酐水平下降；治疗 12 周与 24 周后相比，血清肌酐低 0.263μmol/L（P=0.576）。

Information Criteria[a]

-2 Restricted Log Likelihood	6881.516
Akaike's Information Criterion (AIC)	6893.516
Hurvich and Tsai's Criterion (AICC)	6893.606
Bozdogan's Criterion (CAIC)	6928.642
Schwarz's Bayesian Criterion (BIC)	6922.642

The information criteria are displayed in smaller-is-better form.

a. Dependent Variable: 血清肌酐(μmol/L).

图 7-25　模型的信息量准则

Type III Tests of Fixed Effects[a]

Source	Numerator df	Denominator df	F	Sig.
Intercept	1	326.846	16820.919	<0.001
drug	1	326.869	0.037	0.848
time	2	312.131	3.779	0.024

a. Dependent Variable: 血清肌酐(μmol/L).

图 7-26　固定效应检验结果

Estimates of Fixed Effects[a]

Parameter	Estimate	Std. Error	df	t	Sig.	95% Confidence Interval Lower Bound	95% Confidence Interval Upper Bound
Intercept	69.076451	0.818247	361.809	84.420	<0.001	67.467333	70.685569
[drug=0]	0.206029	1.070565	326.869	0.192	0.848	-1.900037	2.312096
[drug=1]	0[b]	0	.	.	.	.	.
[time=1]	1.200559	0.579663	310.319	2.071	0.039	0.059991	2.341127
[time=2]	-0.263486	0.470125	305.334	-0.560	0.576	-1.188580	0.661608
[time=3]	0[b]	0	.	.	.	.	.

a. Dependent Variable: 血清肌酐(μmol/L).

b. This parameter is set to zero because it is redundant.

图 7-27　固定效应的参数估计

由于选择的协方差结构为 Unstructured，因此需要估计所有可能的测量间的相关性，即 3 个时间点共 6 个相关性。图 7-28 显示了任意两个时间点测量之间的协方差参数估计及检验结果。该检验的无效假设是协方差等于 0，即无相关性。由图 7-28 可知，任意两次测量间的协方差均不等于 0（P 值均＜0.001），即任意两次测量间都是相关的。图 7-29 是图 7-28 结果的矩阵形式，利用该结果可以计算任意两次测量间的相关系数。如时间点 1 与时间点 2 测量结果的相关系数等于 $76.96/\sqrt{132.94\times114.05}=0.625$，时间点 1 与时间点 3 测量结果的相关系数等于 $75.42/\sqrt{132.94\times123.28}=0.589$。

Estimates of Covariance Parameters[a]

Parameter		Estimate	Std. Error	Wald Z	Sig.	95% Confidence Interval Lower Bound	Upper Bound
Repeated Measures	UN (1,1)	132.942073	10.531156	12.624	<0.001	113.823926	155.271352
	UN (2,1)	76.961284	8.099919	9.501	<0.001	61.085734	92.836834
	UN (2,2)	114.053184	9.041232	12.615	<0.001	97.640705	133.224445
	UN (3,1)	75.419010	8.381450	8.998	<0.001	58.991669	91.846350
	UN (3,2)	85.085054	8.258244	10.303	<0.001	68.899193	101.270915
	UN (3,3)	123.282325	9.983955	12.348	<0.001	105.188121	144.489049

a. Dependent Variable: 血清肌酐(μmol/L).

图 7-28 任意两次测量间协方差参数的估计和检验

Residual Covariance (R) Matrix[a]

	[time = 1]	[time = 2]	[time = 3]
[time = 1]	132.942073	76.961284	75.419010
[time = 2]	76.961284	114.053184	85.085054
[time = 3]	75.419010	85.085054	123.282325

Unstructured

a. Dependent Variable: 血清肌酐(μmol/L).

图 7-29 残差协方差矩阵

（二）药物与时间交互效应及单独效应分析

在图 7-22 的对话框中，选中时间变量 time 和药物变量 drug，在中部选择 Interaction 后单击 Add 按钮，将二者的交互项放到模型中，如图 7-30 所示。其结果如图 7-31～图 7-33 所示。

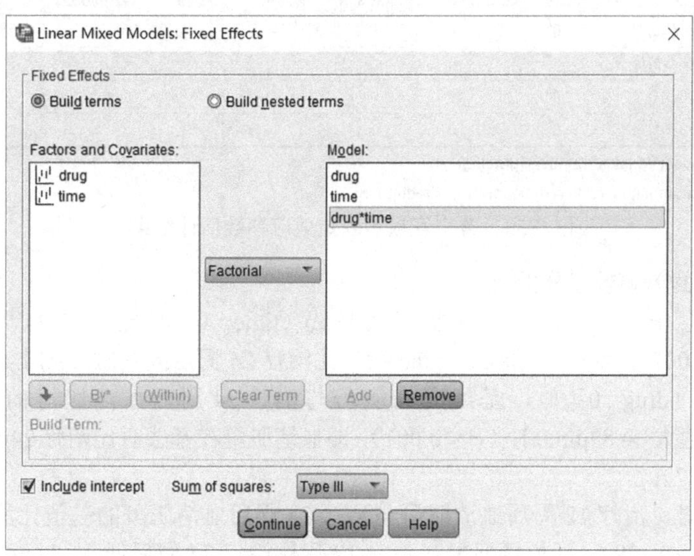

图 7-30 在线性混合模型中添加交互项

（1）药物因素与时间因素的交互效应：从图 7-31 提供的模型拟合信息可知，在线性混合模型中增加药物与时间的交互项后，$-2\ln L$（6859.173），AIC（6871.173）以及 BIC（6900.286）均变小（图 7-25 中分别为 6881.516，6893.516 和 6922.642），说明模型拟合效果更好。此处可以采用似然比 χ^2 检验比较不同模型的拟合情况。χ^2=6881.516−6859.173=22.343，v=2（增加的参数个数），得 P=7.03×10^{-6}，可以认为目前模型的拟合效果优于上一个模型。

Information Criteria[a]

-2 Restricted Log Likelihood	6859.173
Akaike's Information Criterion (AIC)	6871.173
Hurvich and Tsai's Criterion (AICC)	6871.262
Bozdogan's Criterion (CAIC)	6906.286
Schwarz's Bayesian Criterion (BIC)	6900.286

The information criteria are displayed in smaller-is-better form.

a. Dependent Variable: 血清肌酐(μmol/L).

图 7-31 引入交互项后模型的信息量准则

Type III Tests of Fixed Effects[a]

Source	Numerator df	Denominator df	F	Sig.
Intercept	1	326.985	16817.931	<0.001
drug	1	326.985	0.031	0.860
time	2	311.661	3.820	0.023
drug * time	2	311.661	9.668	<0.001

a. Dependent Variable: 血清肌酐(μmol/L).

图 7-32 含交互项的固定效应检验结果

图 7-32 显示时间的主效应有统计学意义（P=0.023），药物的主效应没有统计学意义（P=0.860），药物与时间因素的交互效应有统计学意义（P<0.001），即药物对血清肌酐水平的影响与治疗时间有关。因此进一步需要分析药物因素以及时间因素的单独效应。

由于在模型中引入了交互项，图 7-33 提供的参数估计均是针对单独效应的。所有估计值的比较均以因素取值最大的水平为参照，即以药物因素中的 B 药（drug=1）和时间因素中的治疗 24 周后（time=3）为参照。

Estimates of Fixed Effects[a]

Parameter	Estimate	Std. Error	df	t	Sig.	95% Confidence Interval Lower Bound	95% Confidence Interval Upper Bound
Intercept	68.129744	0.869479	315.270	78.357	<0.001	66.419029	69.840458
[drug=0]	2.177272	1.239789	320.239	1.756	0.080	-0.261887	4.616432
[drug=1]	0[b]	0	.	.	.	.	.
[time=1]	3.564060	0.788363	303.708	4.521	<0.001	2.012715	5.115405
[time=2]	0.265958	0.657757	303.546	0.404	0.686	-1.028384	1.560299
[time=3]	0[b]	0	.	.	.	.	.
[time=1] * [drug=0]	-4.830530	1.128727	309.496	-4.280	<0.001	-7.051478	-2.609581
[time=2] * [drug=0]	-1.132339	0.939218	304.353	-1.206	0.229	-2.980521	0.715843
[time=3] * [drug=0]	0[b]	0	.	.	.	.	.
[time=1] * [drug=1]	0[b]	0	.	.	.	.	.
[time=2] * [drug=1]	0[b]	0	.	.	.	.	.
[time=3] * [drug=1]	0[b]	0	.	.	.	.	.

a. Dependent Variable: 血清肌酐(μmol/L).

b. This parameter is set to zero because it is redundant.

图 7-33 含交互项的固定效应参数估计结果

（2）时间因素的单独效应分析

1）服用 B 药（drug=1）时，血清肌酐在基线（time=1）时比治疗 24 周后（time=3）高 3.56μmol/L（P<0.001），治疗 12 周后（time=2）比治疗 24 周后高 0.27μmol/L（P=0.686）；

2）服用 A 药（drug=0）时，基线血清肌酐与治疗 24 周后血清肌酐的差值比服用 B 药（drug=1）时的差值大−4.83μmol/L（P<0.001），即血清肌酐在基线时比治疗 24 周后低 1.27μmol/L（−4.83+3.56=−1.27）；

3）服用 A 药时，治疗 12 周后血清肌酐与治疗 24 周后血清肌酐的差值比服用 B 药时的差值大−1.13μmol/L（P=0.229），即血清肌酐在治疗 12 周比治疗 24 周后低 0.86μmol/L（−1.13+0.27=−0.86）。

（3）药物因素的单独效应分析

1）治疗 24 周后（time=3），服用 A 药患者的血清肌酐比服用 B 药的高 2.18μmol/L（P=0.080）；

2）治疗 12 周后（time=2），服用 A，B 两种药物的患者血清肌酐之差比治疗 24 周后的差值大−1.13μmol/L（P=0.229），即服用 A 药患者的血清肌酐比服用 B 药的高 1.05μmol/L（−1.13+2.18=1.05）；

3）基线时（time=1），服用A，B两种药物的患者血清肌酐之差比治疗24周后的差值大−4.83μmol/L（P<0.001），即服用A药患者的血清肌酐比服用B药的低2.65μmol/L（−4.83+2.18=−2.65）。

在上述单独效应分析中，SPSS只提供了药物因素和时间因素均为参照水平（B药及治疗24周后）时，时间因素和药物因素的单独效应分析结果，没有提供其他水平下的单独效应分析结果。此时可以通过拆分数据文件的方法，分别在某因素的不同水平下利用线性混合模型进行分析。例如，分析时间的单独效应时，按变量drug拆分文件后进行线性混合模型分析，主要结果如图7-34和图7-35所示。

Type III Tests of Fixed Effects[a]

药物	Source	Numerator df	Denominator df	F	Sig.
A药组	Intercept	1	163.273	7990.030	<0.001
	time	2	151.972	1.340	0.265
B药组	Intercept	1	163.847	8910.348	<0.001
	time	2	158.969	16.521	<0.001

a. Dependent Variable: 血清肌酐(μmol/L).

图7-34 分别在不同药物组内分析时间因素的固定效应

从图7-34可知，患者服用A药时时间因素无统计学意义（F=1.340，P=0.265），服用B药时时间因素有统计学意义（F=16.521，P<0.001）。图7-35进一步显示，患者服用B药时，基线血清肌酐平均比治疗24周后高3.55μmol/L（P<0.001），此结果与图7-33提供的结果（3.56μmol/L，P<0.001）非常接近，也与采用重复测量方差分析的结果（图7-19，3.65μmol/L，P<0.001）非常接近，结论一致。

Estimates of Fixed Effects[a]

药物	Parameter	Estimate	Std. Error	df	t	Sig.	95% Confidence Interval Lower Bound	95% Confidence Interval Upper Bound
A药组	Intercept	70.327217	0.892006	157.788	78.842	<0.001	68.565404	72.089030
	[time=1]	-1.272486	0.890221	151.302	-1.429	0.155	-3.031356	0.486385
	[time=2]	-0.886100	0.649064	148.070	-1.365	0.174	-2.168725	0.396524
	[time=3]	0[b]	0	.	.	.	.	.
B药组	Intercept	68.148113	0.859189	163.134	79.317	<0.001	66.451547	69.844678
	[time=1]	3.550101	0.705628	160.441	5.031	<0.001	2.156585	4.943617
	[time=2]	0.234757	0.674006	158.165	0.348	0.728	-1.096457	1.565970
	[time=3]	0[b]	0	.	.	.	.	.

a. Dependent Variable: 血清肌酐(μmol/L).

b. This parameter is set to zero because it is redundant.

图7-35 分别在不同药物组内分析时间因素固定效应的参数估计

第三节 广义估计方程

在线性混合模型中，要求被观测指标是正态分布的连续型变量。当不同时间点观测的指标是分类变量时，正态性假定无法保证，因此线性混合模型以及重复测量方差分析的方法将不再适用。此时可采用广义估计方程进行分析。

一、广义估计方程的基本思想

（一）建立广义估计方程

广义估计方程（generalized estimating equation，GEE）是专门用于处理纵向数据等重复测量资料的统计模型。该方法假定在多次测量之间存在一定的相关结构，通过对这种相关性进行校正，从而得到可靠的参数估计。GEE利用连接函数（link function）将多种分布的因变量拟合为相应的统计模型，通过准似然估计方法对模型参数进行估计，因此适用于多种类型的因变量，如定量变量、分类变量、等级变量等。此外，对于研究对象重复测量次数不同、重复测量间隔时间不同、队列研究中途研究对象失访等不均衡的纵向数据，GEE 也能得到稳健的参数估计，因而在重复测量设计资料统计分析中得到了广泛应用。

假设 Y_{ij} 是第 i 个观察对象第 j 次观测的观测值，$Y_i=(Y_{i1}, Y_{i2}, \cdots, Y_{it_i})'$（$i=1, 2, \cdots, n$）表示第 i 个观察对象 t_i 次观测的观测值向量，若有 p 个自变量，则 $X_{ij}=(X_{ij1}, X_{ij2}, \cdots, X_{ijp})'$ 是对应 Y_{ij} 的 $p\times1$ 自变量向量。指定 Y_{ij} 的边际期望（marginal expectation）μ_{ij} 是协变量 X_{ij} 线性组合的函数形式，即

$$g(\mu_{ij})=\beta_0+\beta_1X_{ij1}+\beta_2X_{ij2}+\cdots+\beta_pX_{ijp} \tag{7-3}$$

式中，$g(.)$ 称为连接函数，它将 Y_{ij} 的边际期望表示为协变量的线性组合。$\beta=(\beta_1, \beta_2, \cdots, \beta_p)$ 是模型需要估计的参数向量。

GEE 进行参数估计时，首先假设重复观测的观测值之间独立，计算出 β，然后根据表示重复观测之间相关性的作业相关矩阵修正对 β 的估计，直到这种修正满足一定条件结束。

（二）因变量分布与连接函数

连接函数的作用是对因变量作变换使之符合正态分布。变换的形式根据因变量的类型和分布的不同而不同。在纵向数据中，因变量的类型、分布以及常用的连接函数如表 7-4 所示。

表 7-4　广义估计方程中因变量类型、分布及常用的连接函数

类型	分布	说明	连接函数
连续型	正态分布	围绕平均值呈对称倒钟型的连续分布	恒等函数（不变换）
	伽马分布	观察值大于 0，分布偏向更大的值	对数函数
计数型	泊松分布	在单位时间内事件发生的次数	对数函数
	负二项分布	观察 k 次成功所需的试验次数	对数函数
等级型	多项分布	有序分类型结局	累积 logit 函数，累积 probit 函数
二分类型	二项分布	二分类结局或事件/试验次数	二分类 logit 函数，二分类 probit 函数

（三）作业相关矩阵

作业相关矩阵（working correlation matrix）是 GEE 中的一个重要概念，它表示各次重复观测值两两之间相关性的大小。作业相关矩阵与线性混合模型中的方差-协方差矩阵作用相同（详见本章第二节），形式也基本相同，主要包括以下几种：

（1）等相关：又称可交换相关（exchangeable correlation）或复合对称相关（compound symmetry correlation），它假设任意两次观测之间的相关是相等的。这种假设常用于不依赖时间顺序的重复测量资料。

（2）相邻相关：又称平稳相关，假设只有相邻的两次观察值之间有相关。

（3）自相关（autocorrelation）：假设相关与间隔次数有关，相隔次数越长相关性越弱。

（4）非确定相关（unstructured correlation）：即不预先指定相关的形式，由模型根据数据的特征进行估计。

（5）独立（independent）：即不相关（uncorrelated），它假设因变量之间不相关，多次观察值之间互相独立。

在 GEE 中，只要连接函数正确，总观测次数足够多，样本量较大，即使指定的作业相关矩阵不完全正确，对模型的参数以及其他统计量的估计仍然渐近正确。与线性混合模型类似，选择作业相关矩阵时，可以先指定不同的作业相关矩阵，观察分析结果是否一致。如果一致，可以任选其一或简单的相关矩阵，否则可根据作业相关矩阵和准似然独立模型准则（quasi-likelihood under the independence model criterion，QIC）综合考虑，选择最合适的作业相关矩阵。QIC 是一种修正的 AIC，值越小表示选择的作业相关矩阵越合适，因此该指标可用于选择作业相关矩阵和模型中的自变量。

【例 7-2】 在药物临床试验中，部分患者治疗前及治疗 12 周及 24 周后甘油三酯异常情况见表 7-5。试分析患者治疗后甘油三酯异常的影响因素。

表 7-5 服用不同药物患者基线及治疗后的甘油三酯（TG）异常情况

编号	药物	剂量	性别	年龄	基线 TG	治疗 12 周 TG	治疗 24 周 TG
1	A	常规	女	29	正常	异常	异常
2	A	常规	女	34	正常	/	异常
3	B	高	男	51	正常	异常	异常
4	B	常规	男	43	正常	正常	异常
5	B	常规	男	36	异常	异常	异常
6	A	常规	女	38	正常	正常	/
7	A	常规	男	56	正常	异常	异常
8	A	高	男	44	正常	异常	异常
⋮	⋮	⋮	⋮	⋮	⋮	⋮	⋮

本例中，对甘油三酯水平做了 3 次重复观测，观测指标为是否异常，因此属于因变量为二分类型变量的重复测量数据，采用广义估计方程进行影响因素分析。连接函数取 logit 函数，实际上就是进行 logistic 回归分析，但是考虑了重复观测值之间的相关性。作业相关矩阵不指定具体形式，采用非确定相关。

自变量中包括分类型自变量，即药物、剂量、性别，分别选定 B 药、高剂量、女性为参照。观测时间也作为分类型变量对待，以基线为参照。利用统计软件得到模型效应检验及准似然独立模型准则结果见表 7-6。

表 7-6 拟合不同模型的模型效应检验及准似然独立模型准则

模型	作业相关矩阵	*P* 值					准似然独立模型准则
		药物	剂量	性别	年龄	时间	
1	非确定相关	＜0.001	0.076	0.014	＜0.001	＜0.001	1060.834
2	非确定相关	＜0.001	/	0.015	＜0.001	＜0.001	1062.400
3	独立	＜0.001	/	0.013	＜0.001	＜0.001	1062.145

表 7-6 中，模型 1 包含所有自变量，其中剂量没有统计学意义，去掉该变量拟合模型 2。模型 2 的 QIC 比模型 1 略大，但需要估计的参数减少 1 个。模型 2 的作业相关矩阵为

$$\begin{pmatrix} 1.000 & 0.248 & 0.209 \\ 0.248 & 1.000 & 0.393 \\ 0.209 & 0.393 & 1.000 \end{pmatrix}$$

由此可见，任意两次观测之间的相关系数在 0.2～0.4，说明重复观测之间存在着一定的相关性。如果作业相关矩阵的形式改为“独立”（不相关），则拟合得到表 7-6 中的模型 3，QIC 比模型 2 略小。模型 2 和模型 3 的参数估计见表 7-7。

表 7-7　使用不同作业相关矩阵的模型参数估计

模型	自变量	参数 β_i	标准误	P 值	$\exp(\beta_i)$	95% 置信区间
2	药物	1.390	0.1989	＜0.001	4.016	2.717～5.917
	性别	1.128	0.4615	0.015	3.090	1.250～7.635
	年龄	0.055	0.0139	＜0.001	1.057	1.029～1.086
	时间=12 周	1.387	0.1831	＜0.001	4.004	2.797～5.733
	时间=24 周	1.432	0.1837	＜0.001	4.188	2.922～6.002
3	药物	1.355	0.1983	＜0.001	3.876	2.632～5.714
	性别	1.150	0.4614	0.013	3.158	1.250～7.635
	年龄	0.053	0.0140	＜0.001	1.054	1.029～1.086
	时间=12 周	1.394	0.1790	＜0.001	4.032	2.797～5.733
	时间=24 周	1.432	0.1809	＜0.001	4.188	2.922～6.002

比较两个模型的参数估计结果可以发现，两个模型估计的参数和标准误都非常接近，可见作业相关矩阵的选择对参数估计值的影响并不大。由于连接函数为 logit 函数，实际上进行了 logistic 回归，因此 $\exp(\beta_i)$ 即 OR 值。在模型 3 的参数估计中，服用 A 药（与 B 药相比，OR=3.876）、男性（与女性相比，OR=3.158）、年龄大（OR=1.054）、治疗后（12 周和 24 周与基线相比，OR 等于 4.032 和 4.188）甘油三酯异常风险增大。

二、广义估计方程的 SPSS 实现

（一）连续型结局的纵向数据分析

【实操 7-3】广义估计方程分析实操——连续型结局

【实操 7-3】 数据文件 safety-L.sav 提供了在治疗某疾病的药物临床试验中患者治疗前及治疗 12 周及 24 周后的血清肌酐水平。试在 SPSS 中利用广义估计方程分析服用不同药物的患者治疗后血清肌酐水平是否存在差异。注：在 SPSS 中对重复测量数据采用广义估计方程进行分析时数据需要组织为长格式。

单击菜单 Analyze→Generalized Linear Models→Generalized Estimating Equations 打开对话框，参考图 7-36～图 7-39 在各选项卡中进行设置：

（1）Repeated 选项卡：设置观察对象（主体）变量为 caseid，观察对象内变量为治疗时间 time，工作相关矩阵选择无结构相关 Unstructured（图 7-36）。

（2）Type of Model 选项卡：选择 Linear 表示连接函数为线性函数即不做变换的恒等函数（图 7-37）。

（3）Response 选项卡：将血清肌酐 SCr 调入因变量框（图 7-38）。

（4）Predictors 选项卡：将药物 drug 和治疗时间 time 调入因素 Factors 框（图 7-39）。

（5）Model 选项卡：调入 drug 和 time 及 drug 与 time 的交互项。

（6）Statistics 选项卡：勾选 Working correlation matrix 显示工作相关矩阵。

最后输出的主要结果如图 7-40～图 7-42 所示。图 7-40 和图 7-41 是对模型效应分析的结果。前者显示药物因素无统计学意义（P=0.868），时间因素有统计学意义（P=0.021），二者的交互效应有统计学意义（P＜0.001）。后者进一步给出了模型中参数的估计。与线性混合模型的结果类似，由于在模型中引入了交互项，图 7-41 提供的参数估计均是针对单独效应的。患者服用 B 药（drug=1）时，基线时的血清肌酐比治疗 24 周后高 3.550 μmol/L（P＜0.001），治疗 12 周后比治疗 24 周后高 0.244 μmol/L（P=0.717）。此结论与采用线性混合模型以及重复测量方差分析的结论

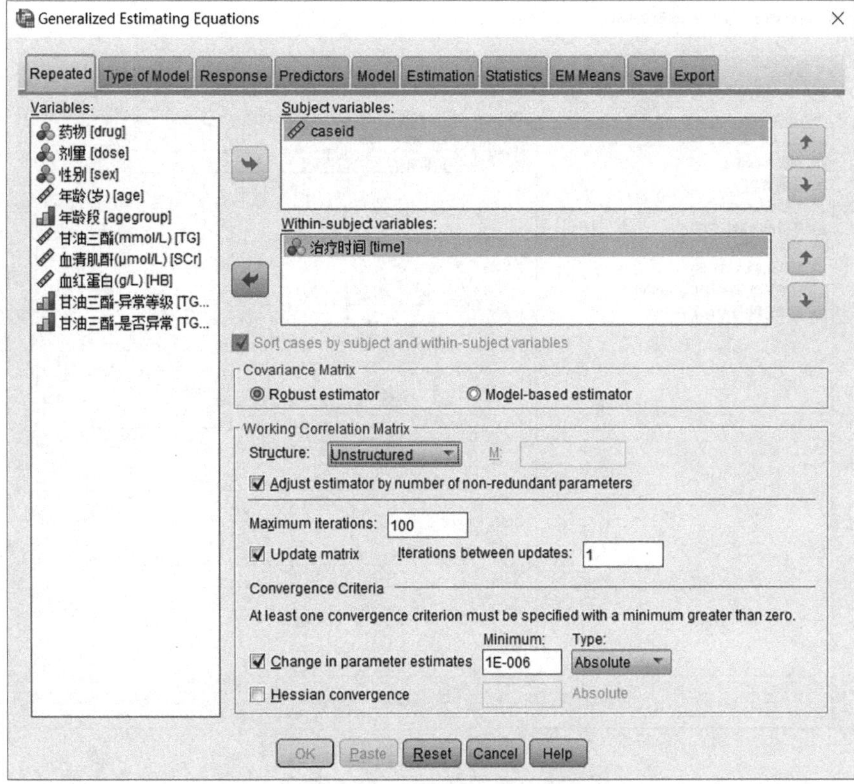

图 7-36　广义估计方程的预设值

Generalized Estimating Equations

Repeated | Type of Model | Response | Predictors | Model | Estimation | Statistics | EM Means | Save | Export

Choose one of the model types listed below or specify a custom combination of distribution and link function.

Scale Response
Linear
Gamma with log link

Ordinal Response
Ordinal logistic
Ordinal probit

Counts
Poisson loglinear
Negative binomial with log link

Binary Response or Events/Trials Data
Binary logistic
Binary probit
Interval censored survival

Mixture
Tweedie with log link
Tweedie with identity link

Custom
Custom

Distribution: Normal　Link function: Identity

Parameter
Specify value
Value: 1
Estimate value

Power:

OK　Paste　Reset　Cancel　Help

图 7-37　选择广义估计方程的数据分布和连接函数

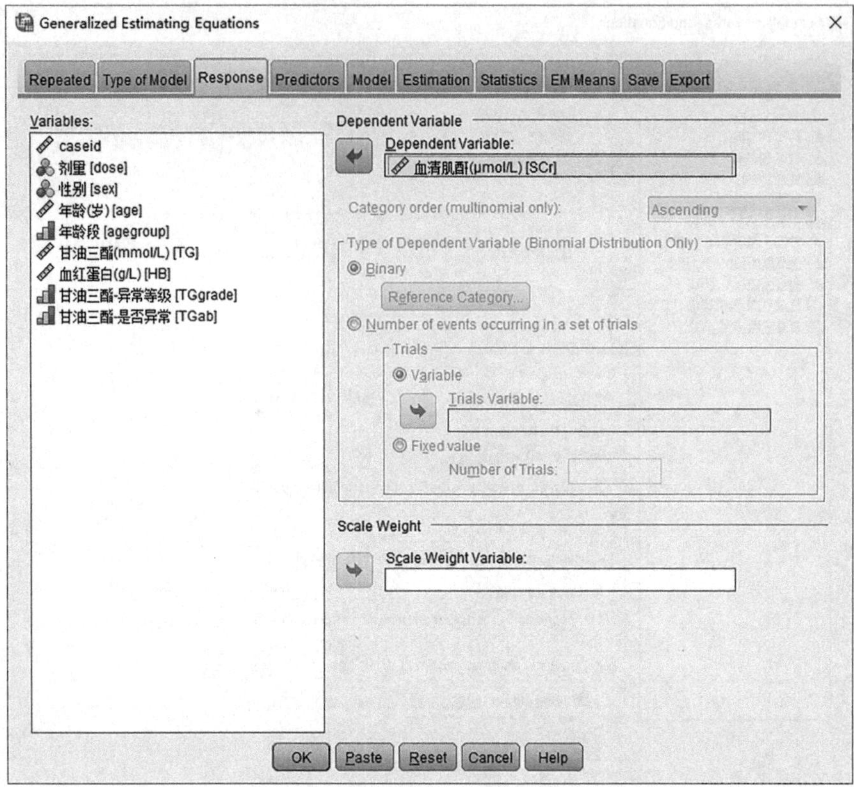

图 7-38 指定广义估计方程的因变量

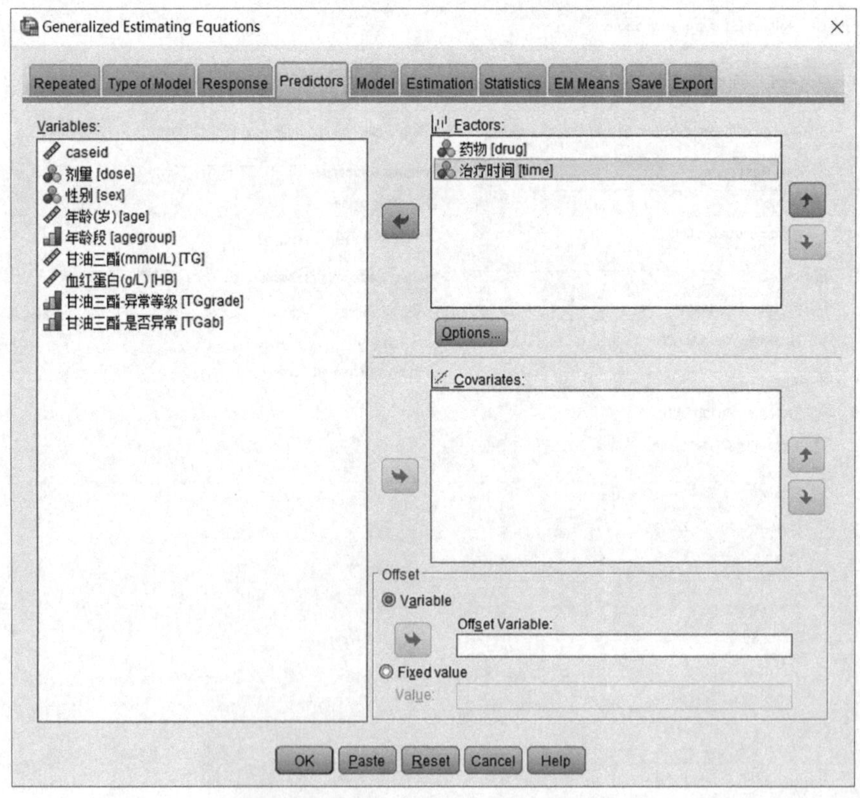

图 7-39 指定广义估计方程的自变量

一致，结果十分接近。对图 7-41 中的其他结果可以参考进行线性混合模型分析时图 7-33 的结果进行解读。

Tests of Model Effects

Source	Type III Wald Chi-Square	df	Sig.
(Intercept)	16922.379	1	0.000
药物	0.027	1	0.868
治疗时间	7.734	2	0.021
药物 * 治疗时间	19.231	2	<0.001

Dependent Variable: 血清肌酐(μmol/L)
Model: (Intercept), 药物, 治疗时间, 药物 * 治疗时间

图 7-40　实操 7-3 广义估计方程的模型效应检验

Parameter Estimates

Parameter	B	Std. Error	95% Wald Confidence Interval Lower	95% Wald Confidence Interval Upper	Hypothesis Test Wald Chi-Square	Hypothesis Test df	Hypothesis Test Sig.
(Intercept)	68.147	0.8569	66.468	69.827	6324.325	1	0.000
[药物=0]	2.148	1.2359	-0.274	4.570	3.021	1	0.082
[药物=1]	0[a]	.	.	.	.	.	.
[治疗时间=1]	3.550	0.7032	2.171	4.928	25.481	1	<0.001
[治疗时间=2]	0.244	0.6724	-1.074	1.561	0.131	1	0.717
[治疗时间=3]	0[a]	.	.	.	.	.	.
[药物=0] * [治疗时间=1]	-4.805	1.1272	-7.015	-2.596	18.173	1	<0.001
[药物=0] * [治疗时间=2]	-1.107	0.9371	-2.944	0.729	1.396	1	0.237
[药物=0] * [治疗时间=3]	0[a]	.	.	.	.	.	.
[药物=1] * [治疗时间=1]	0[a]	.	.	.	.	.	.
[药物=1] * [治疗时间=2]	0[a]	.	.	.	.	.	.
[药物=1] * [治疗时间=3]	0[a]	.	.	.	.	.	.
(Scale)	122.041						

Dependent Variable: 血清肌酐(μmol/L)
Model: (Intercept), 药物, 治疗时间, 药物 * 治疗时间

a. Set to zero because this parameter is redundant.

图 7-41　实操 7-3 广义估计方程分析的参数估计与检验

从图 7-42 显示的作业相关矩阵可以看出，不同时间点测量之间的相关系数没有明显的变化趋势，因此可以采用等相关结构的作业相关矩阵重新进行分析。

Working Correlation Matrix

Measurement	Measurement [time = 1]	[time = 2]	[time = 3]
[time = 1]	1.000	0.637	0.631
[time = 2]	0.637	1.000	0.684
[time = 3]	0.631	0.684	1.000

Dependent Variable: 血清肌酐(μmol/L)
Model: (Intercept), 药物, 治疗时间, 药物 * 治疗时间

图 7-42　广义估计方程的作业相关矩阵

（二）二分类结局的纵向数据分析

【实操 7-4】广义估计方程分析实操——分类型结局

【实操 7-4】 数据文件 safety-L.sav 提供了在治疗某疾病的药物临床试验中患者治疗前及治疗 12 周及 24 周后的甘油三酯异常情况。试在 SPSS 中利用广义估计方程分析患者治疗后甘油三酯异常的影响因素。

单击菜单 Analyze→Generalized Linear Models→Generalized Estimating Equations 打开对话框进行设置：

（1）Repeated 选项卡：设置方法如图 7-36。

（2）Type of Model 选项卡：在图 7-37 的对话框中选择 Binary logistic 表示因变量是二分类变量，连接函数是二分类 logit 函数。

（3）Response 选项卡：在图 7-38 的对话框中将变量甘油三酯是否异常 TGab 调入因变量框中。由于变量 TGab 的测度已经设置为名义（nominal）测度，故可单击 Reference Category 按钮设置因变量的参照类别。本例甘油三酯异常定为 1、正常为 0，因此选中 First (lowest value) 设置以最小的值（即正常）为参照。

（4）Predictors 选项卡：将分类型变量药物 drug、剂量 dose、性别 sex 和治疗时间 time 调入因素 Factors 框（单击 Options 按钮在 Category Order for Factors 中选中 Descending 设置参照水平为最小值），连续型变量年龄 age 调入协变量 Covariates 框，如图 7-43 所示。因自变量较多，故暂不考虑各因素间的交互效应。

（5）Model 选项卡：Model 区域调入 5 个变量的主效应，如图 7-44 所示。

（6）Statistics 选项卡：如图 7-45 所示，勾选 Include exponential parameter estimates 显示 OR 值，勾选 Working correlation matrix 显示作业相关矩阵。

最后输出的主要结果如图 7-46 和图 7-47 所示。

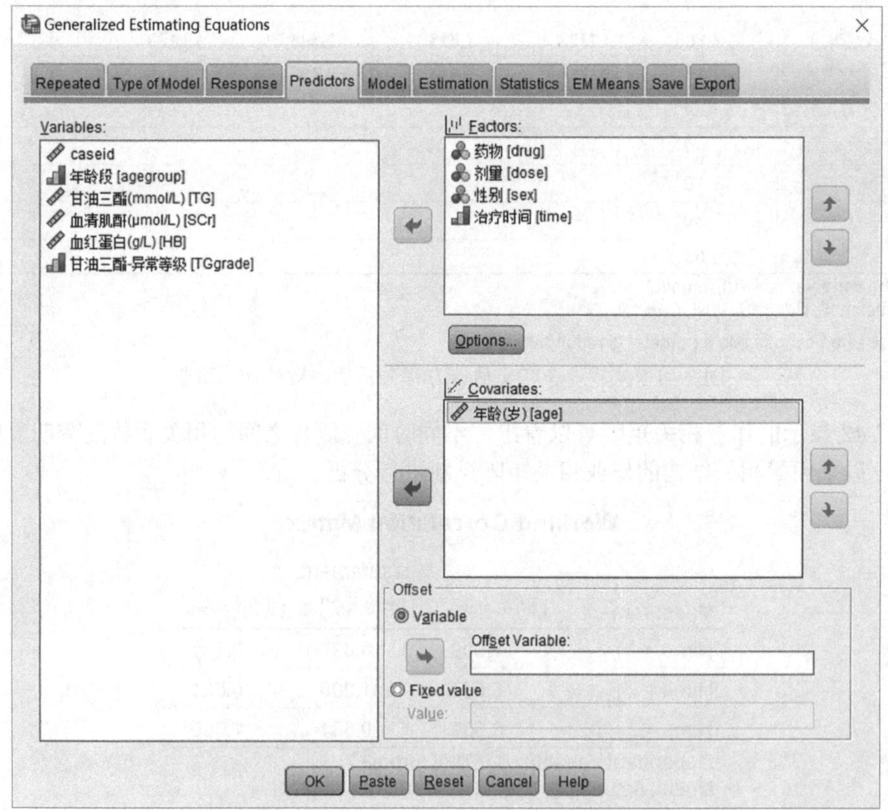

图 7-43　设置广义估计方程分析中的预测因子

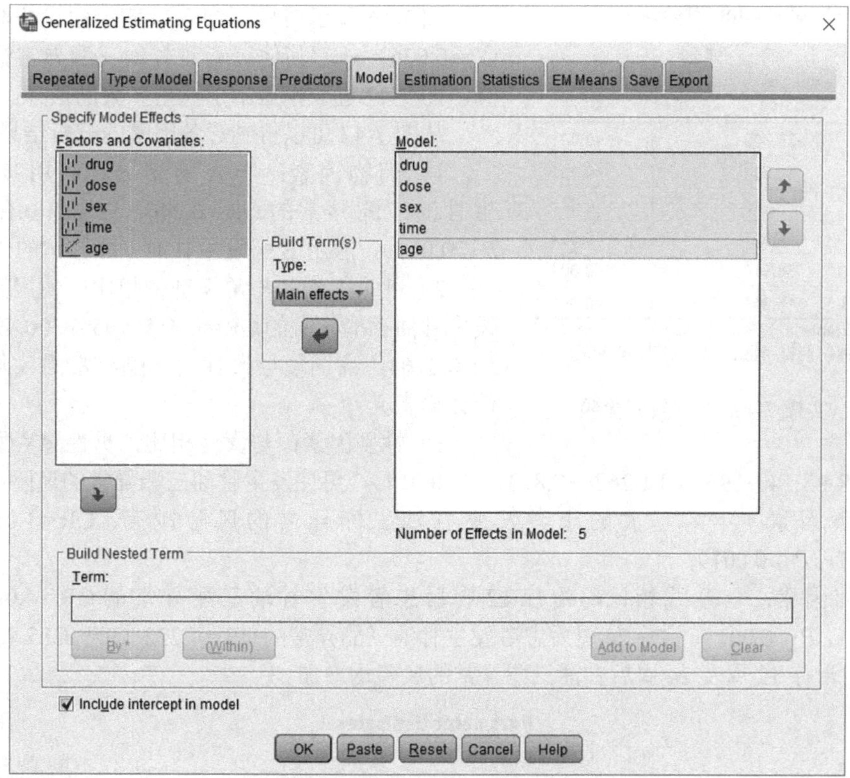

图 7-44　设置广义估计方程分析的效应

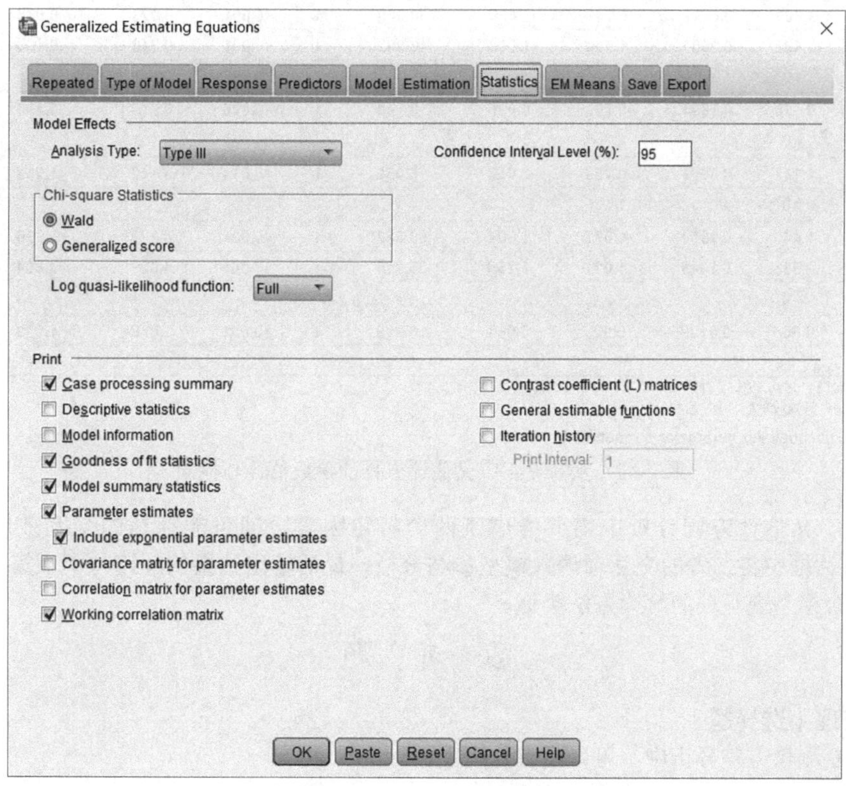

图 7-45　设置广义估计方程分析显示的统计量

Tests of Model Effects

Source	Type III		
	Wald Chi-Square	df	Sig.
(Intercept)	35.709	1	<0.001
药物	48.982	1	<0.001
剂量	3.145	1	0.076
性别	6.051	1	0.014
治疗时间	66.610	2	<0.001
年龄(岁)	16.348	1	<0.001

Dependent Variable: 甘油三酯-是否异常
Model: (Intercept), 药物, 剂量, 性别, 治疗时间, 年龄(岁)

图 7-46 实操 7-4 的模型效应检验

图 7-46 显示对模型中各效应的假设检验，除剂量（P=0.076）外，其他因素对甘油三酯异常情况均有影响。图 7-47 进一步显示了模型参数的估计。

从图 7-47 可以得到对各因素的分析结果：

1）药物因素：与 A 药相比，服用 B 药患者发生甘油三酯异常的 OR=0.246（95%CI 0.166～0.365，P＜0.001），服用 B 药发生甘油三酯异常的风险低；

2）剂量因素：与常规剂量相比，使用高剂量患者发生甘油三酯异常的 OR=0.715（95%CI 0.493～1.036，P=0.076），高剂量导致甘油三酯异常的风险低（但无统计学意义）；

3）性别因素：与女性相比，男性患者发生甘油三酯异常的 OR=3.140（95%CI 1.262～7.813，P=0.014），男性发生甘油三酯异常的风险高；

4）年龄因素：年龄越大的患者发生甘油三酯异常的风险越高，OR=1.058（95%CI 1.029～1.087，P＜0.001）；

5）时间因素：与基线相比，治疗 12 周后患者发生甘油三酯异常的 OR=4.028（95%CI 2.804～5.785，P＜0.001），治疗 24 周后患者发生甘油三酯异常的 OR=4.222（95%CI 2.936～6.072，P＜0.001），治疗 12 周及 24 周后甘油三酯异常的风险均增加。

Parameter Estimates

Parameter	B	Std. Error	95% Wald Confidence Interval		Hypothesis Test			Exp(B)	95% Wald Confidence Interval for Exp(B)	
			Lower	Upper	Wald Chi-Square	df	Sig.		Lower	Upper
(Intercept)	-3.792	0.6919	-5.149	-2.436	30.040	1	<0.001	0.023	0.006	0.087
[药物=1]	-1.402	0.2003	-1.794	-1.009	48.982	1	<0.001	0.246	0.166	0.365
[药物=0]	0[a]	.	.	.	.	.	.	1	.	.
[剂量=1]	-0.336	0.1894	-0.707	0.035	3.145	1	0.076	0.715	0.493	1.036
[剂量=0]	0[a]	.	.	.	.	.	.	1	.	.
[性别=2]	1.144	0.4651	0.233	2.056	6.051	1	0.014	3.140	1.262	7.813
[性别=1]	0[a]	.	.	.	.	.	.	1	.	.
[治疗时间=3]	1.440	0.1854	1.077	1.804	60.372	1	<0.001	4.222	2.936	6.072
[治疗时间=2]	1.393	0.1848	1.031	1.755	56.855	1	<0.001	4.028	2.804	5.785
[治疗时间=1]	0[a]	.	.	.	.	.	.	1	.	.
年龄(岁)	0.056	0.0139	0.029	0.084	16.348	1	<0.001	1.058	1.029	1.087
(Scale)	1									

Dependent Variable: 甘油三酯-是否异常
Model: (Intercept), 药物, 剂量, 性别, 治疗时间, 年龄(岁)
a. Set to zero because this parameter is redundant.

图 7-47 实操 7-4 广义估计方程的参数估计与检验

如果在广义估计方程分析中需要考虑某两个特定因素之间可能存在的交互效应，则可在图 7-44 的对话框中将二者的交互项调入模型参与分析，最后输出结果的解读与本章第二节最后部分对线性混合模型交互项的解读方法类似。

思 考 题

一、知识梳理（选择题）

1. 在重复测量方差分析中，可以没有处理因素。

A）正确　　　　B）错误

2. 若要进行重复测量方差分析，首先要进行球对称性检验。

A）正确　　B）错误

3. 应用广义估计方程时，选择的连接函数与待分析指标的类型无关。

A）正确　　B）错误

4. 关于重复测量设计的说法，正确的是______。

A）同一个观察对象在不同时间点对某指标进行重复观察

B）不同观察对象在不同时间点对某指标进行重复观察

C）组间差别可以用不同时间点间观察值之差进行分析

D）各时间点上观察指标相互独立

5. 利用广义估计方程分析纵向数据时，如果观察指标是二分类型的，则连接函数应选择______。

A）恒等函数　　B）对数函数　　C）二分类 logit 函数　　D）累积 logit 函数

6. 利用广义估计方程分析纵向数据时，如果观察指标是计数型（count）的，则连接函数应选择______。

A）恒等函数　　B）对数函数　　C）二分类 logit 函数　　D）累积 logit 函数

7. 在广义估计方程分析中，“等相关”作业相关矩阵与线性混合模型分析中的______方差-协方差矩阵作用类似。

A）球形结构　　B）复合对称结构　　C）AR(1) 结构　　D）Toeplitz 结构

8. 线性混合模型分析中，方差-协方差结构包括______。（可多选）

A）球形结构　　B）复合对称结构　　C）AR(1) 结构　　D）Toeplitz 结构

9. 应用广义估计方程可以分析的结果指标类型包括______。（可多选）

A）连续型　　B）二分类型　　C）计数型　　D）等级型

10. 对于重复观测的纵向数据，如果观测指标是连续型的，重复观测期间有数据缺失的情况，则可能采用的统计分析方法包括______。（可多选）

A）重复测量方差分析　　B）线性混合模型

C）广义估计方程　　D）无可用方法

二、操作分析

在一项为期 6 个月的前瞻性真实世界队列研究中，研究人员对 29 名重度抑郁症患者治疗前后的认知障碍进行评估，探讨是否需要对重度抑郁症患者的认知障碍进行干预。观察指标为认知功能缺陷自评问卷得分（0～20 分），得分越高说明认知功能损伤越大。在基线、1 个月、2 个月和 6 个月进行研究评估和数据收集，结果见表 7-8。试分析患者治疗后认知功能是否有改善。

表 7-8　重度抑郁症患者接受治疗后的认知功能评分

编号	基线	1 个月	2 个月	6 个月	编号	基线	1 个月	2 个月	6 个月
1	30	24	21	18	10	31	20	35	28
2	16	10	2	0	11	34	/	/	40
3	13	26	17	5	12	7	/	15	11
4	14	14	11	18	13	39	/	29	20
5	34	29	23	35	14	22	9	9	1
6	23	12	24	18	15	26	10	16	21
7	55	/	21	21	16	64	77	61	4
8	76	53	/	/	17	39	/	22	26
9	16	21	13	20	18	29	35	16	17

续表

编号	基线	1个月	2个月	6个月	编号	基线	1个月	2个月	6个月
19	34	16	6	3	25	19	/	/	16
20	45	/	/	38	26	54	45	18	39
21	39	6	7	5	27	28	26	21	11
22	7	21	8	2	28	37	/	/	48
23	42	32	39	15	29	17	24	/	9
24	21	25	19	6					

三、综合应用案例

在一项关于某治疗癫痫药物疗效的随机对照试验中，将 40 名癫痫患者随机分配到研究药物组和常规药物组，疗效评价指标为 2 周内癫痫发作次数。记录治疗前两周（w0）及治疗后 8 周内每两周（w2，w4，w6，w8）内的癫痫发作次数，结果如表 7-9 所示。希望得到的结论为该研究药物是否有效（即减少癫痫发作次数），以及与对照药物相比疗效是否不同。

表 7-9　癫痫治疗药物的疗效观察数据（次）

研究药物组						常规药物组					
编号	w0	w2	w4	w6	w8	编号	w0	w2	w4	w6	w8
1	19	15	5	2	1	21	29	21	18	12	9
2	19	10	5	5	4	22	16	15	8	8	9
3	23	18	10	9	5	23	49	46	38	32	25
4	43	34	24	14	13	24	41	34	29	27	22
5	40	25	12	12	8	25	16	12	7	8	14
6	43	40	33	26	16	26	32	24	21	16	11
7	39	20	17	12	7	27	40	31	20	14	16
8	49	35	10	10	8	28	46	39	29	17	21
9	23	9	2	1	2	29	29	24	23	19	11
10	15	14	10	5	6	30	28	21	16	15	6
11	18	5	5	2	4	31	27	18	12	9	12
12	31	16	8	2	5	32	15	15	12	10	8
13	14	7	3	2	1	33	50	46	38	30	29
14	49	45	35	27	24	34	25	23	21	11	8
15	31	25	17	8	3	35	12	11	8	10	8
16	40	27	19	10	0	36	30	23	17	14	14
17	39	22	19	10	3	37	24	17	16	13	10
18	32	24	19	13	7	38	33	32	26	22	15
19	19	10	7	5	2	39	44	31	22	16	11
20	13	11	11	9	8	40	45	38	34	27	20

针对以上数据，研究小组有以下三种分析思路：

（1）将观察结果设定为连续型数据，采用重复测量方差分析方法进行分析；

（2）将观察结果设定为计数型（count）数据，采用广义估计方程进行分析；

（3）将治疗后某次观测癫痫发作次数比治疗前减少 50% 及以上定义为治疗有效（否则无效），采用广义估计方程进行分析。

针对上述三种分析思路讨论其适用性，并给出最终的分析结果。

（陈　卉）

第八章　生存数据的统计分析方法

本章内容

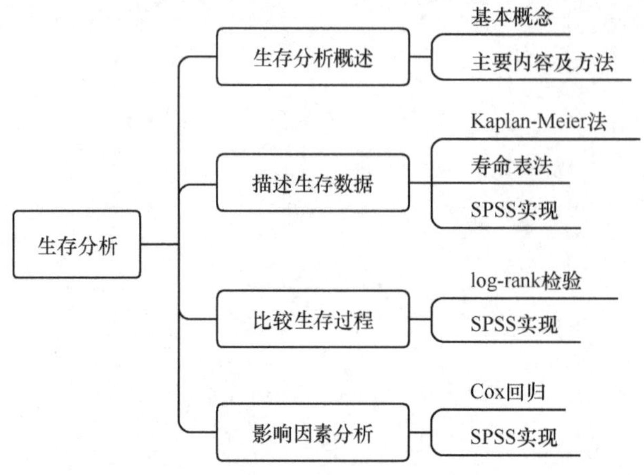

在临床医学研究中，有时研究者关心的不只是某一事件是否发生，还关心发生该事件所经历的时间。这类研究的数据一般通过随访获得，因而可能存在不完整的数据。鉴于这类研究的目的及数据的特殊性，如果将是否发生事件以及发生事件的时间均作为因变量拟合多元模型，因时间分布不明将使得拟合极为困难，因此不能采用常规的统计学方法来分析。可将发生结局及所经历时间结合起来进行分析的统计方法统称为生存分析（survival analysis）。

第一节　生存数据分析概述

“生存分析”一词起源于对随访获得的寿命资料的统计分析，但作为一类统计分析方法，其范围已不仅仅局限于生存资料。

一、生存分析中的基本概念

1. 失效事件　在生存分析中，研究者所关心的事件既可以是恶性肿瘤患者术后死亡、早期肝癌患者肝移植后因肝功能丧失引起死亡，也可以是急性白血病患者复发、HIV 感染者进展到艾滋病等。这些事件称为失效事件（failure event），也称为终点事件（terminal event）。由此可以看出，失效事件是由研究目的决定的，不一定是“死亡”，而出现“死亡”也不一定就是发生了失效事件。认定失效事件是生存分析的基础，因此必须准确地加以定义。

2. 生存时间　生存时间（survival time）是指从规定的起始事件（initial event）到发生失效事件所经历的时间，常用符号 t 表示。起始事件与失效事件相对应，如早期肝癌患者成功完成肝移植手术、急性白血病患者成功完成脊髓移植、某人确认 HIV 感染等。记录生存时间时还要事先确定时间的测量单位，如年、月、周、日、小时等。

3. 删失数据　在研究或随访过程中，由于某些原因未能观察到研究对象发生失效事件，这类生存数据称为删失数据（censored data）或截尾数据。产生删失数据的原因主要有以下两方面。

（1）在研究期间观察对象失访如失去联系，或在失效事件定义为某种死亡的研究中观察对象死于其他原因。

（2）达到研究事先规定的随访期限或在研究结束时，观察对象尚未发生失效事件。

删失数据所对应的生存时间为起始事件到发生失访或研究结束的时间，并且通常在时间数字的右上角加“+”标记，如 25^{+}天。

以下概念以失效事件为某种死亡为例。

4. 生存函数与风险函数　生存函数（survival function）又称累积生存函数（cumulative survival function）、累积生存率，简称生存率，指观察对象活过时间 t 的概率，记为 $S(t)$。

风险函数表示某个观察对象活过时间 t 后，在从 t 到 $t+\Delta t$ 的区间内死亡的概率极限，即活过时间 t 的观察对象在 t 时刻的瞬时死亡率，用 $h(t)$ 表示。

5. 生存曲线　生存函数关于时间 t 的曲线称为生存曲线（survival curve），如图 8-1 所示。

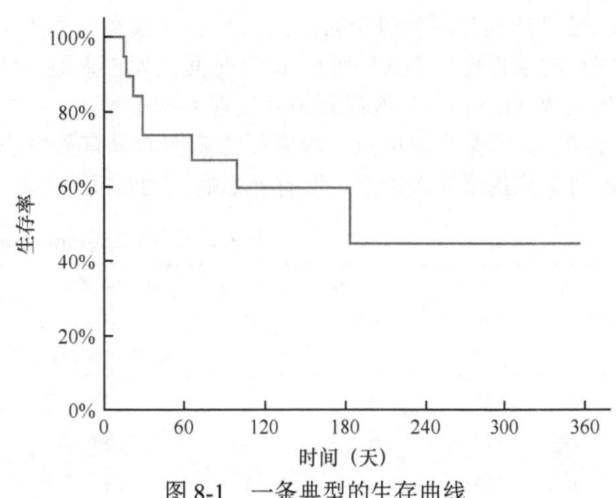

图 8-1　一条典型的生存曲线

6. 中位生存时间　中位生存时间（median survival time）又称半数生存期，是指个体有 50% 的可能性活过的时间，也可表示 50% 的个体可以活过的时间。在生存曲线中，曲线上累积生存率为 50% 的点对应的生存时间即为中位生存时间。例如，从图 8-1 所示生存曲线中可以大致估计中位生存时间为 180 天左右。

中位生存时间越长表示疾病的预后越好。由于存在删失数据以及生存时间的分布不明确，因此一般不用平均生存时间来描述生存时间的平均水平。

二、生存分析的主要内容及方法

对于生存数据，主要从以下三方面进行分析：

（1）描述生存过程：估计不同时刻的总体累积生存率、计算中位生存时间以及绘制生存曲线等。

（2）比较生存过程：对于不同的手术方式、治疗方案、观察对象基线状态等，比较组间生存过程是否存在差异。

（3）多因素分析：通过拟合多变量回归模型，研究生存结局的影响因素。

生存分析的主要方法分为三类，即非参数法、半参数法和参数法，其中非参数法包括乘积极限法（product-limit method）和寿命表法（life-table method），半参数法的典型代表是 Cox 比例风险回归模型分析法。

（1）乘积极限法：1958 年由 Kaplan-Meier 提出，因此也称为 Kaplan-Meier 法。它主要用于样本量较小、能够精确记录每个观察对象发生失效事件或成为删失数据的时间点的生存数据。

（2）寿命表法：主要用于样本量较大、生存时间不是每个观察对象的精确时间点而是时间区间的生存数据。

（3）Cox 比例风险回归模型：简称 Cox 回归模型，是一种多因素回归分析方法，用于分析多个影响因素对生存结局和时间的作用。

第二节　生存数据的统计描述

根据生存资料样本量的大小以及生存时间的记录方法，描述生存过程即计算样本生存率及标准误可以采用 Kaplan-Meier 法和寿命表法。

一、卡普兰-迈耶（Kaplan-Meier）法

Kaplan-Meier 法利用条件概率及概率乘法原理计算生存率，适用于精确记录了每个研究对象发生失效事件或成为删失数据的时间。

【例 8-1】 在接受人工肝治疗的重症病毒性肝病患者预后分析中，对 19 名急性亚急性期患者术后最多随访一年的生存数据见表 8-1。试对急性亚急性期患者术后生存率进行估计。

Kaplan-Meier 法计算生存率的过程列于表 8-1。B 列是研究队列中出现的每个具体的时间点，C 列和 D 列分别为每个时间点上死亡人数和删失人数。Kaplan-Meier 法的核心思想是计算每个时间点的条件死亡率（F 列），即该时间点死亡人数（C 列）除以该时刻之前的观察对象数，期初观察人数（E 列），从而得到条件生存率即 1–条件死亡率（G 列），再通过概率相乘得到累积生存率（H 列）。若某个时间点上没有死亡病例而只有删失病例，则将删失人数合并到上一个有死亡病例的时间点的删失人数上。没有死亡病例的时间点不计算累积生存率。

表 8-1　利用 Kaplan-Meier 法计算生存率

序号 （A） i	时间/天 （B） t_i	死亡人数 （C） d_i	删失人数 （D） c_i	期初观察人数 （E） $n_i=n_{i-1}-d_{i-1}-c_{i-1}$	条件死亡率 （F） $q_i=d_i/n_i$	条件生存率 （G） $p_i=1-q_i$	累积生存率 （H） $S(t_i)=S(t_{i-1})\cdot p_i$	标准误 （I） $SE_{S(t_i)}$
1	15	1	0	19	0.053	0.947	0.947	0.051
2	17	1	0	18	0.056	0.944	0.894	0.070
3	22	1	0	17	0.059	0.941	0.841	0.084
4	29	2	0	16	0.125	0.875	0.736	0.101
5	30	0	1	14				
6	31	0	1	13				
7	51	0	1	12				
8	66	1	0	11	0.091	0.909	0.669	0.112
9	90	0	1	10				
10	99	1	0	9	0.111	0.889	0.595	0.122
11	105	0	1	8				
12	122	0	1	7				
13	138	0	2	6				
14	183	1	0	4	0.250	0.750	0.446	0.158
15	230	0	1	3				
16	267	0	1	2				
17	357	0	1	1				

累积生存率的标准误（I 列）的计算公式为（公式中的符号说明见表 8-1）

$$SE_{S(t_i)} = S(t_i)\sqrt{\sum_{j=1}^{i} q_i / (p_j n_j)} \tag{8-1}$$

以表 8-1 的 B 列为横坐标、H 列为纵坐标（添加术后 0 天、累积生存率为 1 的坐标点）绘制阶梯状折线图，即为生存曲线，如图 8-1 所示。由于 Kaplan-Meier 法逐个计算每个死亡时点的生存率，因此得到的生存曲线是左连续的阶梯状曲线，每个间断时点的累积生存率在下一个台阶处。此外，从生存曲线上还可以粗略估计中位生存时间。取纵坐标等于 0.5 的水平线与生存曲线的交点，

其横坐标对应的时间即中位生存时间（大约为 183 天）。

二、寿命表法

在样本量较大时，可以将随访对象的生存时间按年、月、周等进行分段计数，从而得到不同时间段生存数据的频数表。此时可以利用寿命表法计算累积生存率。其原理是首先求出各个时间段的条件生存率，然后根据概率乘法原理计算累积生存率。与 Kaplan-Meier 方法不同的是，寿命表法在计算条件死亡率时利用删失人数对期初观察人数进行了校正。

【例 8-2】 在接受人工肝治疗的重症病毒性肝病患者预后数据中，将生存时间以月（30 天）为单位整理成频数表（见表 8-2），用寿命表法估计接受人工肝治疗的重症病毒性肝病患者的术后生存率。

表 8-2 重症病毒性肝病患者接受人工肝治疗术后生存情况的频数表（例数）

	生存时间（天）												合计
	0～	30～	60～	90～	120～	150～	180～	210～	240～	270～	300～	330～	
存活	0	3	3	3	3	0	0	2	2	0	0	2	18
死亡	15	8	2	3	1	1	2	0	0	0	0	0	32
合计	15	11	5	6	4	1	2	2	2	0	0	2	50

寿命表法计算生存率的过程列于表 8-3。寿命表法用删失人数对期初观察人数进行校正从而减小删失数据对生存率计算的影响，得到校正的观察人数（E 列）。然后利用死亡人数（B 列）除以校正的观察人数得到死亡概率（F 列）并计算生存概率（G 列），最后通过概率相乘得到累积生存率（H 列）。按式（8-1）计算累积生存率的标准误，列于 I 列。

表 8-3 利用寿命表法计算生存率

生存时间 （A） t_i	死亡人数 （B） d_i	删失人数 （C） c_i	期初观察人数 （D） $L_i=L_{i-1}-c_{i-1}-d_{i-1}$	校正观察人数 （E） $n_i=L_i-c_i/2$	死亡概率 （F） $q_i=d_i/n_i$	生存概率 （G） $p_i=1-q_i$	累积生存率 （H） $S(t_i)=S(t_{i-1})\cdot p_i$	标准误 （I） $SE_{S(t_i)}$
0～	15	0	50	50	0.300	0.700	0.700	0.065
30～	8	3	35	33.5	0.239	0.761	0.533	0.071
60～	2	3	24	22.5	0.089	0.911	**0.485**	0.072
90～	3	3	19	17.5	0.171	0.829	0.402	0.074
120～	1	3	13	11.5	0.087	0.913	0.367	0.076
150～	1	0	9	9	0.111	0.889	**0.326**	0.077
180～	2	0	8	8	0.250	0.750	0.245	0.077
210～	0	2	6	5				
240～	0	2	4	3				
270～	0	0	2	2				
300～	0	0	2	2				
330～	0	2	2	1				

利用表 8-3 中的寿命表可以得到患者的 n 月生存率。由于 n 月生存率是根据术后活过 $n-1$ 月后的生存情况计算的，因此它对应"$n-1$～"月一行的累积生存率。例如，重症病毒性肝病患者接受人工肝治疗后 3 个月生存率为 48.5%，半年生存率为 32.6%（表 8-3 中加粗的数字）。

以表 8-3 的 A 列为横坐标、H 列为纵坐标（添加术后 0 天、累积生存率为 1 的点）绘制的生存曲线如图 8-2 所示。可估计 3 个月（90 天）累积生存率为 48% 左右，半年（180 天）生存率为 32% 左右。

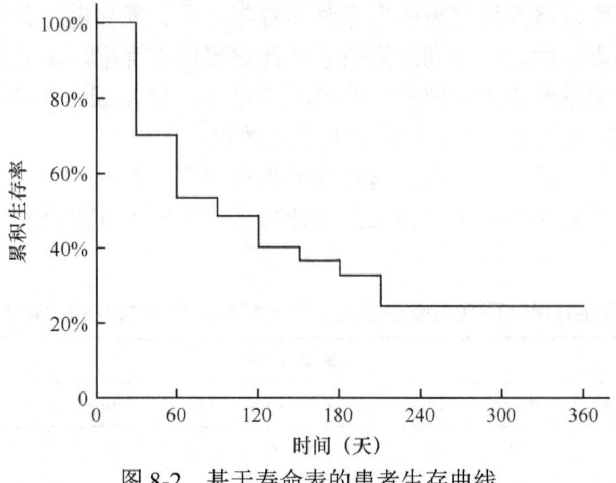

图 8-2 基于寿命表的患者生存曲线

李兰娟院士与人工肝系统

我国是肝病高发国家，各类肝病患者过亿，其中肝衰竭等终末期肝病约有 800 万人。终末期肝病病情凶险，病死率高达 80%。严重的肝脏损害危及人们的健康和生命，相关疾病的救治始终是亟待解决的难题。

1986 年，李兰娟带领团队开始潜心研究人工肝支持系统。他们历经十余年研究攻关，首次系统地将血浆置换、血浆灌流、血液滤过、血液透析等应用于肝衰竭患者的治疗，创建了一套独特有效的“李氏人工肝系统”，开辟了重型肝炎治疗的新途径，并由此获得 1998 年国家科技进步奖二等奖。2013 年，李兰娟院士带领的科研团队以取得“重症肝病诊治的理论创新与技术突破”的成绩获得国家科技进步奖一等奖。2015 年，李兰娟院士带领“终末期肝病综合诊治创新团队”荣获国家科技进步奖（创新团队）一等奖。

“李氏人工肝系统”历经 30 余年研究和创新，已经成为肝衰竭治疗的重要方法，累计治疗肝衰竭患者 10 万余名。将“李氏人工肝系统”联合肝移植治疗重症肝病，使肝移植患者的五年生存率从 60% 提高到 80%。2013 年，李兰娟院士团队成功应用“李氏人工肝系统”治疗重症 H7N9 禽流感患者，拓展了人工肝的适应证，获得 2017 年国家科技进步奖特等奖。在新型冠状病毒感染疫情初期，李兰娟院士即带领团队多次使用“李氏人工肝系统”有效清除炎性因子、阻断细胞因子风暴，在挽救重症、危重症患者的战斗中起到了关键性作用。人工肝血液净化治疗还被纳入了该病的国家诊疗方案中。

三、描述生存过程的 SPSS 实现

1. Kaplan-Meier 法生存分析

【实操 8-1】 数据文件 survival.sav 提供了接受人工肝治疗的重症病毒性肝病患者的基线及预后数据。试利用 SPSS 的 Kaplan-Meier 法对患者的术后生存率进行估计。

【实操 8-1】Kaplan-Meier 生存分析实操

单击菜单 Analyze→Survival→Kaplan-Meier 打开对话框，参考图 8-3 设置表示生存时间的变量“时间”以及代表最终状态的变量“结局”；单击 Define Event

按钮设置状态变量“结局”取值为 1 表示失效事件（图 8-4），则系统默认将该变量取值为 0 表示删失数据。单击 Options 按钮打开对话框，在 Plots 区域勾选 Survival 表示绘制生存曲线，如图 8-5 所示。

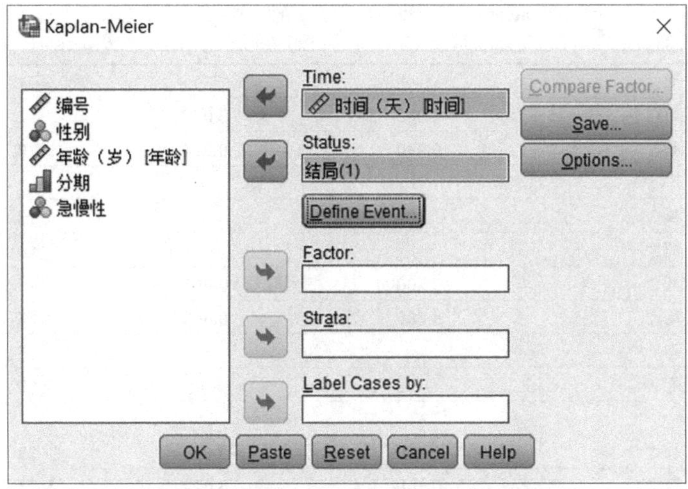

图 8-3　Kaplan-Meier 生存分析主对话框

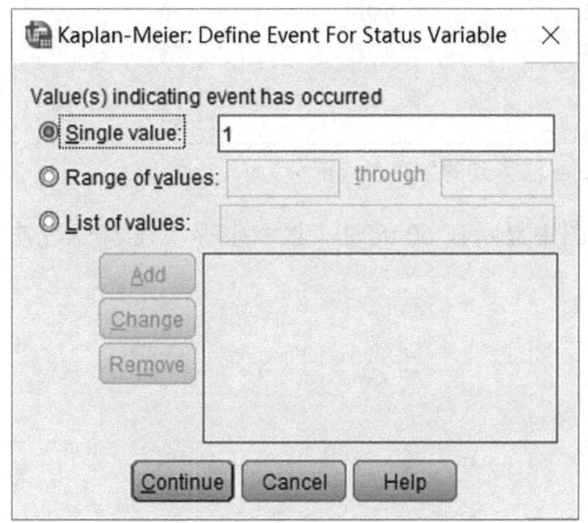

图 8-4　定义生存分析的失效事件

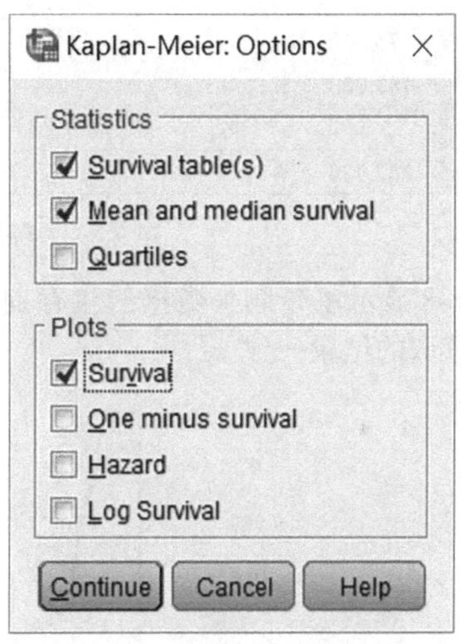

图 8-5　设置绘制生存曲线

最后的输出结果如图 8-6～图 8-8 所示。图 8-6 给出了平均和中位生存时间及 95% 置信区间。由于生存时间通常是偏态分布，因此多用中位生存时间反映生存时间的平均水平。本例中，中位生存时间为 66 天，95% 置信区间为 0～142.2 天。

Means and Medians for Survival Time

Mean[a]				Median			
		95% Confidence Interval				95% Confidence Interval	
Estimate	Std. Error	Lower Bound	Upper Bound	Estimate	Std. Error	Lower Bound	Upper Bound
139.477	21.256	97.814	181.139	66.000	38.880	0.000	142.206

a. Estimation is limited to the largest survival time if it is censored.

图 8-6　Kaplan-Meier 生存分析得到的生存时间

图 8-7 中间两列为累积生存率及标准误。从图 8-7 可以看出，Kaplan-Meier 法计算得到的 30 天生存率为 68.0%，60 天生存率为 53.0%（60 天没有死亡病例时，读取距 60 天最近且不足 60 天

并有死亡病例的时间点（即 56 天）对应的结果），180 天生存率为 32.5%。

Survival Table

	Time	Status	Cumulative Proportion Surviving at the Time		N of Cumulative Events	N of Remaining Cases
			Estimate	Std. Error		
1	15.000	死亡	.	.	1	49
2	15.000	死亡	0.960	0.028	2	48
3	16.000	死亡	0.940	0.034	3	47
:	:	:				
13	29.000	死亡	.	.	13	37
14	29.000	死亡	.	.	14	36
15	29.000	死亡	0.700	0.065	15	35
16	30.000	死亡	0.680	0.066	16	34
17	30.000	存活	.	.	16	33
18	31.000	存活	.	.	16	32
:	:	:				
26	56.000	死亡	0.530	0.072	23	24
27	65.000	死亡	0.508	0.072	24	23
28	65.000	存活	.	.	24	22
:	:	:				
42	175.000	死亡	0.325	0.077	30	8
43	183.000	死亡	0.284	0.078	31	7
:	:	:				
50	357.000	存活	.	.	32	0

图 8-7　Kaplan-Meier 法得到的生存表（部分）

图 8-8 显示了带删失数据的生存曲线。图中显示在 60 天时，累积生存率在 50% 左右，与从生存表读取的结果一致。

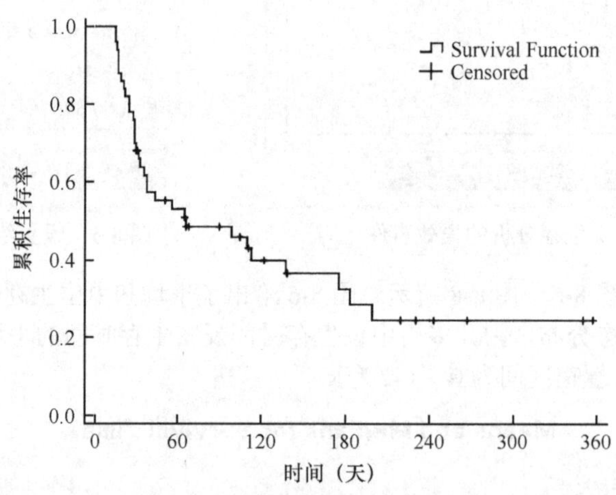

图 8-8　带删失数据点的生存曲线

2. 寿命表法生存分析

【实操 8-2】寿命表生存分析实操

【实操 8-2】 数据文件 survival.sav 提供了接受人工肝治疗的重症病毒性肝病患者的基线及预后数据。试利用 SPSS 的寿命表法对患者的术后生存率进行估计。

选择 Analyze→Survival→Life Tables 菜单，打开 Life Tables 对话框。参考图 8-9 设置生存时间变量“时间”和状态变量“结局”。在 Display Time Intervals 内输入随访的最长时间 360 和时间间隔 30 表示以 30 天为单位计算累积生存率。单击

Options 按钮打开对话框，在 Plot 区域勾选 Survival 表示绘制生存曲线。最后的寿命表和生存曲线分别如图 8-10 和图 8-2 所示。

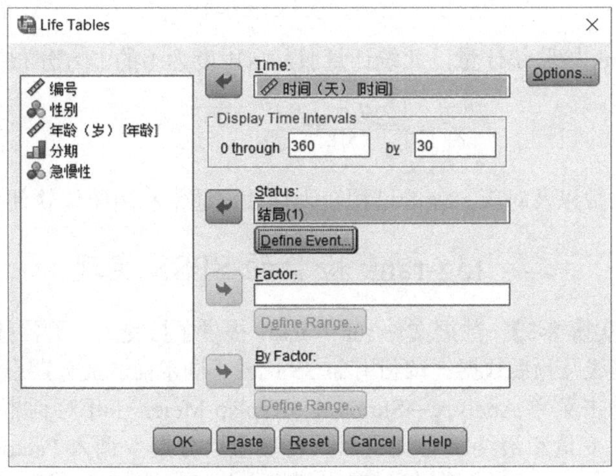

图 8-9　寿命表法生存分析的主对话框

图 8-10 的表格从左到右依次对应表 8-3 的 A 列、D 列、C 列、E 列、B 列及 F～I 列。表格下方注释显示中位生存时间为 80.80 天。30 天生存率为 70.0%，95% 置信区间为 70.0%±1.96×6.5%，即 57.3%～82.7%。60 天生存率为 53.3%（95% 置信区间为 39.4%～67.2%）。

Life Table[a]

Interval Start Time	Number Entering Interval	Number Withdrawing during Interval	Number Exposed to Risk	Number of Terminal Events	Proportion Terminating	Proportion Surviving	Cumulative Proportion Surviving at End of Interval	Std. Error of Cumulative Proportion Surviving at End of Interval	Probability Density	Std. Error of Probability Density	Hazard Rate	Std. Error of Hazard Rate
0	50	0	50.000	15	0.300	0.700	0.700	0.065	0.010	0.002	0.012	0.003
30	35	3	33.500	8	0.239	0.761	0.533	0.071	0.006	0.002	0.009	0.003
60	24	3	22.500	2	0.089	0.911	0.485	0.072	0.002	0.001	0.003	0.002
90	19	3	17.500	3	0.171	0.829	0.402	0.074	0.003	0.002	0.006	0.004
120	13	3	11.500	1	0.087	0.913	0.367	0.076	0.001	0.001	0.003	0.003
150	9	0	9.000	1	0.111	0.889	0.326	0.077	0.001	0.001	0.004	0.004
180	8	0	8.000	2	0.250	0.750	0.245	0.077	0.003	0.002	0.010	0.007
210	6	2	5.000	0	0.000	1.000	0.245	0.077	0.000	0.000	0.000	0.000
240	4	2	3.000	0	0.000	1.000	0.245	0.077	0.000	0.000	0.000	0.000
270	2	0	2.000	0	0.000	1.000	0.245	0.077	0.000	0.000	0.000	0.000
300	2	0	2.000	0	0.000	1.000	0.245	0.077	0.000	0.000	0.000	0.000
330	2	2	1.000	0	0.000	1.000	0.245	0.077	0.000	0.000	0.000	0.000

a. The median survival time is 80.80

图 8-10　寿命表法得到的寿命表（经过编辑已增加原结果中的小数位）

第三节　生存过程的统计分析

对生存曲线进行比较实际上是对各组整体生存率进行比较，其中 log-rank 检验是应用最广泛的一种非参数检验方法。该方法既适用于两组生存曲线的比较，也适用于多组生存曲线的比较。

一、log-rank 检验的基本思想

log-rank 检验假设各组的生存曲线相同，其基本思想是对实际死亡数与期望死亡数进行比较。它要求各组生存曲线不能交叉，否则提示可能存在对生存结果有影响的混杂因素。比较两个组的生存曲线时，log-rank 检验的过程如下。

首先，在出现死亡事件的第 i 个时间点上，将两个组死亡人数和未死亡人数组成一个四格表。对于某个组，根据其观察人数 n_i 和实际死亡人数 a_i，以及两个组的合计观察人数 N_i、合计死亡人

数 A_i 和合计未死亡人数 C_i，计算该组的期望死亡人数 e_i 以及与之对应的方差 v_i：

$$e_i = \frac{A_i}{N_i} \times n_i, \quad v_i = \frac{A_i \times C_i \times (N_i - n_i)}{N_i^2 \times (N_i - 1)} \tag{8-2}$$

然后，计算 log-rank 检验统计量，此统计量服从自由度为 1 的卡方分布：

$$\chi^2 = \frac{(\sum a_i - \sum e_i)^2}{\sum v_i} \tag{8-3}$$

由于计算期望死亡数以及对应方差的过程较为烦琐，通常利用统计软件完成计算。

二、log-rank 检验的 SPSS 实现

【实操 8-3】log-rank 检验实操

【实操 8-3】 数据文件 survival.sav 提供了接受人工肝治疗的重症病毒性肝病患者的基线及预后数据。试利用 SPSS 比较不同术前肝炎分期患者的术后生存情况。

单击菜单 Analyze→Survival→Kaplan-Meier 打开对话框，参考图 8-3 设置生存时间变量和最终状态变量后，将变量“分期”调入 Factor 框中表示因素变量。单击 Compare Factor 按钮打开对话框，勾选 Log rank（图 8-11）。在图 8-5 的对话框中勾选 Survival 表示绘制生存曲线。最后的结果如图 8-12～图 8-14 所示。

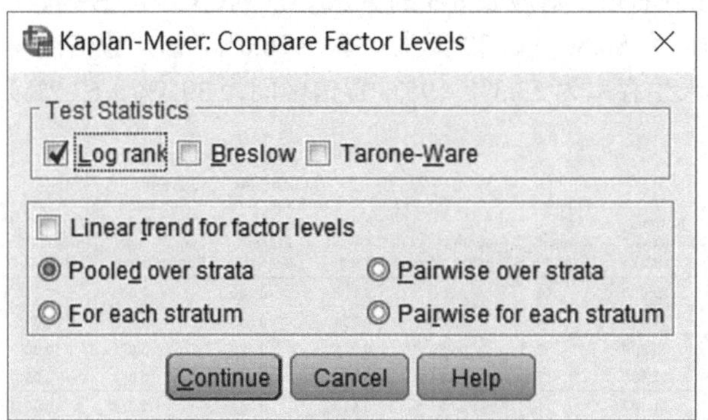

图 8-11 选择 log-rank 检验

图 8-12 给出了不同术前肝炎分期患者的平均生存时间和中位生存时间及 95% 置信区间。中期和晚期患者的中位生存时间分别为 110 天和 29 天。由于早期患者中死亡的患者不到一半（2/11），因此无法估计中位生存时间，在结果中显示为空。

Means and Medians for Survival Time

分期	Mean[a] Estimate	Mean[a] Std. Error	Mean[a] 95% Confidence Interval Lower Bound	Mean[a] 95% Confidence Interval Upper Bound	Median Estimate	Median Std. Error	Median 95% Confidence Interval Lower Bound	Median 95% Confidence Interval Upper Bound
早期	293.683	39.279	216.695	370.67	.	.	.	.
中期	139.263	33.860	72.897	205.63	110.000	55.75	0.729	219.27
晚期	62.183	14.874	33.031	91.336	29.000	5.963	17.313	40.687
Overall	139.477	21.256	97.814	181.14	66.000	38.88	0.000	142.21

a. Estimation is limited to the largest survival time if it is censored.

图 8-12 按分期分组的患者平均及中位生存时间

图 8-13 显示不同术前肝炎分期患者生存情况比较的 log-rank 检验结果，$\chi^2=15.817$，$P<0.001<0.05$，可以认为不同术前肝炎分期患者的生存情况存在差异。

Overall Comparisons

	Chi-Square	df	Sig.
Log Rank (Mantel-Cox)	15.817	2	<0.001

Test of equality of survival distributions for the different levels of 分期.

图 8-13　比较不同分期患者生存情况的 log-rank 检验结果

图 8-14 是按术前肝炎分期绘制的生存曲线。从图中可以看出，肝炎早期患者的生存曲线比中期和晚期患者的高，肝炎晚期患者生存曲线最低，提示肝炎早期患者预后较好，晚期患者预后较差。

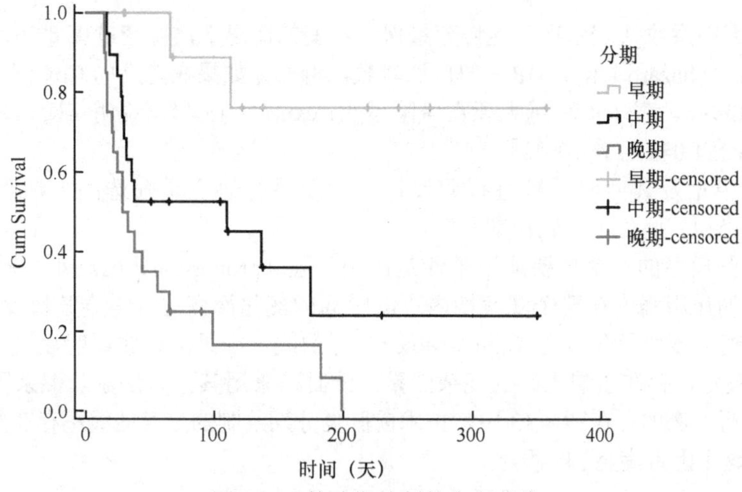

图 8-14　按分期绘制的生存曲线

在图 8-11 对话框中选中 Pairwise over strata，可以对术前肝炎不同分期患者的生存过程进行多重比较，结果如图 8-15 所示。需要注意，此处给出的多重比较结果未校正检验水准，因此需要对检验水准或 P 值进行 Bonferroni 校正。校正 P 值后，早期与晚期（$P<0.001$）患者的生存情况不同。

Pairwise Comparisons

		早期		中期		晚期	
	分期	Chi-Square	Sig.	Chi-Square	Sig.	Chi-Square	Sig.
Log Rank (Mantel-Cox)	早期			5.630	0.018	15.421	<0.001
	中期	5.630	0.018			3.738	0.053
	晚期	15.421	<0.001	3.738	0.053		

图 8-15　术前肝炎不同分期患者生存情况的多重比较

第四节　生存结局的影响因素分析

log-rank 检验可以比较组间生存曲线是否存在差异，但它只能考察单个因素对生存时间是否有影响。如果要分析多个因素对生存时间的影响，则通常采用 Cox 回归模型进行分析。

一、考克斯（Cox）比例风险回归模型

Cox 比例风险回归模型（Cox's proportional hazard regression model，简称 Cox 回归模型）的基本形式为

$$h(t)=h_0(t)\cdot\exp(\beta_1X_1+\beta_2X_2+\cdots+\beta_mX_m) \tag{8-4}$$

式中 $X_1, X_2, \cdots, X_m$ 为生存的影响因素，在 Cox 回归中通常称为协变量；$h(t)$ 为时刻 t 的风险率，$h_0(t)$ 为所有协变量均为 0 时的基础风险率，是一个未知的值。$\beta_1, \beta_2, \cdots, \beta_m$ 为利用最大似然法估计

得到的协变量 $X_1, X_2, \cdots, X_m$ 的回归系数。

在其他协变量保持不变的情况下，协变量 X_i 改变一个单位时 t 时刻的风险率分别为

$$h_1(t) = h_0(t) \cdot \exp(\beta_1 X_1 + \cdots + \beta_i X_i + \cdots + \beta_m X_m)$$

$$h_2(t) = h_0(t) \cdot \exp[\beta_1 X_1 + \cdots + \beta_i (X_i + 1) + \cdots + \beta_m X_m]$$

则

$$\mathrm{HR}_{X_i} = \frac{h_2(t)}{h_1(t)} = \frac{\exp[\beta_i (X_i + 1)]}{\exp(\beta_i X_i)} = \exp(\beta_i) \tag{8-5}$$

由此可见，回归系数 β_i 表示在其他协变量保持不变的情况下，协变量 X_i 改变一个单位时的风险率之比即风险比（hazard ratio，HR）的自然对数。例如，如果在建立的 Cox 回归模型中年龄的回归系数 $\beta=0.043>0$，表示年龄越大死亡风险越大；$\exp(\beta)=1.044$，说明年龄每增加 1 岁，死亡的风险增加 4.4%［$(1.044-1)\times 100\%$］。

对 Cox 回归模型及其回归系数进行假设检验以及进行协变量筛选的方法与第六章介绍的 logistic 回归分析类似，此处不再做详细介绍。

应用 Cox 回归模型的一个重要适用条件是比例风险（proportional hazards，PH）假定，即协变量对死亡风险的作用强度在整个观察期内不随时间的变化而变化。考察某协变量是否满足 PH 假定时，可以观察以该变量分组的 Kaplan-Meier 生存曲线。如果生存曲线明显交叉，则提示该协变量不满足 PH 假定，存在影响生存的混杂因素。此时需采用其他方法剔除混杂因素的影响后再进行 Cox 回归分析。例如，在图 8-13 中，按术前肝炎分期绘制的生存曲线不存在交叉，则可以认为术前肝炎分期这个因素满足 PH 假定。

二、Cox 回归分析的 SPSS 实现

【实操 8-4】Cox 回归分析实操

在 SPSS 软件中进行 Cox 回归分析时，自变量筛选、对分类型变量设置哑变量的要求和方法与进行 logistic 回归分析类似。此外，还需要进行 Cox 回归特有的参数设置。

【实操 8-4】 数据文件 survival.sav 提供了接受人工肝治疗的重症病毒性肝病患者的基线及预后数据。试利用 SPSS 对患者预后的多个影响因素进行分析。

单击菜单 Analyze→Survival→Cox Regression 打开对话框，参考图 8-16 设置生存时间变量和最终状态变量，将变量“年龄”“性别”“急慢性”和“分期”调入下面的协变量框内。

其他需要设置的包括：

（1）由于术前肝炎分期是三分类变量，因此需要设置哑变量。单击 Categorical 按钮打开对话框，将变量“分期”调入 Categorical Covariates 框中，默认以 First 即早期患者为参照，如图 8-17 所示。

（2）绘制生存曲线。单击 Plots 按钮打开对话框，勾选 Plot Type 区域中的 Survival 即可。如果要按某个因素（如术前肝炎分期）的不同水平分别绘制生存曲线，则需要事先为该变量设置哑变量。然后将变量列表框中的变量“分期”（变量名后带“(Cat)”表示已经设置哑变量）调入 Separate Lines for 框中，如图 8-18 所示。

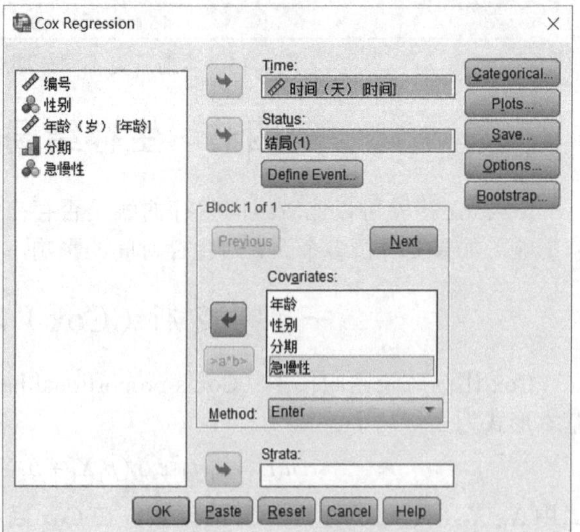

图 8-16　Cox 回归分析主对话框

（3）显示 HR 的置信区间。单击 Options 按钮打开对话框，勾选 CI for exp(*B*) 表示在结果中显示 HR 值的 95% 置信区间。

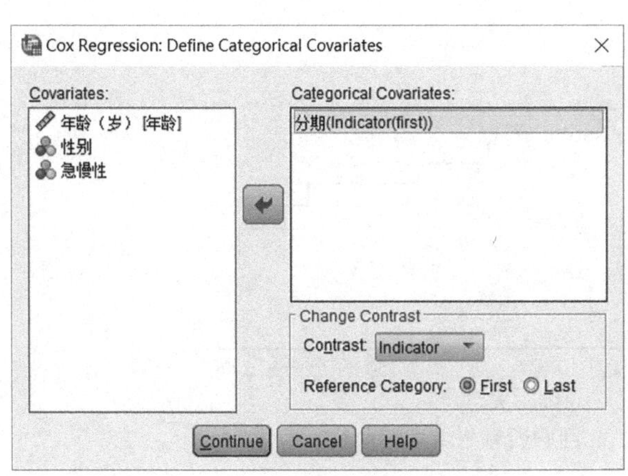

图 8-17　定义 Cox 回归分析的哑变量

图 8-18　Cox 回归分析的绘图对话框

最后的主要结果如图 8-19～图 8-22 所示。

图 8-19 给出了对回归方程进行综合检验（omnibus tests）的结果。似然比检验的统计量 χ^2=25.951，P<0.001，回归方程有意义，至少有一个自变量有统计学意义。

Omnibus Tests of Model Coefficients[a]

-2 Log Likelihood	Overall (score)			Change From Previous Step			Change From Previous Block		
	Chi-square	df	Sig.	Chi-square	df	Sig.	Chi-square	df	Sig.
185.682	25.951	5	<0.001	28.150	5	<0.001	28.150	5	<0.001

a. Beginning Block Number 1. Method = Enter

图 8-19　对 Cox 回归模型的假设检验

图 8-20 是 Cox 回归分析最重要的结果。表格的最左侧列出了参与回归的自变量，由此向右依次为估计的回归系数及其标准误、Wald 统计量及自由度、P 值以及 HR 值及其 95% 置信区间。从结果可知，对重型病毒性肝病患者实施人工肝治疗预后有影响的因素是患者年龄（HR=1.044，P=0.005）和术前肝炎分期（P=0.013）。术前肝炎分期设置哑变量后的结果显示，中期患者术后死亡的风险是早期患者的 4.108 倍（P=0.072），晚期患者术后死亡的风险是早期患者的 7.841 倍（P=0.007）。

Variables in the Equation

	B	SE	Wald	df	Sig.	Exp(B)	95.0% CI for Exp(B)	
							Lower	Upper
性别	-0.467	0.506	0.851	1	0.356	0.627	0.233	1.690
年龄（岁）	0.043	0.015	7.786	1	0.005	1.044	1.013	1.075
分期			8.722	2	0.013			
分期(1)	1.413	0.786	3.228	1	0.072	4.108	0.879	19.189
分期(2)	2.059	0.763	7.293	1	0.007	7.841	1.759	34.953
急慢性	-0.858	0.454	3.582	1	0.058	0.424	0.174	1.031

图 8-20　Cox 回归模型中各参数的估计

图 8-21 是根据所有数据得到的生存曲线，而图 8-22 中的生存曲线则是按术前肝炎分期的 3 个水平分别绘制的生存曲线。从图 8-22 可以看出，早期患者的生存曲线位于中期及晚期患者生存曲线的右上方，因此可以认为早期患者的预后好于中晚期患者。对比图 8-14 和图 8-22 可知，经过 Cox 回归绘制的分组生存曲线中，横轴的生存时间最长为发生事件的最长时间。

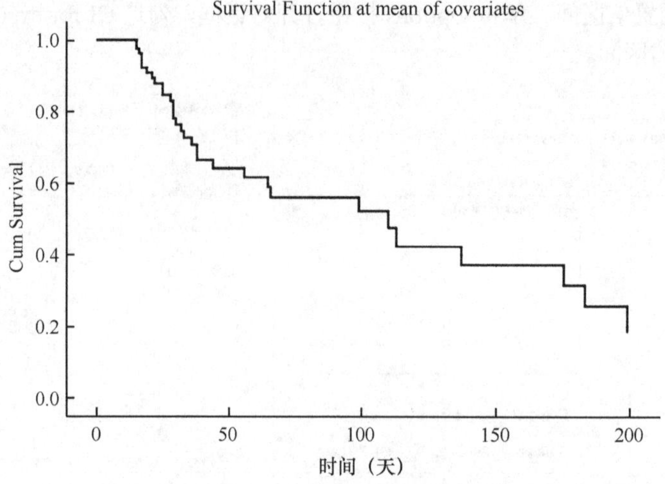

图 8-21 基于 Cox 回归所有患者生存曲线

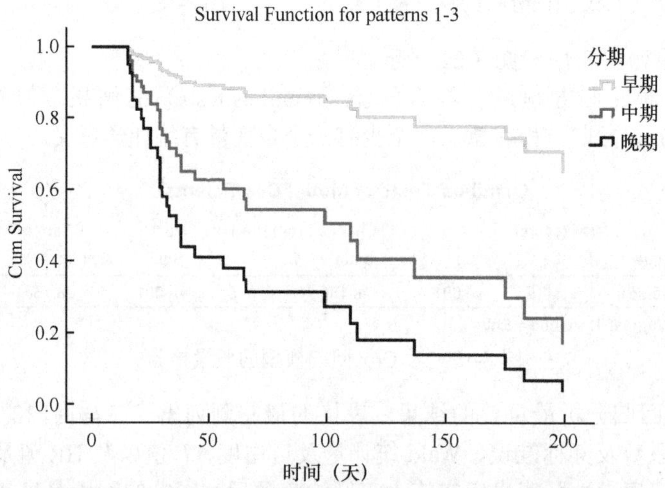

图 8-22 基于 Cox 回归按术前分期绘制的生存曲线

由于图 8-20 显示性别和急慢性两个因素没有统计学意义，因此可以对自变量进行筛选。在图 8-16 的对话框 Method 旁下拉菜单选择 Forward:LR，即基于似然比检验的前进法。此外，将变量“急慢性”设置哑变量，并在图 8-18 的对话框中将其调入 Separate Lines for 框中。最后的筛选结果如图 8-23 和图 8-24 所示。

Variables in the Equation

		B	SE	Wald	df	Sig.	Exp(B)	95.0% CI for Exp(B) Lower	Upper
Step 3	年龄（岁）	0.040	0.015	7.613	1	0.006	1.041	1.012	1.072
	分期			8.315	2	0.004			
	分期(1)	1.403	0.781	3.231	1	0.072	4.069	0.881	18.799
	分期(2)	2.031	0.765	7.054	1	0.008	7.619	1.702	34.093
	急慢性	-0.904	0.441	4.198	1	0.040	0.405	0.171	0.962

图 8-23 Forward 方法筛选自变量后的 Cox 回归结果

图 8-23 结果显示，经过三步筛选，年龄（HR=1.041，P=0.006）、急慢性（HR=0.405，P=0.040）、术前肝炎分期（P=0.004）三个因素有统计学意义。由于数据文件中急性亚急性赋值为 1、慢性赋值为 0，则急性亚急性患者的死亡风险是慢性患者的 40.5%，即慢性患者的死亡风险

是急性亚急性患者的 2.5（≈1/0.405）倍。

从图 8-24 可以看出，急性亚急性患者的生存曲线比慢性患者的高，提示其预后好于慢性患者，从图中大致可以估算出急性亚急性患者及慢性患者的中位生存时间大约为 55 天和 182 天。

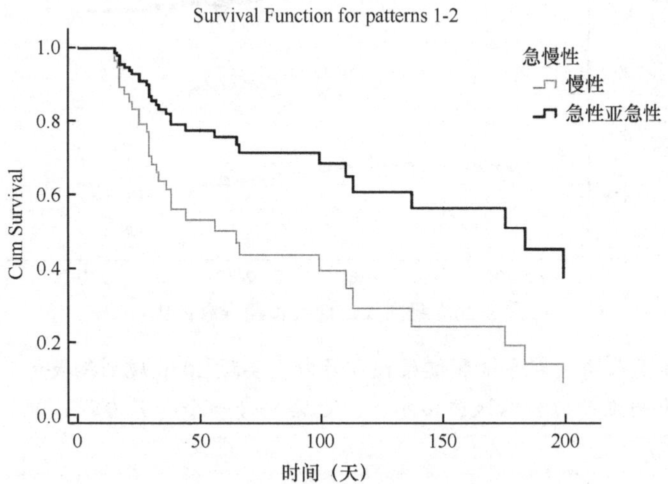

图 8-24 基于 Cox 回归分析的急性亚急性及慢性患者的生存曲线

提高人口寿命，同时提高生命质量

中共中央、国务院 2016 年发布的《"健康中国 2030"规划纲要》明确将"推进健康中国建设"纳入国家战略，并进一步提出"至 2030 年我国人均预期寿命将达到 79.0 岁，人均健康预期寿命显著提高"的远景目标。

人均预期寿命是指如果当前的分年龄死亡率保持不变，同一时期出生的人预期能继续生存的平均年数。它是衡量一个国家、民族和地区居民健康水平的指标。世界卫生组织强调"单纯寿命的增加不是生命质量的提高，健康寿命比寿命更重要"，并正式提出了健康预期寿命的概念，以便能更好地反映健康长寿状态。

影响一个国家人均寿命的因素有很多，特别是经济水平、教育水平、医疗条件、生态环境状况等。随着我国经济社会不断发展，人们生活水平的提高，人均预期寿命从 2000 年的 71.6 岁提高到 2019 年的 77.4 岁，健康预期寿命从 63.7 岁提高到 68.5 岁，女性人均预期寿命和健康预期寿命均高于男性（图 8-25）。从图 8-26 可以看出，男性的健康预期寿命占比要高于女性，但二者均呈下降趋势，说明健康预期寿命的延长与人均预期寿命的延长并不同步，我们还需要在提高人均预期寿命的同时进一步提高生命质量。

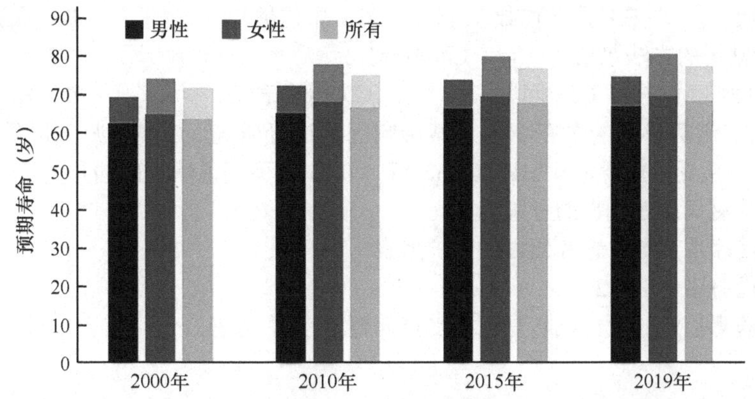

图 8-25 我国人均预期寿命和健康预期寿命（柱内深色块）

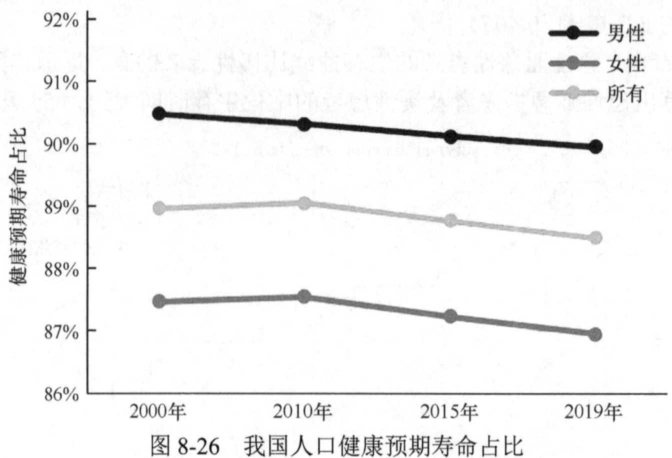

图 8-26　我国人口健康预期寿命占比

因此，要继续提高人均预期寿命和健康预期寿命，实现 2030 规划纲要的目标，就需要继续发展医疗卫生事业，提高生产力和人民生活水平。也需要每一个人努力践行健康的生活方式，为建设健康中国作出贡献。

思　考　题

一、知识梳理（选择题）

1. 在以死亡为终点事件的生存分析中，所有存活病例的生存时间数据均按删失数据对待。

A）正确　　B）错误

2. 在 Cox 回归分析中，exp(β) 表示因素的优势比。

A）正确　　B）错误

3. 生存分析中的生存时间是______。

A）观察开始至终止的时间　　B）确诊至观察结束的时间

C）观察开始至失访的时间　　D）观察起点到终点事件出现的时间

4. 下列有关 log-rank 检验的描述中，正确的是______。

A）是各组生存率的整体比较　　B）是各组生存率某时间点的比较

C）属于生存曲线比较的参数检验方法　　D）假定各组实际死亡总数等于期望死亡总数

5. 生存分析中的因变量是______。

A）生存率　　B）生存时间

C）生存结局　　D）生存时间和生存结局

6. 生存分析中，描述生存时间的集中趋势宜用的指标是______。

A）算数均数　　B）几何均数　　C）中位数　　D）众数

7. 生存分析常用的方法包括______。（可多选）

A）logistic 回归　　B）Cox 回归　　C）寿命表法　　D）Kaplan-Meier 法

8. 对某地区艾滋病患者的生存状况及其影响因素进行研究，Cox 回归分析显示，年龄 HR = 1.012（$P<0.05$），接受抗病毒治疗 HR = 0.262（$P<0.05$）。下列说法正确的是______。（可多选）

A）年龄是艾滋病患者死亡的危险因素

B）抗病毒治疗是艾滋病患者死亡的保护因素

C）年龄的优势比是 1.012

D）接受抗病毒治疗的死亡风险是未接受抗病毒治疗的 26.2%

9. 以下关于生存分析中几个基本概念的描述中，正确的是______。（可多选）

A）生存率是指某一观察对象能活过时刻 t 的概率

B）生存时间是指从随访观察起点到随访截止时点的时间

C）随访终止的时间是指全部观察对象发生失效事件的时间

D）中位生存时间是指有 50% 的观察对象活过的时间

10. 下列有关生存时间的定义中，正确的是______。（可多选）

A）乳腺增生患者治疗后阳性体征消失至首次复发的时间

B）急性白血病患者从治疗开始到病情缓解的时间

C）某职业从业者开始接触某危险因素至某病发病所经历的时间

D）肺癌患者从接受手术治疗到因病死亡的时间

二、操作分析

一项为期 6 年的早期肝癌患者肝切除后生存状况的随访研究中，共随访了 47 名术后患者，患者的性别、接受手术时的年龄、是否接受抗病毒治疗及生存时间数据见表 8-4。试分析患者预后的影响因素。

表 8-4 早期肝癌患者肝切除后的生存情况

仍存活				死亡			
性别	年龄（岁）	接受抗病毒治疗	生存时间（月）	性别	年龄（岁）	接受抗病毒治疗	生存时间（月）
男	39	否	3	男	74	是	3
男	42	是	16	男	34	否	7
男	49	否	22	男	73	否	7
女	54	是	23	男	50	否	15
男	48	否	27	男	63	是	16
女	47	是	28	男	52	是	18
男	58	是	31	男	59	是	18
女	46	否	37	男	51	是	20
男	42	是	37	女	66	否	20
男	53	是	37	女	39	否	21
女	53	是	38	男	50	是	21
女	59	是	39	女	58	否	24
男	54	否	39	男	52	是	24
男	44	是	39	男	35	是	24
男	51	是	39	男	51	否	27
男	61	是	41	男	51	否	33
女	74	是	46	女	63	否	35
男	46	否	51	男	58	否	37
男	41	否	51	男	58	是	41
女	59	是	57	男	47	否	42
女	34	是	77	男	44	否	49
				男	66	否	53
				男	55	否	54

续表

仍存活				死亡			
性别	年龄（岁）	接受抗病毒治疗	生存时间（月）	性别	年龄（岁）	接受抗病毒治疗	生存时间（月）
				男	43	是	58
				女	53	是	64
				女	50	否	73

三、综合应用案例

某研究者观察了确诊后采取同样方案进行初始诱导治疗的 50 名急性髓系白血病患者，欲了解某种不良染色体是否会影响患者病情的完全缓解。观察数据见表 8-5。

表 8-5　进行初始诱导治疗的急性髓系白血病患者数据（部分）

ID	性别	年龄（岁）	FAB 亚型	某不良染色体	预后	时间（月）
5	男	18	M2 型	有	未完全缓解	20
6	女	16	M2 型	有	未完全缓解	12
7	男	52	M2 型	有	未完全缓解	4
9	男	41	M2 型	无	完全缓解	30
10	男	52	M2 型	无	完全缓解	22
⋮	⋮	⋮	⋮	⋮	⋮	⋮
50	女	69	M4 型	有	未完全缓解	32

针对以上数据，有以下 4 种分析思路：

（1）将治疗后 4 个月内是否完全缓解作为结局，采用卡方检验比较有无某不良染色体患者的完全缓解率是否不同；

（2）采用生存分析中的 log-rank 检验比较有无某不良染色体是否影响完全缓解的发生；

（3）使用 Cox 比例风险模型校正患者年龄、性别及 FAB 亚型，分析某不良染色体是否为完全缓解的影响因素。

请对上述分析思路进行比较，讨论哪种方法更适用于该研究数据以及是否还有更合适的分析方法。（完整数据的下载方法见附录一）

（陈　卉　王路漫　孙　凤）

第九章　诊断试验数据的统计分析方法

本章内容

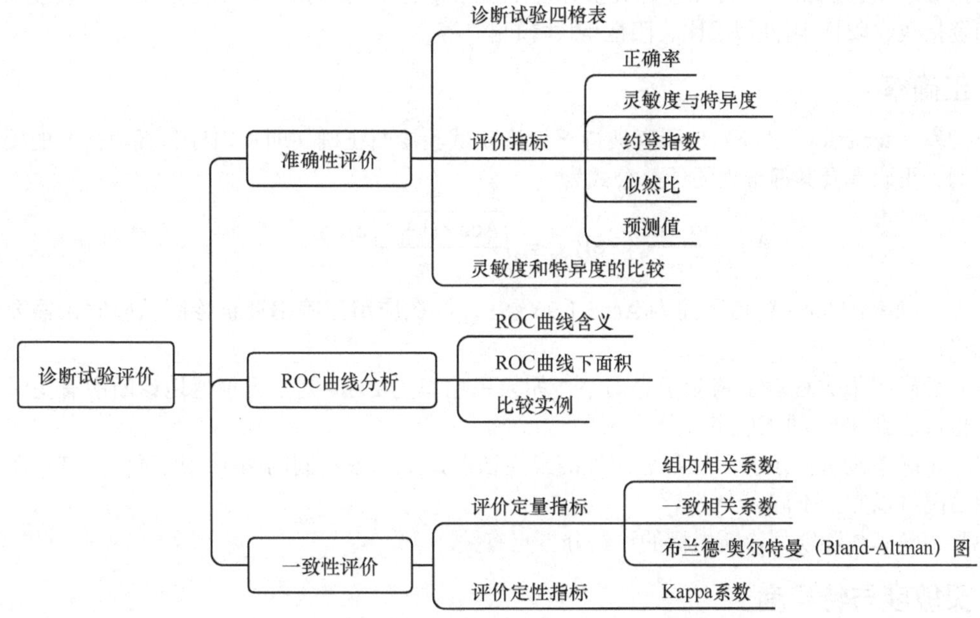

随着医学影像技术、医学检验技术以及医学人工智能技术的发展，出现了各种诊断设备、诊断方法、实验室指标、人工智能诊断方法以及多种方法的综合。为了判断这些诊断方法对临床诊断和疾病治疗的作用，需要开展相应的试验研究，即诊断试验（diagnostic test）。对诊断试验结果的评价可以从诊断试验的准确性和一致性两方面进行。

第一节　诊断试验四格表及准确性评价

诊断试验的受试者应包括典型和不典型患者、疑似有病的人和没病的人。所有受试者都应首先用金标准（gold standard）进行诊断以划分受试者的真实类别，然后用待评价的诊断方法对所有受试者进行诊断。通过比较待评价的诊断方法和金标准对受试者的诊断结果，判断待评价的诊断试验能否准确、真实地反映研究对象的类别。

一、诊断试验四格表

对于诊断结果是二分类指标的诊断试验，根据金标准将受试者分为有病或无病；采用待评价的诊断试验对同一受试者进行诊断，其诊断结果记为阳性或阴性。将 n 个受试者两个诊断的结果整理成表 9-1 的形式，即诊断试验四格表，也称为混淆矩阵（confusion matrix）。

表 9-1　诊断试验四格表

待评价的诊断试验	金标准		合计
	有病	无病	
阳性	a（TP）	b（FP）	$a+b$
阴性	c（FN）	d（TN）	$c+d$
合计	$a+c$	$b+d$	n

表中 TP，FP，FN，TN 分别代表真阳性（true positive）、假阳性（false positive）、假阴性（false negative）和真阴性（true negative），a，b，c，d，n 表示人数，$n=a+b+c+d$。

二、准确性评价指标

根据诊断试验四格表，可以计算评价诊断试验准确性的常用指标，如正确率、灵敏度与特异度、约登指数、阳性/阴性似然比、阳性/阴性预测值等。

（一）正确率

正确率（accuracy，Acc）是所有被待评价诊断试验诊断正确（即真阳性和真阴性）的受试者所占比例。正确率及其标准误的计算公式为

$$\mathrm{Acc}=\frac{a+d}{n},\quad \mathrm{SE}_{\mathrm{Acc}}=\sqrt{\frac{\mathrm{Acc}\times(1-\mathrm{Acc})}{n}} \tag{9-1}$$

总体正确率的 95% 置信区间为 $\mathrm{Acc}\pm1.96\times\mathrm{SE}_{\mathrm{Acc}}$。在应用正确率评价诊断试验时，需要注意以下几点：

（1）正确率很大程度上依赖于患病率，如果患病率为 2%，完全无价值地诊断所有受试者均为阴性也可达到 98% 的正确率。

（2）正确率没有揭示假阳性和假阴性的发生情况，正确率相同的两个诊断试验，其假阳性和假阴性情况可以完全不同。

（3）正确率与连续型诊断指标的诊断分界点有关。

（二）灵敏度与特异度

灵敏度（sensitivity，Sen）也称为敏感度、真阳性率（true positive rate，TPR），是金标准确诊有病的受试者中被待评价诊断试验诊断为阳性的比例，能够衡量待评价诊断方法发现患者的能力。灵敏度及其标准误的计算公式为

$$\mathrm{Sen}=\frac{a}{a+c},\quad \mathrm{SE}_{\mathrm{Sen}}=\sqrt{\frac{\mathrm{Sen}\times(1-\mathrm{Sen})}{a+c}} \tag{9-2}$$

总体灵敏度的 95% 置信区间为 $\mathrm{Sen}\pm1.96\times\mathrm{SE}_{\mathrm{Sen}}$。灵敏度只与病例组有关，灵敏度越高，漏诊得越少，即漏诊率（假阴性率）越低。

特异度（specificity，Spe）也称为真阴性率（true negative rate，TNR），是金标准确诊无病的受试者被待评价诊断试验诊断为阴性的比例，能够衡量待评价诊断方法正确判断无病者的能力。特异度及其标准误的计算公式为

$$\mathrm{Spe}=\frac{d}{b+d},\quad \mathrm{SE}_{\mathrm{Spe}}=\sqrt{\frac{\mathrm{Spe}\times(1-\mathrm{Spe})}{b+d}} \tag{9-3}$$

总体特异度的 95% 置信区间为 $\mathrm{Spe}\pm1.96\times\mathrm{SE}_{\mathrm{Spe}}$。特异度只与实际非患者有关，特异度越高，误诊得越少，即误诊率（假阳性率）越低。

与正确率受患病率影响不同，灵敏度和特异度都不受患病率的影响，称为固有诊断试验评价指标。它们的取值均在 0 到 1 之间，取值越大表示诊断的准确性越高。但是，当单独使用灵敏度或特异度比较两个诊断试验时，可能出现一个诊断试验的灵敏度低但特异度高，而另一个诊断试验的灵敏度高但特异度低的情况，使得无法最终判断哪一个诊断试验更好。为此，需要将灵敏度和特异度结合在一起进行评价。

（三）约登指数

约登指数（Youden index，YI）也称为正确诊断指数，为真阳性率（灵敏度）与假阳性率

（1−特异度）之差，即灵敏度与特异度之和减 1。约登指数及其标准误的计算公式为

$$\mathrm{YI} = \mathrm{Sen} - (1 - \mathrm{Spe}) = \mathrm{Sen} + \mathrm{Spe} - 1$$

$$\mathrm{SE_{YI}} = \sqrt{\frac{\mathrm{Sen} \times (1 - \mathrm{Sen})}{a + c} + \frac{\mathrm{Spe} \times (1 - \mathrm{Spe})}{b + d}} \tag{9-4}$$

总体约登指数的 95% 置信区间为 $\mathrm{YI} \pm 1.96 \times \mathrm{SE_{YI}}$。约登指数取值范围为（0，1），值越大表示待评价诊断的准确性越高。此外，对于连续型诊断指标，通常还利用约登指数确定最佳诊断分界点（详见本章第二节）。

（四）似然比

似然比能够较全面地反映待评价诊断试验的诊断价值，且非常稳定。似然比的计算只涉及灵敏度与特异度，不受患病率的影响。由于诊断结果有阳性与阴性之分，因此似然比相应地分为阳性似然比（positive likelihood ratio，PLR，也记为 LR+）和阴性似然比（negative likelihood ratio，NLR，也记为 LR−）。

（1）阳性似然比：阳性似然比是真阳性率与假阳性率之比，表示待评价诊断试验正确判断阳性的可能性是错误判断阳性可能性的倍数。阳性似然比及其标准误的计算公式为

$$\mathrm{PLR} = \frac{\mathrm{Sen}}{1 - \mathrm{Spe}}, \quad \mathrm{SE_{lnPLR}} = \sqrt{\frac{1 - \mathrm{Sen}}{a} + \frac{\mathrm{Spe}}{b}} \tag{9-5}$$

式中的标准误是阳性似然比的自然对数 lnPLR 的标准误，因此 lnPLR 的 95% 置信区间为 $\mathrm{lnPLR} \pm 1.96 \times \mathrm{SE_{lnPLR}}$，阳性似然比的 95% 置信区间为 $\exp(\mathrm{lnPLR} \pm 1.96 \times \mathrm{SE_{lnPLR}})$。阳性似然比的取值范围为（0，∞），值越大表示待评价诊断试验结果阳性时为真阳性的可能性越大，检出病例的能力越强。当 PLR＞10 时认为诊断试验具有很强的证实疾病的能力，而当 PLR＜2 时认为诊断试验几乎没有证实疾病的能力。

（2）阴性似然比：阴性似然比是假阴性率与真阴性率之比，表示待评价诊断试验错误判断阴性的可能性是正确判断阴性可能性的倍数。阴性似然比及其标准误的计算公式为

$$\mathrm{NLR} = \frac{1 - \mathrm{Sen}}{\mathrm{Spe}}, \quad \mathrm{SE_{lnNLR}} = \sqrt{\frac{\mathrm{Sen}}{c} + \frac{1 - \mathrm{Spe}}{d}} \tag{9-6}$$

上式中的标准误是阴性似然比的自然对数 lnNLR 的标准误，因此 lnNLR 的 95% 置信区间为 $\mathrm{lnNLR} \pm 1.96 \times \mathrm{SE_{lnNLR}}$，阴性似然比的 95% 置信区间为 $\exp(\mathrm{lnNLR} \pm 1.96 \times \mathrm{SE_{lnNLR}})$。阴性似然比的取值范围为（0，∞），值越小表示待评价诊断试验结果阴性时为真阴性的可能性越大，排除非患者的能力越强。当 NLR＜0.1 时认为诊断试验具有很强的排除疾病的能力；当 NLP＞0.5 时认为诊断试验几乎没有排除疾病的能力。

（五）阳性预测值和阴性预测值

预测值是指根据待评价诊断试验的结果判断受试者患病/不患病的概率，因此预测值也分阳性预测值（positive predictive value，PPV）和阴性预测值（negative predictive value，NPV）。

阳性预测值是待评价诊断试验结果为阳性的受试者中，真正患病的受试者所占的比例，反映待评价诊断试验结果为阳性的受试者中患病的可能性。它的计算公式为

$$\mathrm{PPV} = \frac{a}{a + b}, \quad \mathrm{SE_{PPV}} = \sqrt{\frac{\mathrm{PPV} \times (1 - \mathrm{PPV})}{a + b}} \tag{9-7}$$

总体阳性预测值的 95% 置信区间为 $\mathrm{PPV} \pm 1.96 \times \mathrm{SE_{PPV}}$。

阴性预测值是待评价诊断试验结果为阴性的受试者中，实际没有患病的受试者所占比例，反映待评价诊断试验结果为阴性的受试者中未患病的可能性。其计算公式为

$$NPV=\frac{d}{c+d}, \quad SE_{NPV}=\sqrt{\frac{NPV\times(1-NPV)}{c+d}} \tag{9-8}$$

总体阴性预测值的95%置信区间为$NPV\pm1.96\times SE_{NPV}$。

阳性预测值和阴性预测值的大小不仅和待评价诊断试验的灵敏度和特异度相关，还和诊断试验中研究对象的患病率相关。当灵敏度和特异度一定的时候，进行诊断试验的研究对象的患病率将影响阳性预测值和阴性预测值。增加患病率将提高阳性预测值，降低阴性预测值。阳性预测值和阴性预测值的取值范围均为（0，1），患病率相同时，预测值越大，诊断试验的诊断价值越高。

【例9-1】 在一项血清肿瘤标志物的胰腺癌诊断价值的诊断试验中，对病理证实的252名胰腺癌患者和111名胰腺良性病变患者，检测他们的血清糖类抗原19-9（CA19-9），并以CA19-9≥37U/mL判为阳性、CA19-9＜37U/mL判为阴性，诊断结果见表9-2。试计算CA19-9诊断胰腺癌的准确性指标。

表9-2 根据CA19-9诊断胰腺癌的试验结果（*n*）

CA19-9结果	金标准结果		合计
	胰腺癌	胰腺良性病变	
阳性	218	17	235
阴性	34	94	128
合计	252	111	363

根据式（9-1）～（9-8）计算该诊断试验的正确率、灵敏度、特异度、约登指数、预测值和似然比，见表9-3。

表9-3 利用CA19-9诊断胰腺癌的诊断准确性

评价指标	值	标准误	95%置信区间
正确率	86.0%	1.82%	82.4%～89.6%
灵敏度	86.5%	2.15%	82.3%～90.7%
特异度	84.7%	3.42%	78.1%～91.3%
约登指数	71.2%	4.04%	63.3%～79.1%
阳性预测值	92.8%	1.69%	89.5%～96.1%
阴性预测值	73.4%	3.90%	65.8%～81.0%
阳性似然比	5.65	1.25	3.64～8.78
阴性似然比	0.16	1.18	0.12～0.22

三、灵敏度和特异度的比较

（一）配对样本设计的诊断试验

配对样本设计的诊断试验即所有受试者均接受两个待评价诊断试验的诊断以及金标准的诊断，采用配对样本的McNemar检验比较它们的灵敏度和特异度。由于比较灵敏度时仅需考虑金标准诊断为患病的受试者，比较特异度时仅需考虑非患病受试者，因此，要先将两个诊断试验对实际患者和实际非患者的诊断结果整理成表9-4和表9-5的配对四格表，然后对每个配对四格表做McNemar检验。

表 9-4　配对样本诊断试验的灵敏度四格表（*n*）

诊断试验 2	诊断试验 1		合计
	真阳性	假阴性	
真阳性	m_{11}	m_{10}	a_2
假阴性	m_{01}	m_{00}	c_2
合计	a_1	c_1	

表 9-5　配对样本诊断试验的特异度四格表（*n*）

诊断试验 2	诊断试验 1		合计
	真阴性	假阳性	
真阴性	n_{00}	n_{01}	d_2
假阳性	n_{10}	n_{11}	b_2
合计	d_1	b_1	

表 9-4 中 a_1 和 a_2 以及 c_1 和 c_2 分别是两个诊断试验的真阳性和假阴性例数，$a_1+c_1=a_2+c_2$ 为实际患者数。表 9-5 中 d_1 和 d_2 以及 b_1 和 b_2 分别是两个诊断试验的真阴性和假阳性例数，$d_1+b_1=d_2+b_2$ 为实际非患者数。

【实操 9-1】配对样本诊断试验比较实操

【实操 9-1】 数据文件 diagnosis.sav 提供了利用血清肿瘤标志物进行胰腺癌诊断的诊断试验数据。试利用 SPSS 计算 CA19-9（≥37U/mL 判为阳性）和 CA242（≥20U/mL 判为阳性）进行胰腺癌诊断的灵敏度和特异度，并对两种诊断试验的灵敏度和特异度进行比较。

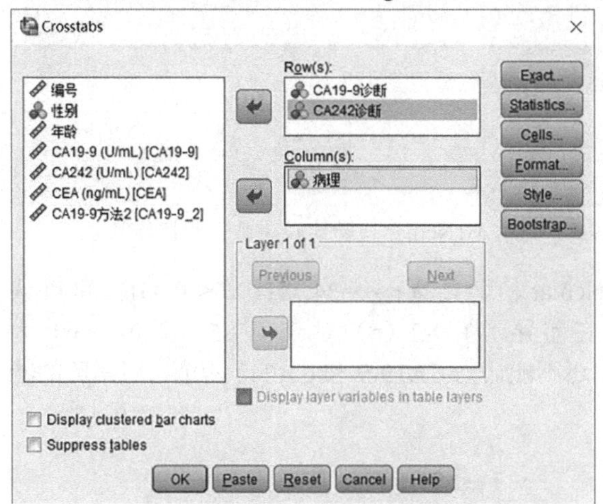

图 9-1　计算诊断试验的灵敏度和特异度对话框

单击菜单 Analyze→Descriptive Statistics→Crosstabs 打开对话框，参考图 9-1 设置行变量为“CA19-9 诊断”和“CA242 诊断”表示待评价的诊断试验，列变量为“病理”表示金标准。单击 Cells 按钮，在对话框的 Percentages 区域勾选 Column。主要输出结果如图 9-2 和图 9-3 所示。

CA19-9诊断 * 病理 Crosstabulation

			病理		
			胰腺良性病变	胰腺癌	Total
CA19-9诊断	阴性	Count	94	34	128
		% within 病理	84.7%	13.5%	35.3%
	阳性	Count	17	218	235
		% within 病理	15.3%	86.5%	64.7%
Total		Count	111	252	363
		% within 病理	100.0%	100.0%	100.0%

图 9-2　血清肿瘤标志物 CA19-9 的灵敏度和特异度

CA242诊断 * 病理 Crosstabulation

			病理		
			胰腺良性病变	胰腺癌	Total
CA242诊断	阴性	Count	90	76	166
		% within 病理	81.1%	30.2%	45.7%
	阳性	Count	21	176	197
		% within 病理	18.9%	69.8%	54.3%
Total		Count	111	252	363
		% within 病理	100.0%	100.0%	100.0%

图 9-3　血清肿瘤标志物 CA242 的灵敏度和特异度

图 9-2 显示，利用血清肿瘤标志物 CA19-9 进行诊断时，将 252 名胰腺癌患者中的 218 名诊断

为阳性、111 名胰腺良性病变患者中的 94 名诊断为阴性，因此灵敏度为 86.5%（218/252）、特异度为 84.7%（94/111）。类似的，从图 9-3 可知血清肿瘤标志物 CA242 诊断的灵敏度和特异度分别为 69.8% 和 81.1%。

单击菜单 Data→Split File 打开对话框，参考图 9-4 设置按变量“病理”拆分文件，使之后的操作分别在胰腺癌和良性胰腺病变患者中独立完成。单击菜单 Analyze→Nonparametric Tests→Legacy Dialogs→2 Related Samples 打开对话框，参考图 9-5 设置变量“CA19-9 诊断”和“CA242 诊断”为配对变量，取消勾选 Wilcoxon 并勾选 McNemar。输出结果如图 9-6 和图 9-7 所示。

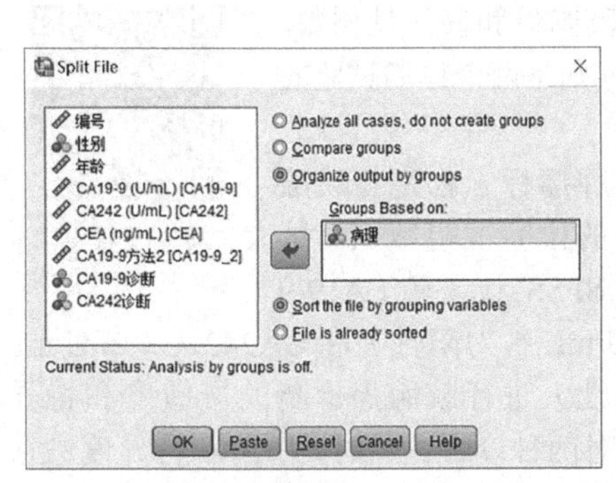

图 9-4　按病理结果拆分文件

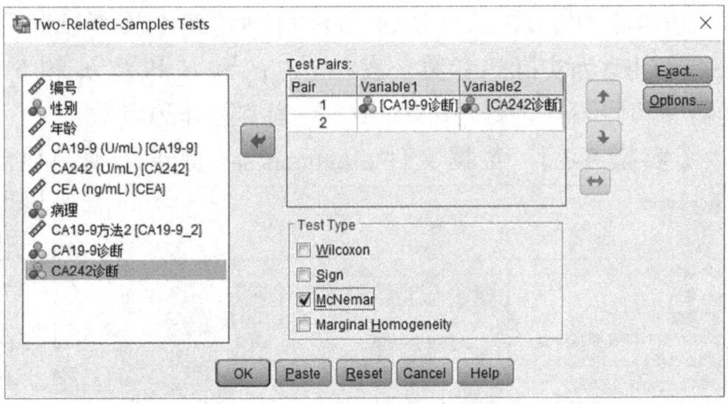

图 9-5　利用 McNemar 检验比较灵敏度和特异度

图 9-6（a）对应表 9-4，图 9-6（b）为 McNemar 检验结果：$\chi^2=24.721$，$P<0.001$，可以认为 CA19-9 和 CA242 两个诊断试验的灵敏度存在差异。图 9-7（a）对应表 9-5，图 9-7（b）为 McNemar 检验结果：$\chi^2=0.281$，$P=0.596>0.05$，还不能认为 CA19-9 和 CA242 两个诊断试验的特异度存在差异。

CA19-9诊断 & CA242诊断[a]

CA19-9诊断	CA242诊断 阴性	阳性
阴性	21	13
阳性	55	163

a. 病理 = 胰腺癌

(a)

Test Statistics[a,b]

	CA19-9诊断 & CA242诊断
N	252
Chi-Square[c]	24.721
Asymp. Sig.	<0.001

a. 病理 = 胰腺癌

b. McNemar Test

c. Continuity Corrected

(b)

图 9-6　比较灵敏度的结果

CA19-9诊断 & CA242诊断[a]

CA19-9诊断	CA242诊断 阴性	阳性
阴性	76	18
阳性	14	3

a. 病理 = 胰腺良性病变

(a)

Test Statistics[a,b]

	CA19-9诊断 & CA242诊断
N	111
Chi-Square[c]	0.281
Asymp. Sig.	0.596

a. 病理 = 胰腺良性病变

b. McNemar Test

c. Continuity Corrected

(b)

图 9-7　比较特异度的结果

（二）独立样本设计的诊断试验

独立样本设计的诊断试验可以是两组不同的受试者分别接受一个待评价诊断试验的诊断以及金标准的诊断，比较两个诊断试验的诊断准确性；也可以是两组不同受试者均接受某一诊断试验及金标准诊断，比较某诊断试验在不同人群上的诊断准确性。将两个诊断试验的诊断结果按实际患者和实际非患者整理成表 9-6 和表 9-7 的四格表，然后对每个独立样本四格表做卡方检验比较它们的灵敏度和特异度。

表 9-6　独立样本诊断试验的灵敏度四格表

	真阳性	假阴性	合计
诊断试验 1	a_1	c_1	a_1+c_1
诊断试验 2	a_2	c_2	a_2+c_2

表 9-7　独立样本诊断试验的特异度四格表

	假阳性	真阴性	合计
诊断试验 1	b_1	d_1	b_1+d_1
诊断试验 2	b_2	d_2	b_2+d_2

在表 9-6 和表 9-7 中，a_1 和 a_2 以及 c_1 和 c_2 分别是两个诊断试验的真阳性和假阴性例数，b_1 和 b_2 以及 d_1 和 d_2 分别是两个诊断试验的假阳性和真阴性例数。

【实操 9-2】独立样本诊断试验比较实操

【实操 9-2】 数据文件 diagnosis.sav 提供了利用血清肿瘤标志物进行胰腺癌诊断的诊断试验数据。试利用 SPSS 比较对不同性别人群利用 CA242（≥20U/mL 判为阳性）进行胰腺癌诊断的灵敏度和特异度。

先按“病理”拆分文件以便分别比较灵敏度和特异度，然后单击菜单 Analyze→Descriptive Statistics→Crosstabs 打开对话框。参考图 9-8 设置行变量为“性别”，列变量为“CA242 诊断”。单击 Cells 按钮打开对话框后勾选 Row（可计算灵敏度和特异度），单击 Statistics 按钮打开对话框后勾选 Chi-square。输出结果如图 9-9 和图 9-10 所示。

图 9-8　利用卡方检验比较灵敏度和特异度

图 9-9（a）显示对男女受试者利用 CA242 进行诊断时，将 147 名男性和 105 名女性胰腺癌患者中的 106 名和 70 名诊断为阳性，因此灵敏度分别为 72.1%（106/147）和 66.7%（70/105）。图 9-9（b）显示比较灵敏度的卡方检验结果，$\chi^2=0.861$，$P=0.353>0.05$。图 9-10（a）显示对男女受试者利用 CA242 进行诊断的特异度分别为 86.4% 和 75.0%。图 9-10（b）显示比较特异度的卡方检验结果，$\chi^2=2.358$，$P=0.125>0.05$。综合以上分析，还不能认为 CA242 诊断胰腺癌时对不同性别人群的灵敏度和特异度不同。

性别 * CA242诊断 Crosstabulation[a]

			CA242诊断		
			阴性	阳性	Total
性别	女	Count	35	70	105
		% within 性别	33.3%	66.7%	100.0%
	男	Count	41	106	147
		% within 性别	27.9%	72.1%	100.0%
Total		Count	76	176	252
		% within 性别	30.2%	69.8%	100.0%

a. 病理 = 胰腺癌

(a)

Chi-Square Tests[a]

	Value	df	Asymptotic Significance (2-sided)	Exact Sig. (2-sided)	Exact Sig. (1-sided)
Pearson Chi-Square	0.861[b]	1	0.353		
Continuity Correction[c]	0.622	1	0.430		
Likelihood Ratio	0.857	1	0.355		
Fisher's Exact Test				0.404	0.215
Linear-by-Linear Association	0.858	1	0.354		
N of Valid Cases	252				

a. 病理 = 胰腺癌

b. 0 cells (0.0%) have expected count less than 5. The minimum expected count is 31.67.

c. Computed only for a 2x2 table

(b)

图 9-9　独立样本诊断试验灵敏度的比较结果

性别 * CA242诊断 Crosstabulation[a]

			CA242诊断 阴性	阳性	Total
性别	女	Count	39	13	52
		% within 性别	75.0%	25.0%	100.0%
	男	Count	51	8	59
		% within 性别	86.4%	13.6%	100.0%
Total		Count	90	21	111
		% within 性别	81.1%	18.9%	100.0%

a. 病理 = 胰腺良性病变

(a)

Chi-Square Tests[a]

	Value	df	Asymptotic Significance (2-sided)	Exact Sig. (2-sided)	Exact Sig. (1-sided)
Pearson Chi-Square	2.358[b]	1	0.125		
Continuity Correction[c]	1.672	1	0.196		
Likelihood Ratio	2.365	1	0.124		
Fisher's Exact Test				0.149	0.098
Linear-by-Linear Association	2.337	1	0.126		
N of Valid Cases	111				

a. 病理 = 胰腺良性病变

b. 0 cells (0.0%) have expected count less than 5. The minimum expected count is 9.84.

c. Computed only for a 2x2 table

(b)

图 9-10　独立样本诊断试验特异度的比较结果

四、诊断试验评价的注意事项

在诊断试验准确性评价中，应该注意以下几方面问题：

（1）诊断试验必须以金标准或公认参考标准作为划分病例组与对照组的依据。金标准检查和诊断试验应独立进行，采用盲法进行评价，避免主观因素对试验结果的影响。常用的金标准包括病理检查、手术探查、跟踪随访、标准模具等。

（2）诊断试验研究中，既要包含金标准诊断为阳性的受试者，也要包含金标准诊断为阴性的受试者；同样，诊断试验结果为阳性和阴性的受试者都要接受金标准检查。

（3）参加诊断试验的受试者应具有代表性，包括各种临床类型的病例（如病情、有无并发症等），以保证诊断试验的普遍性和临床应用价值。

（4）在报告灵敏度、特异度等诊断试验评价指标时，应指明所采用的诊断分界点。

（5）无论病例组还是对照组，都应有足够的观察例数。可以通过查文献或预实验得到灵敏度和特异度，然后按照估计总体率的方法，用灵敏度计算病例组所需例数，用特异度计算对照组所需例数。此时诊断试验的允许误差一般定在0.05～0.10。

疾病诊断标准：不断完善和丰富

TNM肿瘤分期是判断肿瘤患者预后的主要指标，它通过对疾病的生物学行为特点进行标准化定义，为个性化治疗提供依据。它由法国人德努瓦（Denoix）于1943～1952年首先提出，美国癌症联合委员会和国际抗癌联盟随后开始建立国际性的分期标准。自1968年正式出版第一版恶性肿瘤TNM分类法手册以来，TNM分期已成为国际通用的肿瘤分期系统，为临床医生和科研人员提供了恶性肿瘤分期的标准方法。

随着医学技术的不断进步以及越来越多临床实践数据的积累，TNM肿瘤分期标准也在不断调整和完善。例如，在1986年公布的第4版标准中首次提出结直肠癌TNM分期标准后，1997年第5版即在N分期中以淋巴结数目替代之前的位置，认为淋巴结转移（N）比肿瘤局部浸润深度（T）更为重要，此时的Ⅱ期和Ⅲ期均为单一分期。2002年第6版则认为二者同等重要，并在Ⅱ期细分了A和B，Ⅲ期细分了A，B，C。2010年第7版中N1进一步细化为N1A和N1B区分1枚还是2～3枚区域淋巴结转移，远处转移的M4期也细分了A和B。直到最新的2017年第8版，M4期进一步细分为A，B和C，T和N的分期也更加细致。至此，Ⅱ～Ⅳ期都分别细分了3个分期。

技术水平的进步是分期标准更为细化的基础，而更为重要的是临床实践产生的大量数据支持了标准的改变。相信科学，尊重事实，如党的二十大报告中所指出的："必须坚持守正创新""紧跟时代步伐，顺应实践发展，以满腔热忱对待一切新生事物，不断拓展认识的广度和深度"。

第二节 ROC曲线及其应用

受试者操作特征（receiver operating characteristic，ROC）曲线综合了灵敏度和特异度指标，是目前广泛应用于临床诊断评价的工具。

一、ROC曲线的含义

在常用的诊断试验准确性评价指标中，灵敏度、特异度、假阴性率和假阳性率之间的关系可由图9-11表示。在图9-11中，灵敏度和特异度受诊断分界点（cutoff point）的影响，提高诊断分界点会使假阴性增大即灵敏度下降，但假阳性率会降低即特异度升高；反之亦然。因此，根据某个诊断试验四格表计算得到的约登指数、阳性/阴性似然比、阳性/阴性预测值等指标将同样受诊断分界点的影响。为了消除诊断分界点对诊断试验评价的影响，全面评价诊断试验的诊断价值，必须考虑各种可能的诊断分界点，其中最常用的方法是ROC曲线分析。

对于某一个诊断分界点，可以计算此时的诊断灵敏度和特异度；设置一系列诊断分界点，即可获得多对灵敏度与特异度。以灵敏度为纵坐标、1−特异度为横坐标构成一个点（称为操作点），连接这些点得到的曲线即为ROC曲线，如图9-12所示。

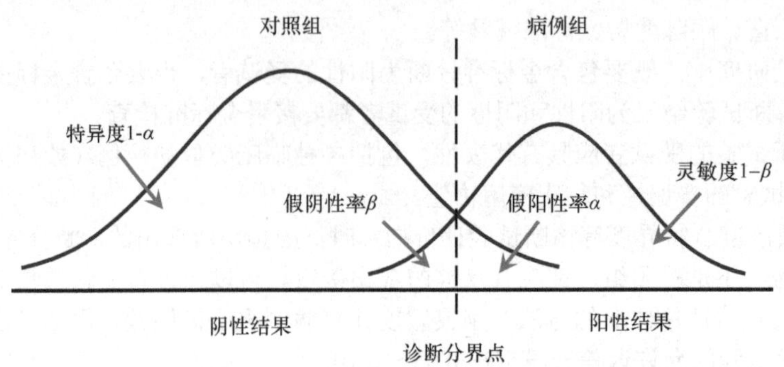

图 9-11　灵敏度、特异度、假阴性率和假阳性率关系的图示

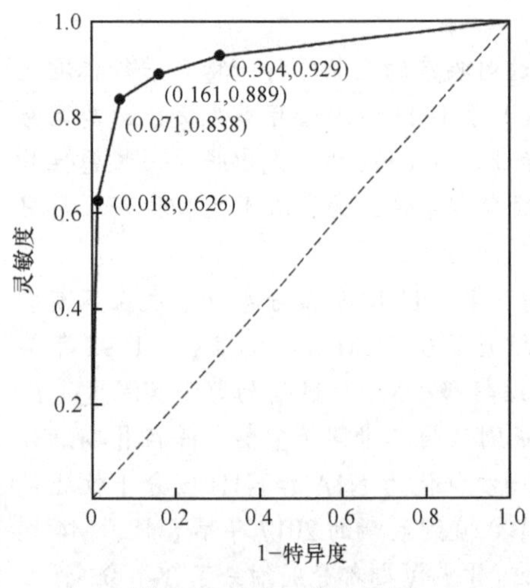

图 9-12　ROC 曲线示例

因为灵敏度即真阳性率（TPR），1−特异度为假阳性率（FPR），因此 ROC 曲线的横纵坐标也表示为 FPR 和 TPR。ROC 曲线反映了灵敏度与特异度之间的平衡：在 ROC 曲线空间中，如果曲线沿着左边线，然后沿着上边线越紧密，则诊断试验的准确度越高；在 ROC 曲线空间中，如果曲线沿着对角基准线（reference line）越紧密，则诊断试验的准确度越低。

对于连续型诊断指标，如果诊断准确性较高，还可以通过 ROC 曲线确定该诊断指标的最佳诊断分界点。ROC 曲线中最靠近左上角的操作点对应的诊断分界点是诊断错误最少的，其假阳性和假阴性的总数最少。此外，也可以将正确诊断指数（即约登指数）最大的分界点作为最佳诊断分界点，反映在 ROC 曲线上就是纵、横坐标之差最大的操作点对应的分界点。

能够进行 ROC 曲线分析的资料既可以是连续型资料（如实验室数据），也可以是影像学、心理学等主观诊断的等级结果（通常分为 5 级），还可以结合 logistic 回归对多个指标的联合诊断进行评价。

【例 9-2】 对 155 个小于 3cm 的肺内孤立结节，经过病理检查或 2 年以上随访，可知其中 99 个为恶性、56 个为良性。对这些患者进行高分辨率 CT 扫描，某医师根据这些 CT 影像评价结节的恶性程度，分别判断为肯定良性、可能良性、不能确定、可能恶性和肯定恶性，并用数字 1～5 表示，如表 9-8 所示。试绘制该医生诊断的 ROC 曲线。

表 9-8　对 155 份高分辨率 CT 进行诊断的结果（*n*）

金标准诊断结果	恶性度评分					合计
	1	2	3	4	5	
恶性	7	4	5	21	62	99
良性	39	8	5	3	1	56

对于 k 级分类资料，分别以 2～k 作为诊断分界点（不考虑最小值 1），大于等于诊断分界点者判为阳性，小于诊断分界点者判为阴性。因此，在例 9-2 中，可整理出以下 4 个诊断试验四格表。

诊断分界点=5

诊断结果	金标准	
	恶性	良性
+	62	1
−	37	55

$$TPR=\frac{62}{62+37}=0.626$$

$$FPR=\frac{1}{1+55}=0.018$$

诊断分界点=4

诊断结果	金标准	
	恶性	良性
+	83	4
−	16	52

$$TPR=\frac{83}{83+16}=0.838$$

$$FPR=\frac{4}{4+52}=0.071$$

诊断分界点=3

诊断结果	金标准	
	恶性	良性
+	88	9
−	11	47

$$TPR=\frac{88}{88+11}=0.889$$

$$FPR=\frac{9}{9+47}=0.161$$

诊断分界点=2

诊断结果	金标准	
	恶性	良性
+	92	17
−	7	39

$$TPR=\frac{92}{92+7}=0.929$$

$$FPR=\frac{17}{17+39}=0.304$$

将诊断分界点分别为 5，4，3，2 对应的 4 个操作点（0.018，0.626），（0.071，0.838），（0.161，0.889）和（0.304，0.929）以及原点（0，0）与右上角顶点（1，1）连成线，即为 ROC 曲线，如图 9-12 所示。从图 9-12 可以看出，这条 ROC 曲线离基准线较远，该诊断试验的准确度可能较高。如果要定量评价该诊断试验，则需要计算 ROC 曲线下面积。

对于连续型诊断指标，如果诊断指标值越大越提示阳性，则将所有诊断指标值从大到小排序，并依次以除最小值外的所有诊断指标值为诊断分界点，大于等于诊断分界点者判为阳性，小于诊断分界点者判为阴性。如果诊断指标值越小越提示阳性，则将所有诊断指标值从小到大排序，并依次以除最大值外的所有诊断指标值为诊断分界点，小于等于诊断分界点者判为阳性，大于诊断分界点者判为阴性。然后再求出操作点并绘制 ROC 曲线。

二、ROC 曲线下面积

在利用 ROC 曲线进行诊断试验评价时，主要根据曲线下面积（area under the curve，AUC）进行定量评价。若要对不同诊断试验的性能进行比较，则可以直接比较不同诊断试验的 ROC 曲线下面积。ROC 曲线下面积在 0.5 到 1 之间，根据取值的大小可以定量地反映诊断试验的准确性，具体评价标准见表 9-9。

表 9-9　ROC 曲线下面积与诊断试验的准确性

ROC 曲线下面积	诊断试验评价
0.5	完全无价值的诊断
～0.7	诊断能力较低
～0.9	诊断能力中等
～<1	诊断能力较高
1	完全理想的诊断

计算 ROC 曲线下面积 A_z 及其标准误 SE_{A_z} 的方法分为参数法和非参数法两大类。参数法通过数学模型（如双正态模型、累积 logit 模型等）估计 A_z 及其标准误 SE_{Az}。非参数法计算两个相邻操作点的连接线段下的梯形面积之和作为 ROC 曲线下面积。非参数法主要有哈代和麦克尼尔（Hardey & McNeil）法及德朗-德朗和克拉克-皮尔逊（Delong-Delong & Clarke-Pearson）法两种，它们计算的 ROC 曲线下面积 A_z 相同，但标准误 SE_{A_z} 不同。由于这些公式的推导过程较为烦琐，因此通常利用统计软件完成。计算出 SE_{A_z} 后可以计算 ROC 曲线下面积 A_z 的 95% 置信区间，即 $A_z\pm1.96\times SE_{A_z}$。

为了检验 ROC 曲线下面积是否与完全随机情况下获得的 A_z=0.5（基准线下面积）有统计学差异，可以计算标准正态离差统计量 Z：

$$Z=\frac{A_z-0.5}{SE_{A_z}} \tag{9-9}$$

在例 9-2 中，ROC 曲线下面积 A_z=0.924，SE_{A_z}=0.023，则

$$Z=\frac{A_z-0.5}{SE_{A_z}}=\frac{0.924-0.5}{0.023}=18.43 \tag{9-10}$$

利用 Excel 函数 2*[1-NORM. S. DIST(18.43，TRUE)]，得 $P<0.001<0.05$，ROC 曲线下面积有统计学意义。因为 $A_z=0.924>0.9$，因此可以认为该医师的诊断具有较高准确性。

对于两个诊断试验，要比较它们的诊断准确性，只需比较它们的 ROC 曲线下面积。计算标准正态离差统计量 Z：

$$Z=\frac{A_{z1}-A_{z2}}{\sqrt{SE_1^2+SE_2^2-2rSE_1SE_2}} \tag{9-10}$$

其中，A_{z1} 和 A_{z2} 分别是要比较的两个诊断试验的 ROC 曲线下面积，SE_1 和 SE_2 分别是 A_{z1} 和 A_{z2} 的标准误，r 是 A_{z1} 和 A_{z2} 之间的相关系数。如果两个诊断试验是相互独立的，即两个诊断试验的对象是两组无关的样本，则 $r=0$。如果两个诊断试验不是独立的，可在相关书籍中查表得到 r 的值。

三、ROC 曲线分析实例

【实操 9-3】ROC 曲线分析实操

【实操 9-3】 数据文件 diagnosis.sav 提供了利用血清肿瘤标志物进行胰腺癌诊断的诊断试验数据。试利用 SPSS 评价和比较血清肿瘤标志物 CA19-9，CA242 和 CEA 单独及联合诊断胰腺癌的价值。

（1）计算 ROC 曲线下面积：单击菜单 Analyze→Classify→ROC Curve 打开对话框（注：在 SPSS 26 之前的版本中 ROC 曲线分析的菜单是 Analyze→ROC Curve），参考图 9-13 设置待评价的诊断试验 CA19-9，CA242 和 CEA，变量“病理”代表金标准诊断并且取值为 1 表示阳性，分别勾选相应选项显示 ROC 曲线及基准线以及 ROC 曲线下面积的标准误及 95% 置信区间。

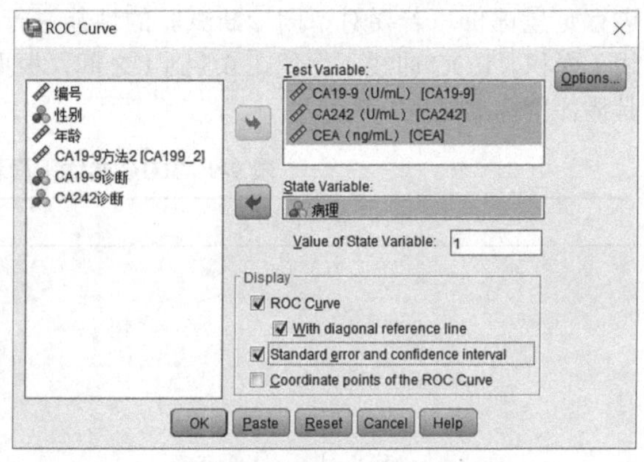

图 9-13　ROC 曲线对话框

输出结果如图 9-14 和图 9-15 所示。CA19-9，CA242 和 CEA 诊断胰腺癌的 ROC 曲线下面积分别为 0.913，0.825 和 0.801，均有统计学意义（$P<0.001$）。CA19-9 的 ROC 曲线下面积大于 0.9，说明 CA19-9 用于诊断胰腺癌有很高的诊断准确性；CA242 和 CEA 的 ROC 曲线下面积均在 0.7～0.9，说明二者诊断胰腺癌具有较高的诊断准确性。图 9-15 即三种肿瘤标志物诊断胰腺癌的 ROC 曲线。

Area Under the Curve

Test Result Variable(s)	Area	Std. Error[a]	Asymptotic Sig.[b]	Asymptotic 95% Confidence Interval	
				Lower Bound	Upper Bound
CA19-9（U/mL）	0.913	0.016	0.000	0.882	0.943
CA242（U/mL）	0.825	0.022	0.000	0.783	0.867
CEA（ng/mL）	0.801	0.023	0.000	0.756	0.847

The test result variable(s): CA19-9（u/mL）, CA242（u/mL）, CEA（ng/mL） has at least one tie between the positive actual state group and the negative actual state group. Statistics may be biased.

a. Under the nonparametric assumption

b. Null hypothesis: true area = 0.5

图 9-14　肿瘤标志物诊断胰腺癌的 ROC 曲线下面积

（2）比较 ROC 曲线下面积：从图 9-15 可以直观地看出肿瘤标志物 CA19-9 的 ROC 曲线比 CA242 及 CEA 的 ROC 曲线更接近左上角，因此它诊断胰腺癌的准确性可能高于 CA242 和 CEA。

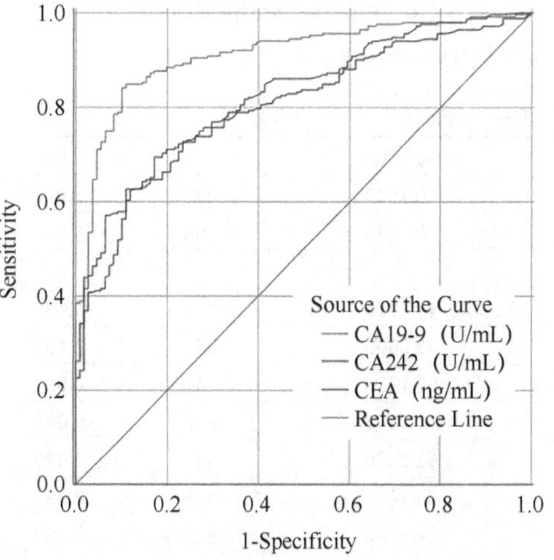

图 9-15　肿瘤标志物诊断胰腺癌的 ROC 曲线

单击菜单 Analyze→Classify→ROC Analysis 打开对话框（注：在 SPSS 26 以前的版本中没有提供比较 ROC 曲线下面积的菜单），参考图 9-16 设置待评价的诊断试验 CA19-9，CA242 和 CEA，变量“病理”代表金标准诊断并且取值为 1 表示阳性，勾选 Paired-sample design 表示诊断试验为配对样本设计。输出的主要结果如图 9-17 所示。肿瘤标志物 CA19-9 诊断胰腺癌的 ROC 曲线下面积（0.913）高于 CA242 及 CEA（$P_{均}$<0.001），CA242 与 CEA 诊断胰腺癌准确性的差异无统计学意义（P=0.427）。

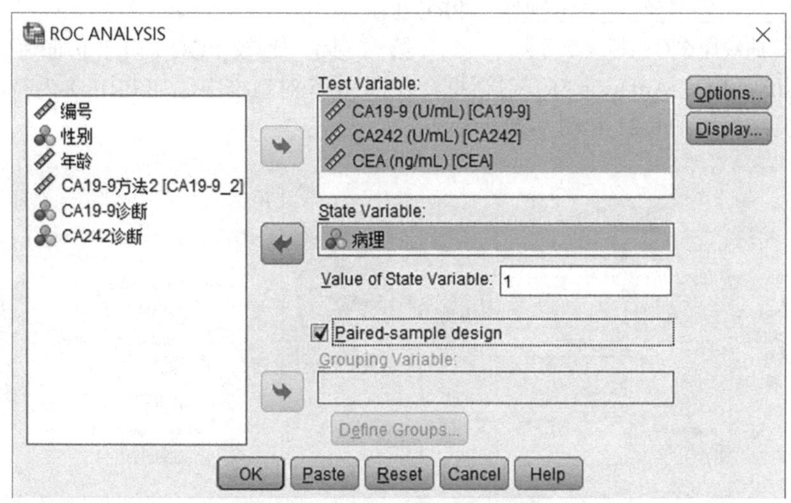

图 9-16　ROC 曲线分析对话框

Paired-Sample Area Difference Under the ROC Curves

Test Result Pair(s)	Asymptotic z	Asymptotic Sig. (2-tail)[a]	AUC Difference	Std. Error Difference[b]	Asymptotic 95% Confidence Interval Lower Bound	Asymptotic 95% Confidence Interval Upper Bound
CA19-9 - CA242	3.708	0.000	0.088	0.192	0.041	0.134
CA19-9 - CEA	4.315	0.000	0.112	0.197	0.061	0.162
CA242 - CEA	0.794	0.427	0.024	0.212	-0.035	0.082

a. Null hypothesis: true area difference = 0

b. Under the nonparametric assumption

图 9-17　比较 ROC 曲线下面积的结果

（3）确定最佳诊断分界点：单击菜单 Analyze→Classify→ROC Curve 打开对话框，在图 9-13 的 Test Variables 中只调入 CA199，勾选 Coordinate points of the ROC Curve 要求在结果中显示 ROC 曲线上的操作点坐标，坐标点的部分输出结果如图 9-18 所示。

SPSS 将所有观测值（CA19-9 测定值）从小到大排序后，取相邻两个值的平均值作为分界

Coordinates of the Curve

Test Result Variable(s):　CA19-9（U/mL）

Positive if Greater Than or Equal To	Sensitivity	1 - Specificity
-0.9000	1.000	1.000
0.1500	0.996	1.000
0.5700	0.996	0.991
:	:	:
48.2100	0.845	0.108
49.0000	0.841	0.108
50.1250	0.841	0.099
51.3300	0.837	0.099
52.3200	0.833	0.099
53.1450	0.829	0.099
54.3500	0.825	0.099
:	:	:
5569.0000	0.004	0.000
5945.0000	0.000	0.000

图 9-18　ROC 曲线操作点坐标（部分）

点，并计算相应的灵敏度和特异度。图 9-18 中，左列为分界点，中间和右列为灵敏度和 1−特异度，两者相减的结果即约登指数。根据图 9-18 可以计算出分界点 50.125 对应的约登指数 74.2%（=84.1%−9.9%）最大，则将 50.125 作为最佳诊断分界点。若以 CA19-9≥50.125U/mL 判为胰腺癌，则该诊断的灵敏度为 84.1%，特异度为 90.1%。

（4）三种肿瘤标志物的联合诊断及评价：第一步，通过 logistic 回归获得联合诊断指标。单击菜单 Analyze→Regression→Binary Logistic 打开对话框，参照图 9-19 将变量“病理”作为因变量，变量 CA19-9，CA242 和 CEA 作为自变量。单击 Save 按钮打开对话框，勾选 Probabilities 表示保存预测的概率（如图 9-20 所示），即联合诊断的指标变量，变量名将命名为 PRE_1。

第二步，比较 ROC 曲线下面积。单击菜单 Analyze→Classify→ROC Analysis 打开对话框，在图 9-16 对话框中添加 PRE_1 为待比较的诊断试验。输出的主要结果如图 9-21 和图 9-22 所示。

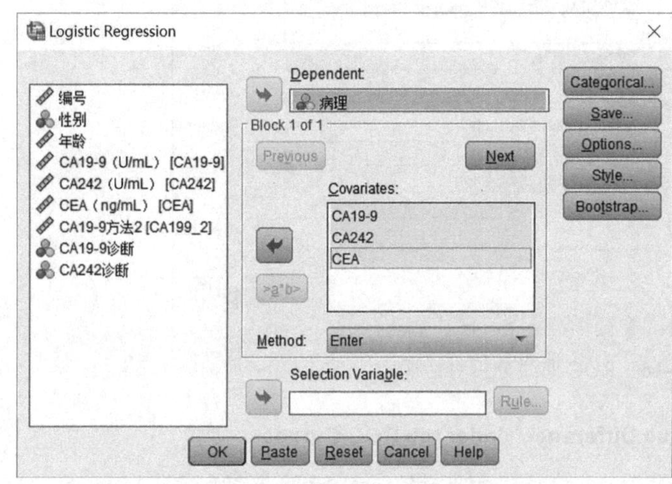

图 9-19　用于多指标联合诊断的 logistic 回归分析

Logistic Regression: Save — Predicted Values: ☑ Probabilities, ☐ Group membership; Influence: ☐ Cook's, ☐ Leverage values, ☐ DfBeta(s); Residuals: ☐ Unstandardized, ☐ Logit, ☐ Studentized, ☐ Standardized, ☐ Deviance; Export model information to XML file [Browse]; ☑ Include the covariance matrix; Continue, Cancel, Help

图 9-20　保存 logistic 回归的预测值

Area Under the ROC Curve

Test Result Variable(s)	Area
CA19-9 (U/mL)	0.913
CA242 (U/mL)	0.825
CEA (ng/mL)	0.801
Predicted probability	0.942

The test result variable(s): CA19-9 (U/mL), CA242 (U/mL), CEA (ng/mL) has at least one tie between the positive actual state group and the negative actual state group. Statistics may be biased.

图 9-21　肿瘤标志物单独及联合诊断胰腺癌的 ROC 曲线下面积

图 9-21 显示 CA19-9，CA242 及 CEA 三个肿瘤标志物联合诊断时，ROC 曲线下面积达到 0.942；图 9-22 进一步显示其诊断准确性高于 CA19-9（P=0.012），CA242（P<0.001）及 CEA

（P＜0.001）单独进行诊断的准确性。

Paired-Sample Area Difference Under the ROC Curves

Test Result Pair(s)	Asymptotic z	Asymptotic Sig. (2-tail)[a]	AUC Difference	Std. Error Difference[b]	Asymptotic 95% Confidence Interval Lower Bound	Asymptotic 95% Confidence Interval Upper Bound
CA199 - CA242	3.708	0.000	0.088	0.192	0.041	0.134
CA199 - CEA	4.315	0.000	0.112	0.197	0.061	0.162
CA199 - PRE_1	-2.50	0.012	-0.029	0.164	-0.052	-0.006
CA242 - CEA	0.794	0.427	0.024	0.212	-0.035	0.082
CA242 - PRE_1	-5.94	0.000	-0.117	0.181	-0.156	-0.079
CEA - PRE_1	-6.87	0.000	-0.141	0.186	-0.181	-0.101

a. Null hypothesis: true area difference = 0

b. Under the nonparametric assumption

图 9-22　肿瘤标志物单独及联合诊断胰腺癌的 ROC 曲线下面积比较

医疗大数据时代的人工智能辅助疾病诊断

胰腺癌是一种恶性程度高、诊断和治疗困难的消化道恶性肿瘤。胰腺癌早期确诊率不高，发现时往往已是晚期，癌细胞已经扩散而难以治疗，是预后最差的恶性肿瘤。北京大学团队应用机器学习结合脂质组学和多组学技术综合分析胰腺癌的代谢特征，开发了人工智能辅助的胰腺癌血清代谢检测方法，检测准确率达到 85%，检测效能显著优于传统的血清肿瘤标志物 CA19-9 与 CT 检查。

在医疗大数据时代，将人工智能与医学大数据和医学知识相结合，能够构建高效的辅助诊断工具，为医疗提供更有效的帮助。2016 年以来，《关于促进和规范健康医疗大数据应用发展的指导意见》《新一代人工智能发展规划》等政策文件陆续出台，促进了健康医疗相关的人工智能技术的研发、人工智能治疗新模式新手段的推广应用以及快速精准的智能医疗体系建立。人工智能辅助诊断技术发展迅速，已经出现在越来越多的临床领域，如基于胸部 X 线图像进行肺炎的诊断和鉴别、利用皮肤病变图像诊断皮肤癌、利用视网膜光学相干图像诊断眼部疾病等，准确率接近甚至超过人类专家的水平。基于影像学的胃癌腹膜转移智能辅助诊断方法还被写入《中国临床肿瘤学会胃癌诊疗指南》。这一切无不体现了人工智能助力“健康中国 2030”。

在这一时代背景下，医疗工作者自身也应加强利用人工智能辅助医疗实践的思维方式与能力，改变传统的工作流程和习惯，积极参与人工智能+医疗的交叉学科研究，促进医学理论和临床实践的更新与发展。

第三节　诊断试验的一致性评价

诊断试验的一致性（agreement）评价是指诊断试验的观测结果与金标准方法观测结果一致的程度，也可在没有金标准的情况下评价两种（两次）观测结果之间的一致程度。诊断试验观测结果的类型不同，采用的一致性评价方法不同。

一、定量指标的一致性评价

（一）组内相关系数及一致相关系数

组内相关系数（intraclass correlation coefficient，ICC）定义为检测对象之间的方差相对于总方差的比，可用于多个检测结果一致性的评价。ICC 的值介于 0 到 1 之间，值越大表示一致性越好，一般认为 ICC 大于 0.75 为一致性较好。ICC 的计算公式为

$$\text{ICC}=\frac{\text{MS}_A-\text{MS}_e}{\text{MS}_A+(n-1)\text{MS}_e} \tag{9-11}$$

其中，MS_A 为组间（两个检测结果间）均方差，MS_e 为组内（每个检测结果内）均方差，n 为样本量。应用 ICC 评价一致性时，要求检测结果的总体方差相等。此外，如果检测结果的数值范围比较局限，即使一致性很好也可能产生较小的 ICC。

如果将两次检测结果分别作为一个检测对象在直角坐标系中的横坐标和纵坐标，则如果两次检测结果完全一致，这些点将落在 45° 直线上。一致相关系数（concordance correlation coefficient，CCC）即用于描述两个检测结果落在 45° 直线上的程度，二者完全一致时 CCC=1。一般认为当 CCC≥0.90 时一致性较好，当 CCC≥0.80 时一致性中等，否则一致性不好。设 n 个检测对象的两个检测结果分别为 X 和 Y，则两个检测结果的一致相关系数的计算公式为

$$\text{CCC}=\frac{2l_{XY}}{l_{XX}+l_{YY}+n(\bar{X}-\bar{Y})^2} \tag{9-12}$$

其中，$\bar{X}$ 和 $\bar{Y}$ 分别为检测结果 X 和 Y 的均数，l_{XX}，l_{YY}，l_{XY} 分别为 X 和 Y 的离均差平方和及离均差积和（具体计算公式见第六章）。

（二）Bland-Altman 图

Bland-Altman 图最初由 Bland 和 Altman 于 1986 年提出。它的基本思想是计算出两种检测结果的一致性界限（limits of agreement），并用图形的方法直观地反映这个一致性界限。最后结合临床实际，得出两种检测方法是否具有一致性的结论。

1. 一致性界限 用两种方法对同一批受试对象同时进行检测时，一般不会获得完全相同的结果，总是会存在偏倚（bias）。偏倚可以用两种检测结果的差值的均数 $\bar{d}$ 进行估计，$\bar{d}$ 的变异情况则用差值的标准差 S 来描述。如果差值的分布服从正态分布，则 95% 的差值应该位于 $\bar{d}\pm1.96S$ 之间，这个区间称为 95% 一致性界限，95% 的差值都位于该区间内。如果两种测量结果的差值位于一致性界限内且在临床上是可以接受的，则可以认为这两种方法具有较好的一致性，这两种方法可以互换使用。

当样本量较小时，抽样误差会相对较大，因此还应计算 95% 一致性界限上、下限的置信区间。差值均数的标准误为 $S_{\bar{d}}=S/\sqrt{n}$，一致性界限上、下限的标准误近似等于 $1.71\times S_{\bar{d}}$，则可以分别计算出一致性界限上限的 95% 置信区间和下限的 95% 置信区间。

2. Bland-Altman 图 Bland-Altman 图用图形反映一致性界限。在二维直角坐标中，以观测对象两种方法测量结果的均值为横坐标、差值为纵坐标绘制的散点图即 Bland-Altman 图，如图 9-23 所示。

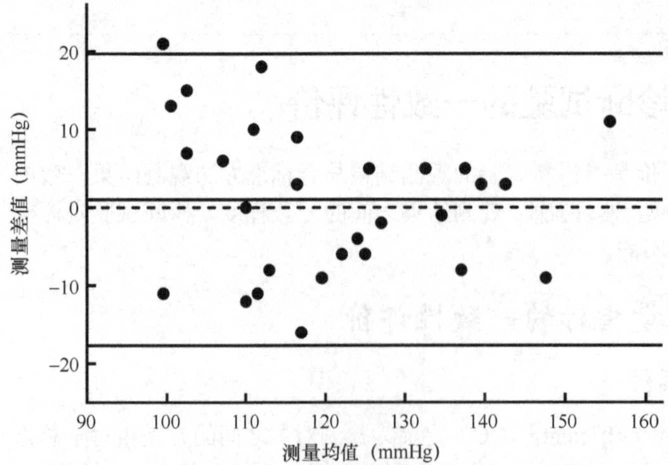

图 9-23 两种血压计测量收缩压结果的 Bland-Altman 图

图中上下两条水平实线代表 95% 一致性界限的上下限，中间实线代表差值的平均数，虚线代表差值均数为 0。两种测量方法的一致程度越高，代表差值均数的实线越接近代表差值均数为 0 的虚线。根据 95% 一致性界限外的数据点数以及一致性界限在临床上的可接受程度，对两种方法测量结果的一致性做出评价。

在 Bland-Altman 图中，纵轴除了可以表示两个观测结果的绝对差值，

还可以表示相对差值（即差值与均值之比）或两个观测结果的比值。在这些情况下，需要先计算两种检测结果的比值或相对差值，然后根据比值或相对差值的均数和标准差计算一致性界限。

【实操 9-4】 数据文件 diagnosis.sav 提供了利用血清肿瘤标志物进行胰腺癌诊断的诊断试验数据。试利用 SPSS 比较两种 CA19-9 检测系统检测结果的一致性。

【实操 9-4】定量指标一致性评价实操

（1）计算组内相关系数：单击菜单 Analyze→Scale→Reliability Analysis 打开对话框，参考图 9-24 设置待比较的诊断试验变量为 CA199 和 CA199_2；单击 Statistics 按钮，在打开对话框中勾选 Intraclass correlation coefficient 表示计算组内相关系数，并在 Type 下拉列表中选择 Absolute Agreement 表示一致指的是绝对相等，如图 9-25 所示。输出结果如图 9-26 所示。

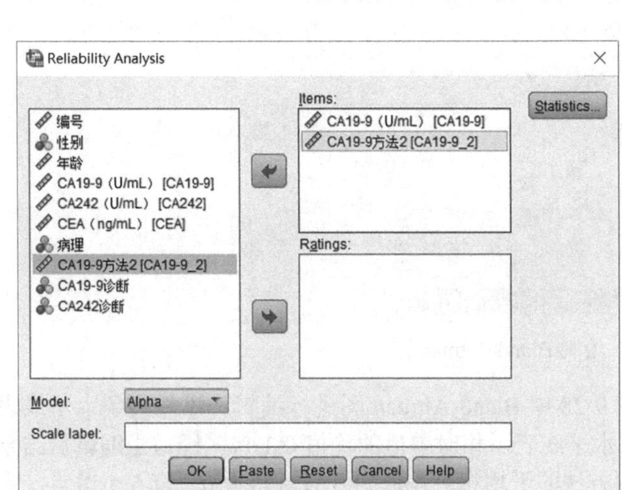

图 9-24 Reliability Analysis 对话框

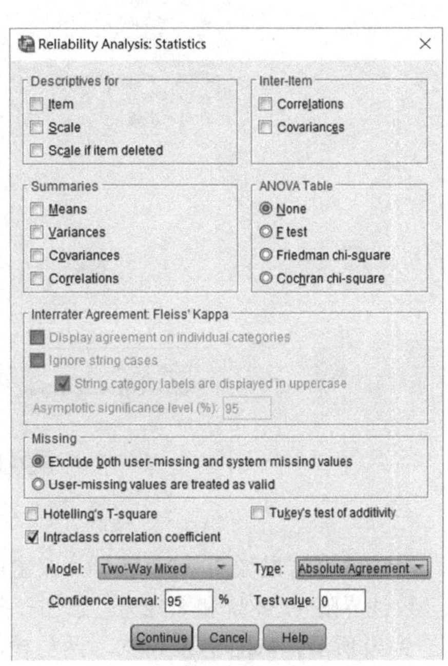

图 9-25 设置计算组内相关系数

Intraclass Correlation Coefficient

	Intraclass Correlation[b]	95% Confidence Interval		F Test with True Value 0			
		Lower Bound	Upper Bound	Value	df1	df2	Sig
Single Measures	0.995[a]	0.993	0.997	396.901	110	110	<0.001
Average Measures	0.997[c]	0.996	0.998	396.901	110	110	<0.001

Two-way mixed effects model where people effects are random and measures effects are fixed.

a. The estimator is the same, whether the interaction effect is present or not.

b. Type A intraclass correlation coefficients using an absolute agreement definition.

c. This estimate is computed assuming the interaction effect is absent, because it is not estimable otherwise.

图 9-26 两种 CA19-9 检测系统检测结果的组内相关系数

图 9-26 显示基于 Average Measures 的 ICC=0.997＞0.75，说明两个检测结果的一致性非常高。

（2）Bland-Altman 图分析：目前 SPSS 未提供 Bland-Altman 图分析的菜单，因此需要先计算每个观测对象两次检测结果的均值、差值或相对差值，然后计算一致性界限，最后绘制 Bland-Altman 散点图。

1）计算 Bland-Altman 图中散点的横、纵坐标值：本例的 Bland-Altman 图以相对差值为纵坐标。单击菜单 Transform→Compute Variable 打开对话框，计算两个新变量“CA19-9 均值”和“CA19-9 相对差值”，计算表达式分别为“(CA19-9+CA19-9_2)/2”和“(CA19-9−CA19-9_2)/CA19-9 均值*100”（注：相对差值表示为百分数）。

2）计算一致性界限：单击菜单 Analyze→Descriptive Statistics→Frequencies 打开对话框，计算两种检测方法相对差值的均数和标准差。结果显示均数和标准差分别为 0.37 和 4.26，则相对差值的一致性界限为 0.37%±1.96×4.26% 即（−7.98%, 8.72%）。

3）绘制 Bland-Altman 图：单击菜单 Graphs→Legacy Dialogs→Scatter/Dot，选择 Simple Scatter 后打开对话框。参考图 9-27 设置散点图的 X 轴为两种检测结果的均值、Y 轴为相对差值。

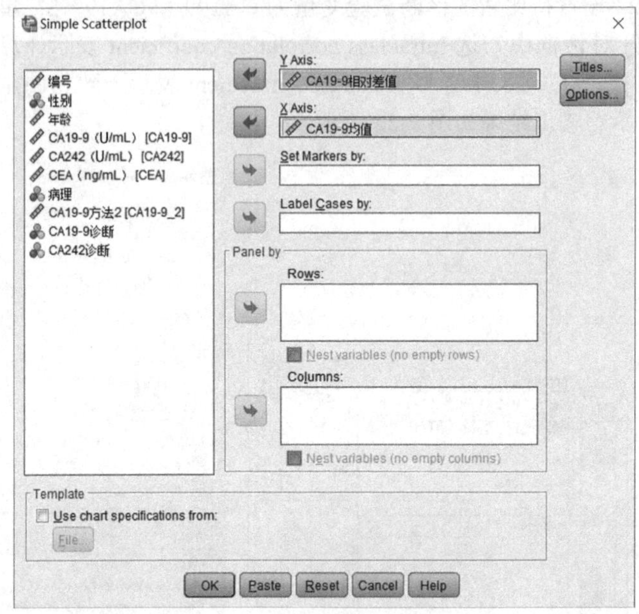

图 9-27　绘制 Bland-Altman 图

最终输出结果如图 9-28 所示。双击图 9-28 中 Bland-Altman 图进行编辑，添加两条水平线表示一致性界限−7.98% 和 8.72%、添加一条水平线表示相对差值的均值 0.37%，经适当编辑后结果如图 9-29 所示。从图 9-29 可知，两种检测方法的平均相对差值为 0.37% 接近 0，有 5 个散点（占 4.5%）在 95% 一致性界限（−7.98%，8.72%）以外，且一致性界限的范围及最大/最小相对差值在临床上可接受（根据相关临床检验规范±25% 以内可接受），因此可以认为两个检测结果具有很好的一致性。

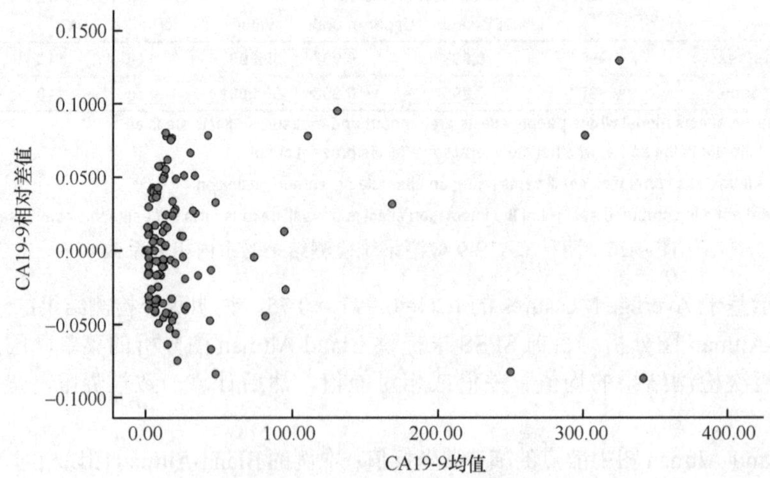

图 9-28　初步的 Bland-Altman 图

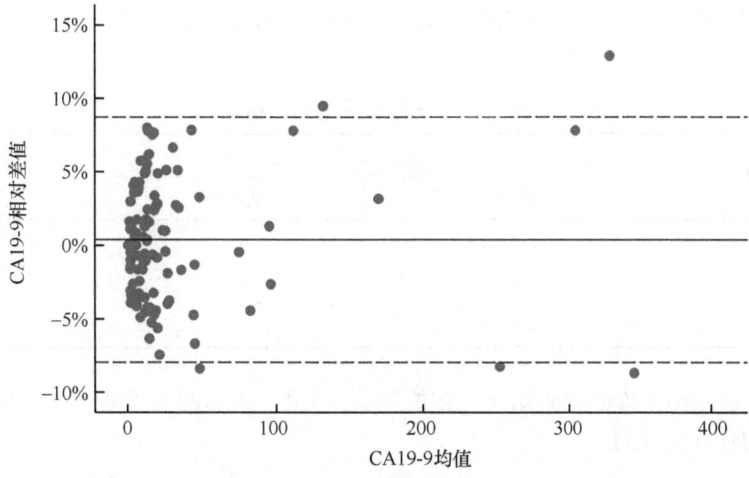

图 9-29　最终的 Bland-Altman 图

SPSS 目前尚未提供直接计算一致相关系数及绘制 Bland-Altman 图的菜单，必要时可手工计算或使用其他统计软件，如 MedCalc（如图 9-30 所示，CCC=0.9950）、R 等。

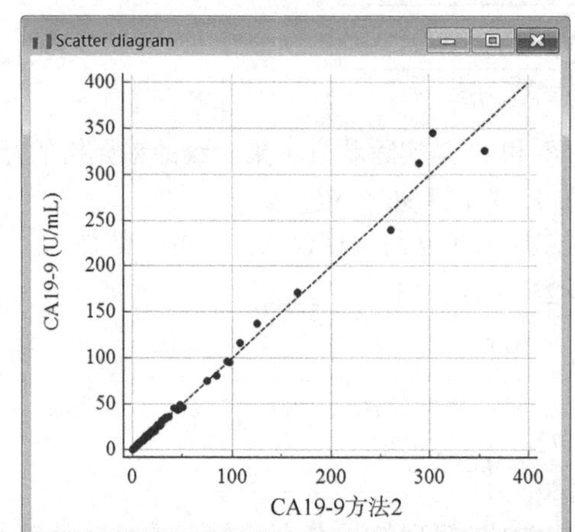

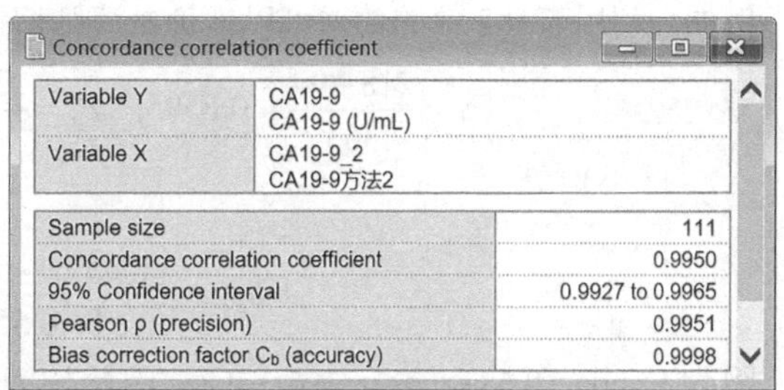
Concordance correlation coefficient

Variable Y	CA19-9 CA19-9 (U/mL)
Variable X	CA19-9_2 CA19-9方法2

Sample size	111
Concordance correlation coefficient	0.9950
95% Confidence interval	0.9927 to 0.9965
Pearson ρ (precision)	0.9951
Bias correction factor C_b (accuracy)	0.9998

图 9-30　利用 MedCalc 软件计算一致相关系数的结果

二、定性指标的一致性评价

对于诊断试验观测结果为“是/否”或等级结果的试验，通常用 Kappa 系数作为评价一致性程度的指标。Kappa 系数的取值通常在 0～1 的范围内，Kappa 系数越大，表明一致性程度越高，一般按表 9-10 的标准进行判断。

表 9-10　Kappa 系数与一致性评价

Kappa 值	一致性水平
Kappa≤0.2	差（Poor）
0.2＜Kappa≤0.4	一般（Fair）
0.4＜Kappa≤0.6	中等（Moderate）
0.6＜Kappa≤0.8	好（Good）
0.8＜Kappa	非常好（Excellent）

如果诊断试验观测结果是二分类的，则计算 Kappa 系数前要先将待评价的试验结果整理成表 9-11 的形式。

表 9-11　一致性评价用四格表

诊断试验 1	诊断试验 2		合计
	阳性	阴性	
阳性	a	b	$a+b$
阴性	c	d	$c+d$
合计	$a+c$	$b+d$	n

表中 a 和 d 表示两个诊断试验结果一致的例数，b 和 c 表示两个诊断试验结果不一致的例数，则 Kappa 系数的计算公式为

$$\text{Kappa}=\frac{P_a-P_e}{1-P_e},\quad P_a=\frac{a+d}{n},\quad P_e=\frac{\sum R_i\times C_i}{n^2} \tag{9-13}$$

Kappa 系数的标准误为

$$SE_{\text{Kappa}}=\frac{1}{(1-P_e)\sqrt{n}}\sqrt{P_e+P_e^{\ 2}-\frac{\sum R_i\times C_i\times(R_i+C_i)}{n^3}} \tag{9-14}$$

其中，P_a 和 P_e 分别为实际观察一致率和期望一致率，R_i 和 C_i 是实际观察结果一致的单元格的行、列合计数，n 是总例数。Kappa 系数的 95% 置信区间为 $\text{Kappa}\pm1.96\times SE_{\text{Kappa}}$。

例如，利用表 9-2 中的数据可以评价血清肿瘤标志物 CA19-9 与病理诊断结果的一致性。

$$P_a=\frac{218+94}{363}=0.8595,\quad P_e=\frac{235\times252+128\times111}{363^2}=0.5572$$

则

$$\text{Kappa}=\frac{0.8595-0.5572}{1-0.5572}=0.683$$

因为 Kappa=0.683，介于 0.6～0.8，因此认为 CA19-9 与病理结果具有较好一致性。计算得 $SE_{\text{Kappa}}=0.041$，则 Kappa 系数的 95% 置信区间为 $0.683\pm1.96\times0.041$，即（0.603，0.763）。

如果诊断试验观测结果为等级结果，如−，±，+，++，则需要增加表 9-11 的行数和列数，并计算加权 Kappa_w（weighted Kappa）系数。对接近一致诊断结果越高的单元格赋予越大的权重，然后按式（9-15）进行计算：

$$\text{Kappa}_w=\frac{\sum w_{ij}P_{aij}-\sum w_{ij}P_{eij}}{1-\sum w_{ij}P_{eij}} \tag{9-15}$$

其中，w_{ij} 是第 i 行、第 j 列单元格的权重，P_{aij} 和 P_{eij} 分别为该单元格的实际观察一致率和期望一致率。权重的设置方法有多种，通常采用线性加权［式（9-16）］或二次加权［式（9-17）］：

$$w_{ij}=1-\frac{|i-j|}{k-1} \tag{9-16}$$

$$w_{ij}=1-\left(\frac{i-j}{k-1}\right)^2 \tag{9-17}$$

其中，k 为总的诊断等级数，i 和 j 分别为两个诊断结果的等级数，$i,j=1,\cdots,k$。

【实操 9-5】 数据文件 diagnosis.sav 提供了利用血清肿瘤标志物进行胰腺癌诊断的诊断试验数据。试利用 SPSS 评价血清肿瘤标志物 CA19-9 与病理诊断结果的一致性。

【实操 9-5】定性指标一致性评价实操

单击菜单 Analyze→Descriptive Statistics→Crosstabs 打开对话框，参考图 9-31 设置待评价的诊断；单击 Statistics 按钮，在对话框中勾选 Kappa，如图 9-32 所示。

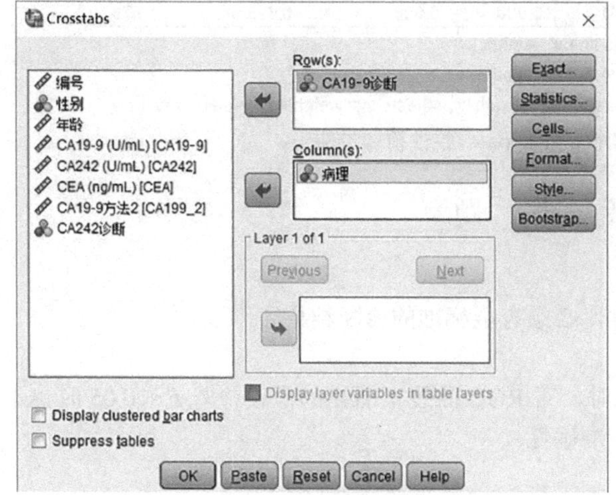

图 9-31　计算 Kappa 系数的主对话框

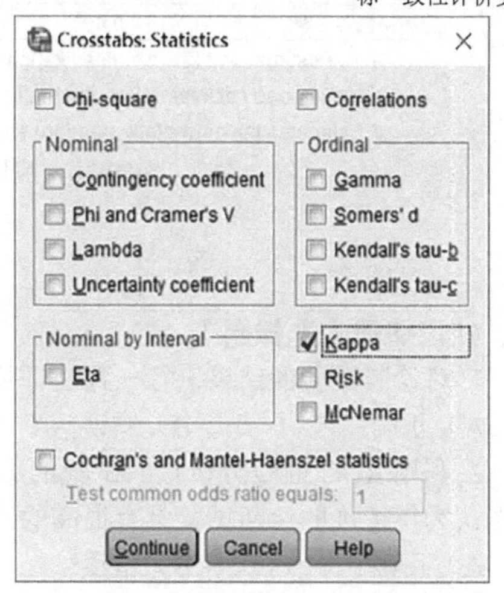

图 9-32　计算 Kappa 系数的子对话框

得到结果如图 9-33 所示。从图 9-33 可知，Kappa=0.683，标准误为 0.041，与手工计算结果相同或接近。

Symmetric Measures

		Value	Asymptotic Standard Error[a]	Approximate T[b]	Approximate Significance
Measure of Agreement	Kappa	0.683	0.041	13.080	<0.001
N of Valid Cases		363			

a. Not assuming the null hypothesis.

b. Using the asymptotic standard error assuming the null hypothesis.

图 9-33　Kappa 一致性检验结果

需要计算加权 Kappa 系数时，单击菜单 Analyze→Scale→Weighted Kappa 打开对话框（注：SPSS 27 之前的版本中没有提供计算加权 Kappa 系数的菜单），在 Pairwise raters 框中调入待评价的诊断即变量“CA199 诊断”和“病理”，如图 9-34 所示。单击 Criteria 按钮，在对话框中选中 Linear weights（线性加权）或 Quadratic weights（二次加权），如图 9-35 所示。

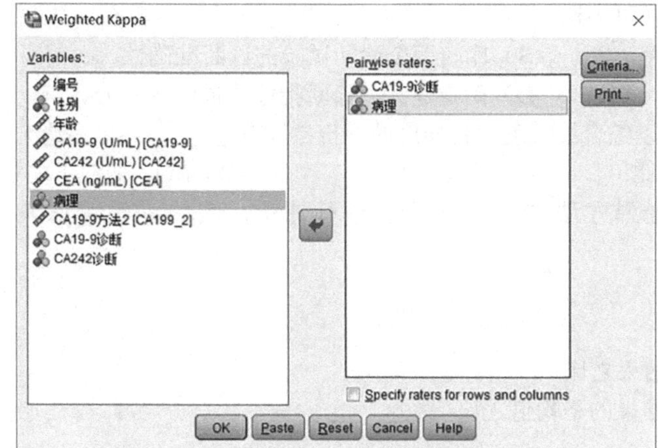

图 9-34　计算加权 Kappa 系数的对话框

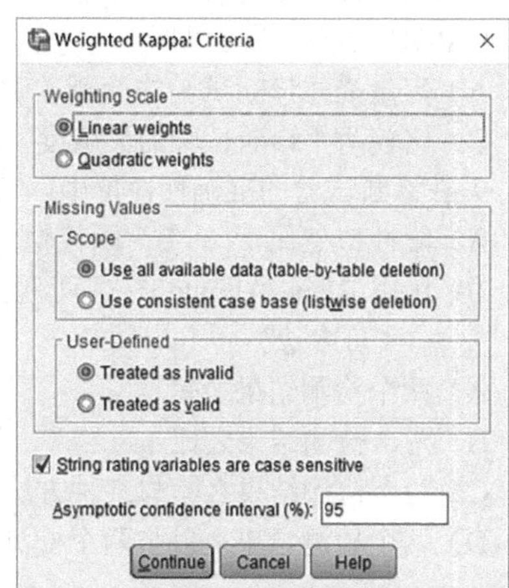

图 9-35　选择 Kappa 系数的加权方法

最后结果如图 9-36 所示。由于原数据中 CA19-9 诊断的结果不是等级的，因此计算得到的加权 Kappa 值与未加权的 Kappa 值相同。

Cohen's Weighted Kappa

Ratings	Weighted Kappa[a]	Asymptotic			95% Asymptotic Confidence Interval	
		Std. Error[b]	z[c]	Sig.	Lower Bound	Upper Bound
CA19-9诊断 - 病理	0.683	0.041	13.080	0.000	0.603	0.762

a. The estimation of the weighted kappa uses linear weights.

b. Value does not depend on either null or alternative hypotheses.

c. Estimates the asymptotic standard error assuming the null hypothesis that weighted kappa is zero.

图 9-36 线性加权的 Kappa 一致性检验结果

思 考 题

一、知识梳理（选择题）

1. 对诊断试验的结果进行一致性评价时，必须有金标准的诊断结果才可以。

A）正确 B）错误

2. 利用 ROC 曲线分析诊断试验的结果时，对 ROC 曲线下面积的假设检验 $P<0.05$ 时也不一定能认为待评价的诊断试验具有很高的诊断准确性。

A）正确 B）错误

3. ROC 曲线可以位于基准线右下方，曲线下面积可以小于 0.5。

A）正确 B）错误

4. 两种检验仪器同时对 25 份尿样分别进行测定，测定结果分为阴性、弱阳性、阳性、强阳性。如果要判断两个仪器的检测结果是否一致，应______。

A）进行配对卡方检验 B）计算 Kappa 系数

C）计算加权 Kappa 系数 D）进行配对秩和检验

5. 对诊断试验的阳性预测值有直接影响的是______。

A）死亡率 B）患病率 C）灵敏度 D）正确率

6. 如果要对三种检测方法的结果进行一致性评价，可以______。

A）计算组内相关系数 B）计算一致相关系数

C）计算加权 Kappa 系数 D）计算 95% 一致性界限

7. 对某连续型指标不断调整诊断分界点进行诊断准确性评价时，以下说法不正确的是______。

A）提高灵敏度将降低特异度 B）提高灵敏度将增大漏诊率

C）提高灵敏度将增大误诊率 D）提高特异度将降低灵敏度

8. ROC 曲线分析可以用于______。（可多选）

A）定量描述诊断试验的诊断准确性 B）比较两个诊断试验的诊断准确性

C）比较两个诊断试验的灵敏度 D）确定连续型诊断指标的最佳诊断分界点

9. 在诊断试验的准确性评价中，可以综合灵敏度和特异度的评价指标有______。（可多选）

A）阳性似然比 B）阴性似然比 C）约登指数 D）ROC 曲线下面积

10. 利用 Bland-Altman 图对两种检测方法结果的一致性进行评价，图的纵轴可以表示为______。（可多选）

A）两个检测结果之差

B）两个检测结果之比

C）两个检测结果之差与某种方法结果之比

D）两个检测结果之差与两个检测结果的平均值之比

二、操作分析

1. 在利用血清肿瘤标志物 CA19-9 和 CA242 进行胰腺癌诊断的诊断试验中，除了单独利用 CA19-9 和 CA242 进行诊断，还可以进行并联诊断（CA19-9 和 CA242 中任何一个诊断为阳性即诊断为胰腺癌）和串联诊断（CA19-9 和 CA242 两个都诊断为阳性才诊断为胰腺癌）。试利用 diagnosis.sav 数据文件分别计算串联诊断和并联诊断的灵敏度及特异度，并将它们与利用 CA19-9 进行单独诊断的灵敏度和特异度做比较。

2. 两名放射科医师对高分辨率 CT 扫描下的 25 个孤立肺结节的良恶性分别进行 5 级评判（肯定良性、可能良性、不确定、可能恶性和肯定恶性），结果见表 9-12。试对两名医生诊断的准确性和一致性进行评价。

表 9-12　对高分辨率 CT 扫描下的孤立肺结节诊断的结果

结节编号	恶性结节		结节编号	良性结节	
	甲医生诊断	乙医生诊断		甲医生诊断	乙医生诊断
1	肯定恶性	肯定恶性	14	不确定	可能良性
2	肯定恶性	可能恶性	15	不确定	可能良性
3	可能恶性	肯定恶性	16	可能良性	可能良性
4	不确定	可能恶性	17	不确定	不确定
5	可能恶性	可能恶性	18	肯定良性	肯定恶性
6	肯定恶性	不确定	19	肯定良性	不确定
7	肯定恶性	肯定恶性	20	可能恶性	可能恶性
8	不确定	肯定恶性	21	肯定良性	不确定
9	肯定恶性	可能恶性	22	可能良性	可能良性
10	可能恶性	不确定	23	肯定良性	可能良性
11	可能恶性	可能恶性	24	肯定良性	肯定良性
12	肯定恶性	可能恶性	25	肯定良性	可能良性
13	不确定	可能恶性			

三、综合应用案例

在某项研究中，利用性别、出生时身长、6 岁时身高、父亲身高、母亲身高等指标建立了预测 6 岁儿童长到 18 岁时身高的模型。为了评价预测模型的实际价值，对 40 名符合条件的 18 岁青年，收集他们 6 岁时的身高以及上述其他指标并测量当前实际身高，根据预测模型计算预测身高，数据见表 9-13。

表 9-13　40 名受试者的实际身高与预测身高（cm）

序号	实际身高	预测身高	序号	实际身高	预测身高	序号	实际身高	预测身高
1	170.5	171.6	8	172.9	173.7	15	165.7	162.0
2	187.0	181.5	9	176.3	176.4	16	165.9	165.1
3	179.7	177.6	10	180.0	176.4	17	165.9	162.9
4	169.9	169.4	11	176.3	168.3	18	165.0	164.6
5	171.6	163.0	12	168.0	170.8	19	160.2	169.3
6	177.6	182.1	13	182.9	174.6	20	159.2	158.6
7	160.2	159.9	14	169.9	177.0	21	156.0	164.2

续表

序号	实际身高	预测身高	序号	实际身高	预测身高	序号	实际身高	预测身高
22	159.3	156.1	29	163.0	157.9	36	181.0	178.5
23	165.6	163.2	30	165.6	164.6	37	170.4	177.5
24	166.5	160.4	31	167.4	163.4	38	161.1	170.6
25	156.8	160.4	32	169.0	162.0	39	164.3	163.5
26	156.8	165.9	33	159.6	159.6	40	169.1	171.9
27	159.8	158.7	34	161.4	161.6			
28	153.7	159.4	35	179.9	175.7			

针对以上数据，有以下三种分析思路：

（1）对实际身高和预测身高进行配对 t 检验，$P > 0.05$ 说明预测准确性很高；

（2）对实际身高和预测身高进行线性相关分析，相关系数很大说明预测准确性很高；

（3）对实际身高和预测身高绘制 Bland-Altman 图，在 95% 一致性界限外的散点不超过 2 个说明预测准确性很高。

请对上述三种分析思路进行讨论，并给出最终的分析结果。

（陈　卉　杜　菁）

参考文献

陈卉，李冬果. 2016. 医学统计方法及 SPSS 实现. 北京：科学出版社.

郭秀花. 2017. 医学统计学与 SPSS 软件实现方法. 2 版. 北京：科学出版社.

李康，贺佳. 2018. 医学统计学. 7 版. 北京：人民卫生出版社.

潘发明. 2018. 医用统计方法及其 SPSS 软件实现. 3 版. 合肥：中国科学技术大学出版社.

孙振球，徐勇勇. 2014. 医学统计学. 4 版. 北京：人民卫生出版社.

薛薇. 2017. 统计分析与 SPSS 的应用. 5 版. 北京：中国人民大学出版社.

颜虹，徐勇勇. 2015. 医学统计学. 3 版. 北京：人民卫生出版社.

张文彤，董伟. 2018. SPSS 统计分析高级教程. 3 版. 北京：高等教育出版社.

Heck RH, Thomas SL, Tabata LN. 2012. Multilevel Modeling of Categorical Outcomes Using IBM SPSS. New York, London: Taylor & Francis Group.

Verbeke G, Molenberghs G. 2000. Linear Mixed Models for Longitudinal Data. New Youk: Springer Verlag.

附　录

附录一　本书数据文件描述

本书用到的数据文件共有 5 个，分别是药物临床试验安全性数据 safety.sav、人工肝手术患者生存数据 survival.sav、胰腺癌诊断数据 diagnosis.sav、正畸治疗托槽粘接强度数据 strength.sav 和糖尿病患者数据 diabetes.sav。（注：数据文件可在医药学研究生在线教育平台（www.cmgemooc.com）或学堂在线（www.xuetangx.com）免费报名学习慕课“SPSS 在医学统计中的应用”后下载使用）

一、药物临床试验安全性数据

在一项 330 名患者参加的两种抗病毒药物疗效的临床随机对照试验中，研究人员为评价药物的安全性，收集了患者治疗前及治疗 12 周和 24 周后的血常规、血脂、肝功能、肾功能等实验室指标，其中部分数据见表 A-1。

表 A-1　药物临床随机对照试验部分数据

编号	药物	剂量	性别	年龄（岁）	甘油三酯（mmol/L）			血清肌酐（μmol/L）		
					基线	12 周	24 周	基线	12 周	24 周
1	A 药	高剂量	男	32	0.93	2.13	1.77	92.7	79.9	79.8
2	B 药	高剂量	男	36	0.82	1.64	0.75	75.0	59.5	68.1
3	B 药	常规剂量	女	45	1.18	1.15	0.72	85.3	79.0	77.5
4	B 药	高剂量	男	38	0.83	1.50	2.10	79.3	71.3	77.8
5	B 药	高剂量	男	26	0.82	2.17	0.50	64.8	63.3	69.0
6	A 药	常规剂量	女	24	0.58	1.23	1.16	66.3	72.0	79.0
7	B 药	常规剂量	男	28	1.88	1.11	1.40	77.4	80.5	78.1
8	B 药	常规剂量	男	26	0.96	1.73	3.73	67.4	72.2	60.5
9	B 药	高剂量	男	29	0.62	1.39	0.47	75.5	75.7	74.9
10	B 药	常规剂量	男	39	1.66	1.24	0.98	79.8	63.3	71.8
⋮	⋮	⋮	⋮	⋮	⋮	⋮	⋮	⋮	⋮	⋮

对表 A-1 的数据建立数据文件 safety.sav，共包含 14 个变量、330 条记录。SPSS 数据文件的变量视图如图 A-1 所示。

患者甘油三酯、血清肌酐和血红蛋白的基本描述见表 A-2，年龄分布如图 A-2 所示。

根据相关标准，甘油三酯异常的等级按照 1.71mmol/L，3.42mmol/L，5.70mmol/L 为界划分为 0～3 级，年龄按照＜30 岁、30～39 岁和≥40 岁划分为三个年龄段。添加相应变量并设置值标签后的变量视图如图 A-3 所示。

表 A-1 中的数据还可以保存为长格式。用一个变量记录治疗的周数，5 个变量分别表示甘油三酯、血清肌酐、血红蛋白、甘油三酯异常等级以及甘油三酯是否异常。数据文件将包含 990（330×3）条记录。长格式数据文件 safety-L.sav 的变量视图如图 A-4 所示。

safety.sav [DataSet1] - IBM SPSS Statistics Data Editor

File Edit View Data Transform Analyze Graphs Utilities Extensions Window Help

	Name	Type	Width	Decimals	Label	Values	Missing	Columns	Align	Measure	Role
1	caseid	Numeric	8	0		None	None	6	Right	Scale	Input
2	drug	Numeric	8	0	药物	{0, A药组}...	None	5	Right	Nominal	Input
3	dose	Numeric	8	0	剂量	{0, 常规剂量...	None	7	Right	Nominal	Input
4	sex	Numeric	8	0	性别	{1, 女}...	None	5	Right	Nominal	Input
5	age	Numeric	8	0	年龄（岁）	None	None	5	Right	Scale	Input
6	TG0	Numeric	8	2	甘油三酯-基线mmol/L	None	None	5	Right	Scale	Input
7	TG12	Numeric	8	2	甘油三酯-12周mmol/L	None	None	7	Right	Scale	Input
8	TG24	Numeric	8	2	甘油三酯-24周mmol/L	None	None	7	Right	Scale	Input
9	SCr0	Numeric	8	1	血清肌酐-基线μmol/L	None	None	6	Right	Scale	Input
10	SCr12	Numeric	8	1	血清肌酐-12周μmol/L	None	None	7	Right	Scale	Input
11	SCr24	Numeric	8	1	血清肌酐-24周μmol/L	None	None	7	Right	Scale	Input
12	Hb0	Numeric	8	0	血红蛋白-基线g/L	None	None	6	Right	Scale	Input
13	Hb12	Numeric	8	0	血红蛋白-12周g/L	None	None	7	Right	Scale	Input
14	Hb24	Numeric	8	0	血红蛋白-24周g/L	None	None	7	Right	Scale	Input

Data View　Variable View

IBM SPSS Statistics Processor is ready　Unicode:ON　Classic

图 A-1　数据文件 safety.sav 的变量视图

表 A-2　患者不同时期各指标的基本描述

		A 药组（n=165）	B 药组（n=165）
甘油三酯 [$]（mmol/L）	基线	1.07（0.81～1.47）	1.02（0.78～1.46）
	12 周	2.19（1.47～3.11）	1.17（0.85～1.67）
	24 周	2.29（1.55～3.66）	1.13（0.87～1.70）
血清肌酐 [#]（μmol/L）	基线	69.2±12.1	71.7±10.8
	12 周	69.6±11.1	68.4±10.1
	24 周	70.5±11.1	68.2±11.0
血红蛋白 [#]（g/L）	基线	148.1±13.3	150.1±14.3
	12 周	153.8±11.5	151.2±13.5
	24 周	154.8±11.6	147.8±12.0

$ 中位数（四分位数间距）

均数±标准差

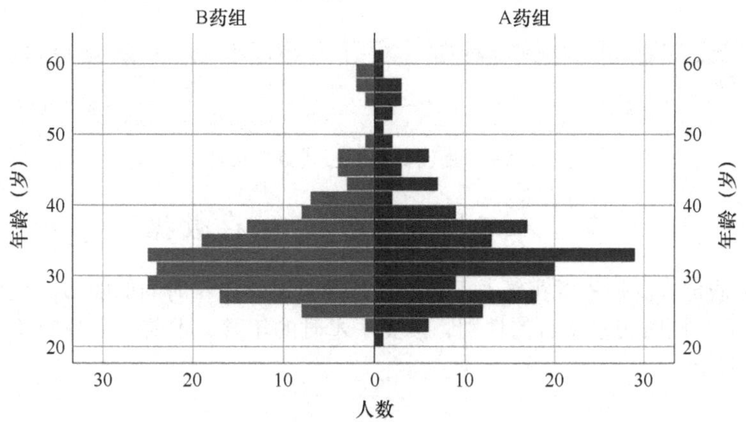

图 A-2　药物临床试验患者的年龄分布

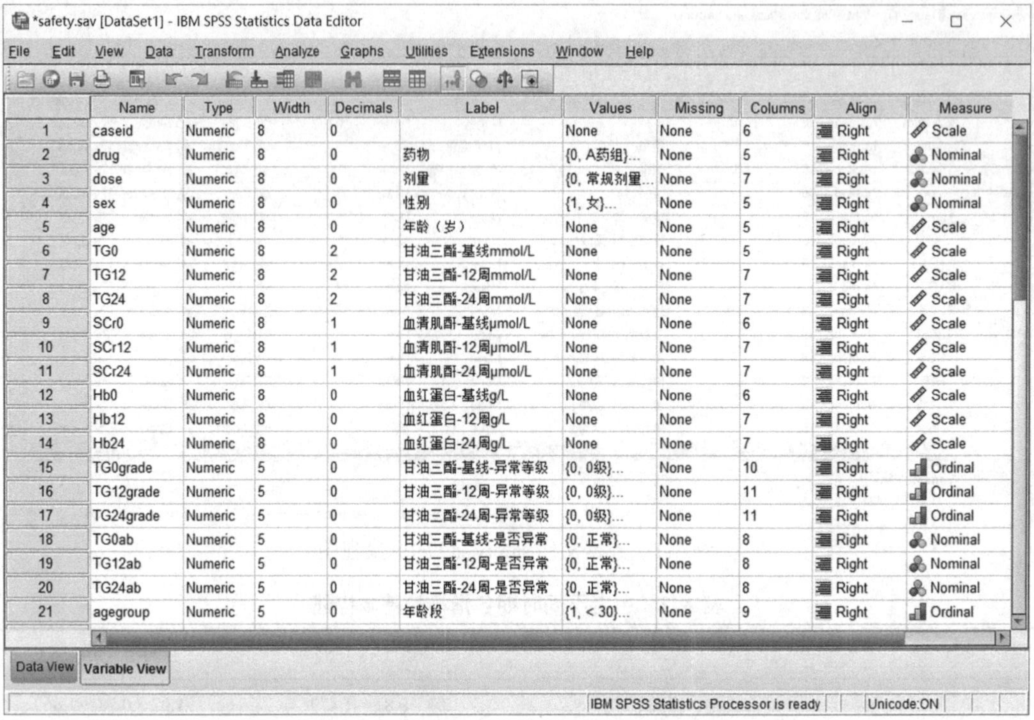

*safety.sav [DataSet1] - IBM SPSS Statistics Data Editor

File　Edit　View　Data　Transform　Analyze　Graphs　Utilities　Extensions　Window　Help

	Name	Type	Width	Decimals	Label	Values	Missing	Columns	Align	Measure
1	caseid	Numeric	8	0		None	None	6	Right	Scale
2	drug	Numeric	8	0	药物	{0, A药组}...	None	5	Right	Nominal
3	dose	Numeric	8	0	剂量	{0, 常规剂量...	None	7	Right	Nominal
4	sex	Numeric	8	0	性别	{1, 女}...	None	5	Right	Nominal
5	age	Numeric	8	0	年龄（岁）	None	None	5	Right	Scale
6	TG0	Numeric	8	2	甘油三酯-基线mmol/L	None	None	5	Right	Scale
7	TG12	Numeric	8	2	甘油三酯-12周mmol/L	None	None	7	Right	Scale
8	TG24	Numeric	8	2	甘油三酯-24周mmol/L	None	None	7	Right	Scale
9	SCr0	Numeric	8	1	血清肌酐-基线μmol/L	None	None	6	Right	Scale
10	SCr12	Numeric	8	1	血清肌酐-12周μmol/L	None	None	7	Right	Scale
11	SCr24	Numeric	8	1	血清肌酐-24周μmol/L	None	None	7	Right	Scale
12	Hb0	Numeric	8	0	血红蛋白-基线g/L	None	None	6	Right	Scale
13	Hb12	Numeric	8	0	血红蛋白-12周g/L	None	None	7	Right	Scale
14	Hb24	Numeric	8	0	血红蛋白-24周g/L	None	None	7	Right	Scale
15	TG0grade	Numeric	5	0	甘油三酯-基线-异常等级	{0, 0级}...	None	10	Right	Ordinal
16	TG12grade	Numeric	5	0	甘油三酯-12周-异常等级	{0, 0级}...	None	11	Right	Ordinal
17	TG24grade	Numeric	5	0	甘油三酯-24周-异常等级	{0, 0级}...	None	11	Right	Ordinal
18	TG0ab	Numeric	5	0	甘油三酯-基线-是否异常	{0, 正常}...	None	8	Right	Nominal
19	TG12ab	Numeric	5	0	甘油三酯-12周-是否异常	{0, 正常}...	None	8	Right	Nominal
20	TG24ab	Numeric	5	0	甘油三酯-24周-是否异常	{0, 正常}...	None	8	Right	Nominal
21	agegroup	Numeric	5	0	年龄段	{1, < 30}...	None	9	Right	Ordinal

Data View　Variable View

IBM SPSS Statistics Processor is ready　Unicode:ON

图 A-3　数据文件 safety.sav 添加新变量后的变量视图

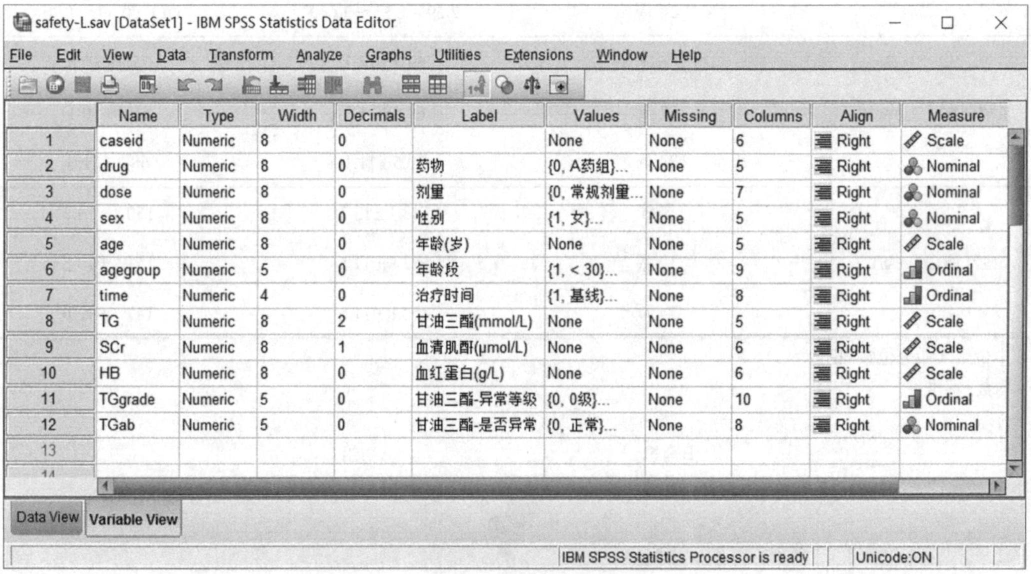

safety-L.sav [DataSet1] - IBM SPSS Statistics Data Editor

File　Edit　View　Data　Transform　Analyze　Graphs　Utilities　Extensions　Window　Help

	Name	Type	Width	Decimals	Label	Values	Missing	Columns	Align	Measure
1	caseid	Numeric	8	0		None	None	6	Right	Scale
2	drug	Numeric	8	0	药物	{0, A药组}...	None	5	Right	Nominal
3	dose	Numeric	8	0	剂量	{0, 常规剂量...	None	7	Right	Nominal
4	sex	Numeric	8	0	性别	{1, 女}...	None	5	Right	Nominal
5	age	Numeric	8	0	年龄(岁)	None	None	5	Right	Scale
6	agegroup	Numeric	5	0	年龄段	{1, < 30}...	None	9	Right	Ordinal
7	time	Numeric	4	0	治疗时间	{1, 基线}...	None	8	Right	Ordinal
8	TG	Numeric	8	2	甘油三酯(mmol/L)	None	None	5	Right	Scale
9	SCr	Numeric	8	1	血清肌酐(μmol/L)	None	None	6	Right	Scale
10	HB	Numeric	8	0	血红蛋白(g/L)	None	None	6	Right	Scale
11	TGgrade	Numeric	5	0	甘油三酯-异常等级	{0, 0级}...	None	10	Right	Ordinal
12	TGab	Numeric	5	0	甘油三酯-是否异常	{0, 正常}...	None	8	Right	Nominal
13										

Data View　Variable View

IBM SPSS Statistics Processor is ready　Unicode:ON

图 A-4　重构后的长格式数据文件

二、人工肝手术患者生存数据

对 50 名重型病毒性肝病患者实施人工肝治疗，经过最长 1 年时间的随访，获得术后患者的生存状况及相应时间。同时记录患者的性别、接受手术时的年龄、术前肝炎分期及急慢性分类，部分数据如表 A-3 所示。

表 A-3 重型病毒性肝病患者接受人工肝治疗的基本数据（部分）

编号	性别	年龄（岁）	术前肝炎分期	急慢性分类	结局	时间（天）
1	男	37	中期	慢性	存活	350
2	男	32	早期	慢性	存活	68
3	男	42	晚期	慢性	死亡	33
4	男	67	早期	急性亚急性	死亡	66
5	女	48	晚期	急性亚急性	死亡	29
6	男	31	晚期	急性亚急性	死亡	22
7	男	47	晚期	慢性	死亡	17
8	女	69	中期	急性亚急性	死亡	29
9	男	73	早期	急性亚急性	存活	31
10	男	21	早期	慢性	存活	243
⋮	⋮	⋮	⋮	⋮	⋮	⋮

对表 A-3 的数据建立数据文件 survival.sav，共包含 7 个变量、50 条记录。SPSS 数据文件的变量视图如图 A-5 所示。

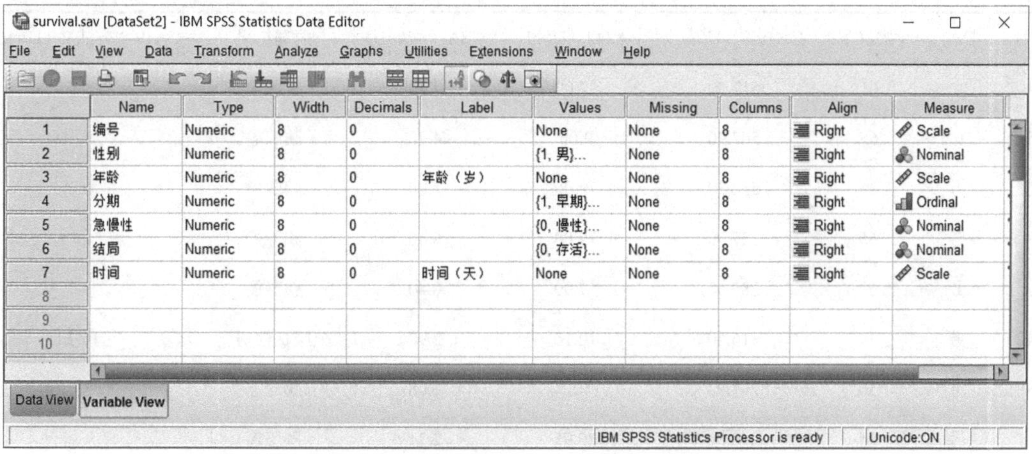

survival.sav [DataSet2] - IBM SPSS Statistics Data Editor

File Edit View Data Transform Analyze Graphs Utilities Extensions Window Help

	Name	Type	Width	Decimals	Label	Values	Missing	Columns	Align	Measure
1	编号	Numeric	8	0		None	None	8	Right	Scale
2	性别	Numeric	8	0		{1, 男}...	None	8	Right	Nominal
3	年龄	Numeric	8	0	年龄（岁）	None	None	8	Right	Scale
4	分期	Numeric	8	0		{1, 早期}...	None	8	Right	Ordinal
5	急慢性	Numeric	8	0		{0, 慢性}...	None	8	Right	Nominal
6	结局	Numeric	8	0		{0, 存活}...	None	8	Right	Nominal
7	时间	Numeric	8	0	时间（天）	None	None	8	Right	Scale
8										
9										
10										

Data View Variable View

IBM SPSS Statistics Processor is ready Unicode:ON

图 A-5 数据文件 survival.sav 的变量视图

不同预后状态患者的基本情况如表 A-4 所示，年龄分布如图 A-6 所示。

表 A-4 接受人工肝治疗患者的预后基本情况（*n*[%]）

	性别		急慢性分类		分期		
	男	女	急性亚急性	慢性	早期	中期	晚期
死亡（n=35）	26（83.9）	5（16.1）	7（22.6）	24（77.4）	2（6.5）	12（38.7）	17（54.8）
存活（n=15）	14（73.7）	5（26.3）	12（63.2）	7（36.8）	9（47.4）	7（36.8）	3（15.8）

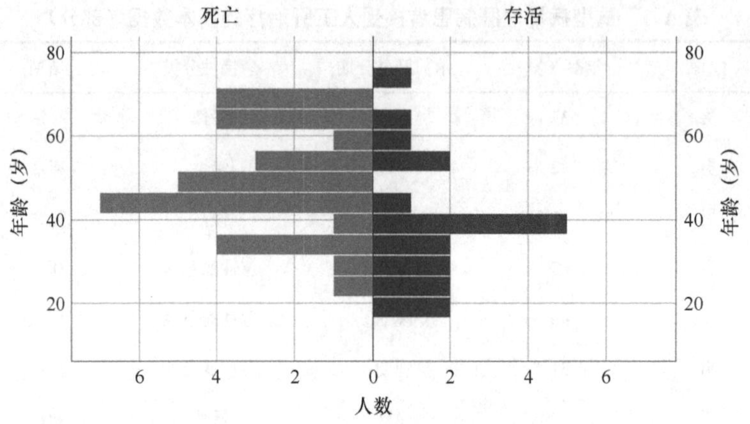

图 A-6 人工肝治疗患者的年龄分布

三、胰腺癌诊断数据

为研究血清肿瘤标志物在胰腺癌诊断中的价值，对病理证实的 252 名胰腺癌患者和 111 名胰腺良性病变患者，检测他们的血清糖类抗原 19-9（CA19-9）和糖类抗原 242（CA242）以及血清癌胚抗原（CEA），部分数据如表 A-5 所示。此外，对 111 名胰腺良性病变患者同时用另一种免疫检测系统进行 CA19-9 测定，以比较不同免疫检测系统测定结果的差异。

表 A-5 胰腺癌及胰腺良性病变患者的血清肿瘤标志物测定值（部分）

编号	性别	年龄（岁）	CA19-9（U/mL）	CA242（U/mL）	CEA（ng/mL）	病理结果	CA19-9 方法 2（U/mL）
4	女	61	517.40	97.00	7.40	胰腺癌	
5	女	65	507.90	9.00	4.90	胰腺癌	
6	男	45	512.30	72.00	7.80	胰腺癌	
9	男	65	327.00	79.00	6.40	胰腺癌	
12	男	62	280.00	67.00	0.40	胰腺癌	
142	男	74	116.40	10.16	2.98	胰腺良性病变	116.20
20	男	50	241.90	150.30	1.08	胰腺癌	
24	男	54	240.30	29.95	2.31	胰腺癌	
189	女	68	35.00	2.66	1.75	胰腺良性病变	35.12
27	男	48	240.90	50.65	4.25	胰腺癌	
⋮	⋮	⋮	⋮	⋮	⋮	⋮	⋮

对表 A-5 中的数据建立数据文件 diagnosis.sav，共包含 8 个变量、363 条记录。SPSS 数据文件的变量视图如图 A-7 所示。

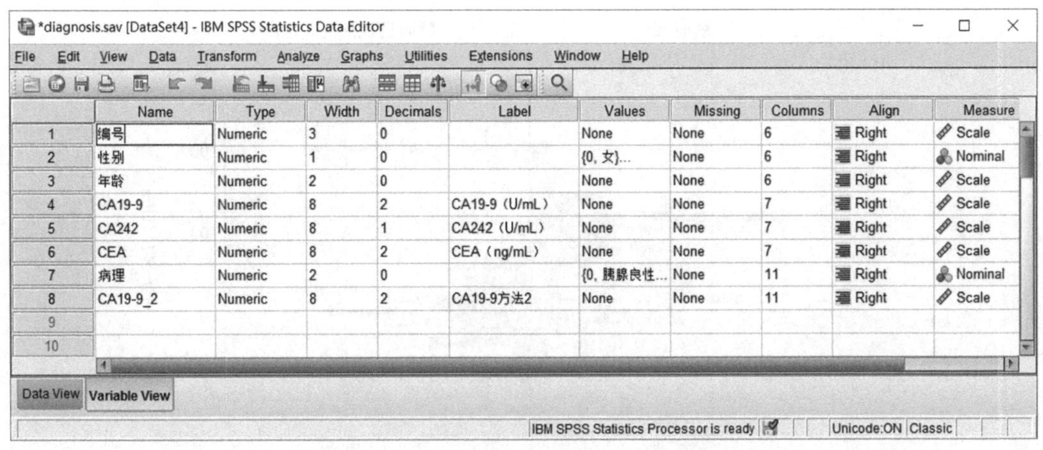

图 A-7　数据文件 diagnosis.sav 的变量视图

数据中主要指标的基本情况见表 A-6，三种血清肿瘤标志物的分布如图 A-8 所示。

表 A-6　胰腺癌及胰腺良性病变患者的基本情况（中位数［四分位数］）

	胰腺癌组（n=252）	良性病变组（n=111）
年龄，岁	64.0（54.0，72.0）	56.0（47.0，69.0）
CA19-9，U/mL	240.6（96.5，690.5）	12.7（6.0，25.5）
CA242，U/mL	41.1（15.7，124.7）	10.0（5.7，16.5）
CEA，ng/mL	4.3（2.3，8.6）	1.8（1.0，2.4）
性别#，男	147（58.3%）	59（53.2%）

#例数及占比

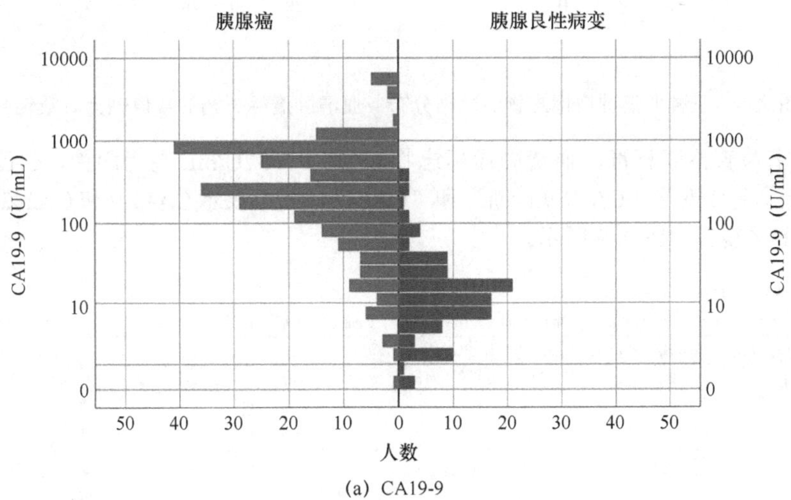

(a) CA19-9

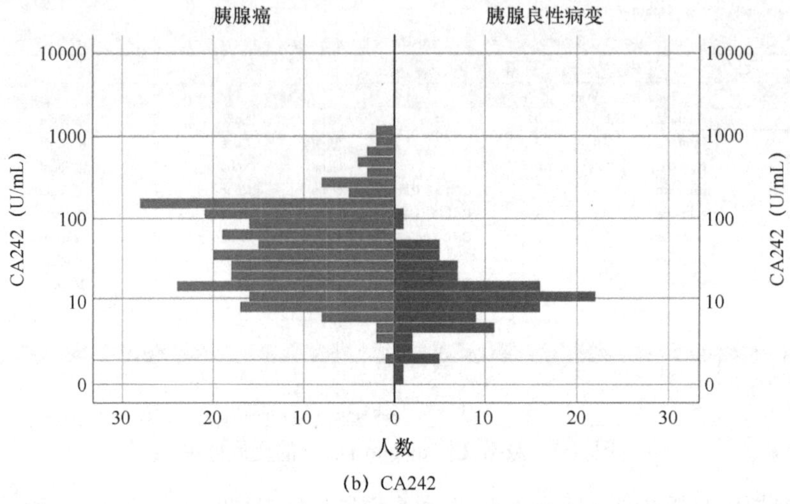

(b) CA242

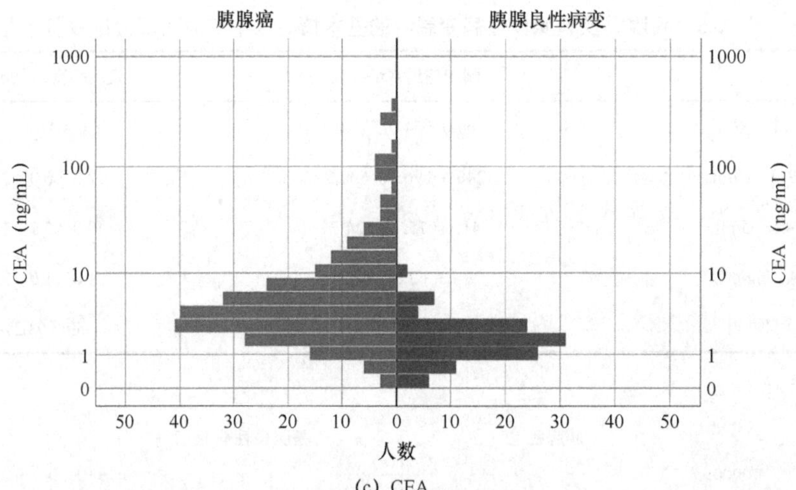

(c) CEA

图 A-8　三种血清肿瘤标志物的数据分布（血清肿瘤标志物的数值轴为对数轴）

根据实验室检查诊断标准，血清肿瘤标志物 CA19-9≥37U/mL 判为阳性，CA242≥20U/mL 判为阳性。因此，生成变量“CA19-9 诊断”和“CA242 诊断”表示 CA19-9 和 CA242 的诊断结果。设置属性后的变量视图如图 A-9 所示。

diagnosis.sav [DataSet4] - IBM SPSS Statistics Data Editor

File　Edit　View　Data　Transform　Analyze　Graphs　Utilities　Extensions　Window　Help

	Name	Type	Width	Decimals	Label	Values	Missing	Columns	Align	Measure
1	编号	Numeric	3	0		None	None	6	Right	Scale
2	性别	Numeric	1	0		{0, 女}...	None	6	Right	Nominal
3	年龄	Numeric	2	0		None	None	6	Right	Scale
4	CA19-9	Numeric	8	2	CA19-9（U/mL）	None	None	7	Right	Scale
5	CA242	Numeric	8	1	CA242（U/mL）	None	None	7	Right	Scale
6	CEA	Numeric	8	2	CEA（ng/mL）	None	None	7	Right	Scale
7	病理	Numeric	2	0		{0, 胰腺良性...	None	11	Right	Nominal
8	CA19-9_2	Numeric	8	2	CA19-9方法2	None	None	11	Right	Scale
9	CA19-9诊断	Numeric	8	0		{0, 阴性}...	None	11	Right	Nominal
10	CA242诊断	Numeric	8	0		{0, 阴性}...	None	11	Right	Nominal

Data View　Variable View

IBM SPSS Statistics Processor is ready　Unicode:ON　Classic

图 A-9　数据文件 diagnosis.sav 添加新变量后的变量视图

四、正畸治疗托槽粘接强度数据

对氟斑牙进行正畸治疗时，氟斑牙牙釉质的特殊性会使黏接剂的粘接力下降。为研究不同粘接方法的粘接强度，以 12 名氟斑牙正畸患者每人拔除的 4 颗第一前磨牙（均为中度氟斑牙）为研究对象，每人的每颗牙随机地采用 A、B、C 和 D 四种方法中的一种方法粘接托槽，测定粘接强度（MPa），数据如表 A-7 所示。

表 A-7　不同托槽粘接方法的粘接强度（MPa）

患者编号	A 方法	B 方法	C 方法	D 方法
1	1.87	4.02	4.29	5.01
2	2.53	4.59	4.25	5.84
3	2.43	4.82	4.45	6.13
4	2.03	3.87	3.74	5.78
5	1.88	4.69	3.66	4.71
6	2.43	4.44	3.90	6.15
7	2.34	4.85	4.12	5.96
8	2.02	4.55	3.88	5.14
9	1.89	4.78	4.05	5.52
10	2.60	4.67	3.69	6.16
11	2.18	4.76	4.55	5.47
12	2.41	4.90	3.79	6.01

对表 A-7 中数据建立长格式数据文件 strength.sav，包含 3 个变量（分别代表患者编号、所采用的粘接方法以及粘接强度）、48 条记录。SPSS 数据文件的变量视图如图 A-10 所示。

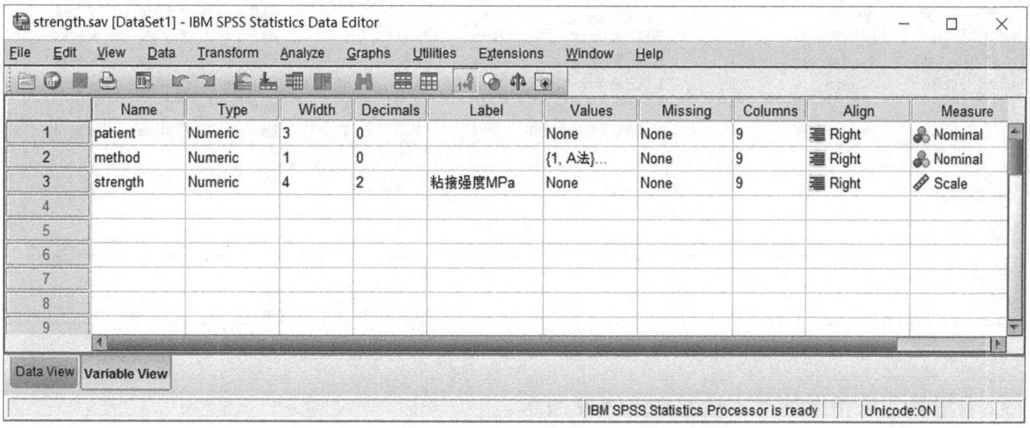

strength.sav [DataSet1] - IBM SPSS Statistics Data Editor

File　Edit　View　Data　Transform　Analyze　Graphs　Utilities　Extensions　Window　Help

	Name	Type	Width	Decimals	Label	Values	Missing	Columns	Align	Measure
1	patient	Numeric	3	0		None	None	9	Right	Nominal
2	method	Numeric	1	0		{1, A法}...	None	9	Right	Nominal
3	strength	Numeric	4	2	粘接强度MPa	None	None	9	Right	Scale
4										
5										
6										
7										
8										
9										

Data View　Variable View

IBM SPSS Statistics Processor is ready　Unicode:ON

图 A-10　数据文件 strength.sav 的变量视图

五、糖尿病患者数据

某项关于糖尿病患者血糖相关影响因素的研究中，收集了 92 名糖尿病患者年龄和性别以及空腹血糖、糖化血红蛋白、血红蛋白、总胆红素、总胆固醇、甘油三酯、高密度脂蛋白、低密度脂蛋白共 8 项有关血糖、血脂的指标，部分数据如表 A-8 所示。

表 A-8　糖尿病患者人口学及血糖等实验室指标数据（部分）

患者编号	年龄（岁）	性别	空腹血糖（mmol/L）	糖化血红蛋白（%）	血红蛋白（g/L）	总胆固醇（mmol/L）	总胆红素（μmol/L）	甘油三酯（mmol/L）	高密度脂蛋白（mmol/L）	低密度脂蛋白（mmol/L）
7	70	男	8.37	6.5	137	2.20	5.05	0.87	2.68	2.60
9	77	女	9.26	10.3	139	5.48	9.32	0.92	2.63	3.39
11	71	男	7.62	5.8	149	5.24	10.44	1.62	2.59	3.12
64	44	男	6.49	7.9	117	4.86	7.68	2.03	2.20	2.61
84	64	女	7.60	9.3	104	5.07	9.32	0.62	2.12	2.90
135	50	女	9.13	8.6	115	7.36	8.30	3.52	1.98	4.46
226	51	女	15.58	11.0	144	5.55	20.02	0.97	1.86	4.29
230	69	女	7.83	8.8	142	6.17	14.97	1.13	1.86	4.22
243	61	女	8.70	8.7	113	4.42	6.36	0.59	1.84	2.47
259	44	男	16.53	10.5	148	3.57	44.70	4.60	1.81	1.54
⋮	⋮	⋮	⋮	⋮	⋮	⋮	⋮	⋮	⋮	⋮

对表 A-8 的数据建立数据文件 diabetes.sav，共包含 11 个变量、92 条记录。SPSS 数据文件的变量视图如图 A-11 所示。

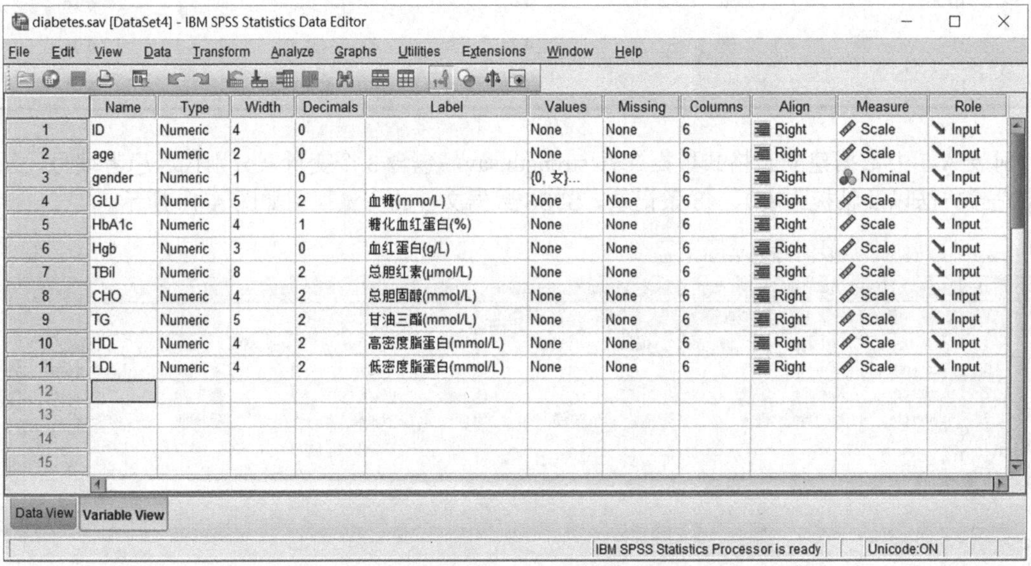

diabetes.sav [DataSet4] - IBM SPSS Statistics Data Editor

File　Edit　View　Data　Transform　Analyze　Graphs　Utilities　Extensions　Window　Help

	Name	Type	Width	Decimals	Label	Values	Missing	Columns	Align	Measure	Role
1	ID	Numeric	4	0		None	None	6	Right	Scale	Input
2	age	Numeric	2	0		None	None	6	Right	Scale	Input
3	gender	Numeric	1	0		{0, 女}...	None	6	Right	Nominal	Input
4	GLU	Numeric	5	2	血糖(mmo/L)	None	None	6	Right	Scale	Input
5	HbA1c	Numeric	4	1	糖化血红蛋白(%)	None	None	6	Right	Scale	Input
6	Hgb	Numeric	3	0	血红蛋白(g/L)	None	None	6	Right	Scale	Input
7	TBil	Numeric	8	2	总胆红素(μmol/L)	None	None	6	Right	Scale	Input
8	CHO	Numeric	4	2	总胆固醇(mmol/L)	None	None	6	Right	Scale	Input
9	TG	Numeric	5	2	甘油三酯(mmol/L)	None	None	6	Right	Scale	Input
10	HDL	Numeric	4	2	高密度脂蛋白(mmol/L)	None	None	6	Right	Scale	Input
11	LDL	Numeric	4	2	低密度脂蛋白(mmol/L)	None	None	6	Right	Scale	Input
12											
13											
14											
15											

Data View　Variable View

IBM SPSS Statistics Processor is ready　Unicode:ON

图 A-11　数据文件 diabetes.sav 的变量视图

92 名患者各项指标的基本描述如表 A-9 所示。

表 A-9　糖尿病患者各项指标的基本情况

	范围	均数±标准差	中位数（四分位数间距）
血糖，mmol/L	6.05～17.67	9.91±2.93	9.29（7.54～11.80）
糖化血红蛋白，%	5.30～12.60	8.60±1.86	8.5（7.30～9.98）
血红蛋白，g/L	74.0～170.0	135.6±19.3	139.5（123.3～149.0）
总胆红素，μmol/L	4.79～44.70	12.95±6.84	10.96（8.64～16.16）

续表

	范围	均数±标准差	中位数（四分位数间距）
总胆固醇，mmol/L	1.86～7.36	3.98±1.15	3.87（3.15～4.77）
甘油三酯，mmol/L	0.03～9.26	2.14±1.81	1.55（0.97～2.40）
高密度脂蛋白，mmol/L	0.61～2.68	1.25±0.42	1.16（0.95～1.42）
低密度脂蛋白，mmol/L	0.88～6.55	2.58±0.94	2.44（2.02～3.24）

（周　震　侯俊清　赵　辉）

附录二 部分思考题答案

一、知识梳理

第一章

1	2	3	4	5	6	7	8	9	10
A	B	A	D	C	B	B	B	B	C
11	12	13	14	15					
AD	AD	ACD	ABCD	ABCD					

第三章

1	2	3	4	5	6	7	8	9	10	11	12
B	A	B	B	A	D	B	ABD	CD	ABCD	AD	BC

第四章

1	2	3	4	5	6	7	8	9	10
B	B	B	C	B	D	B	A	C	D
11	12	13	14	15					
ABC	AB	ABC	ABD	BC					

第五章

1	2	3	4	5	6	7	8	9	10
B	A	B	B	B	A	B	C	B	C
11	12	13	14	15					
ACD	ABC	ABCD	CD	AB					

第六章

1	2	3	4	5	6	7	8	9	10	11	12
B	B	A	D	B	B	B	B	A	ABC	BCD	AC

第七章

1	2	3	4	5	6	7	8	9	10
A	A	B	A	C	B	B	ABCD	ABCD	BC

第八章

1	2	3	4	5	6	7	8	9	10
A	B	D	A	D	C	BCD	ABD	ABD	ABCD

第九章

1	2	3	4	5	6	7	8	9	10
B	A	B	C	B	A	B	ABD	ABCD	ABCD

二、操作分析

各章操作分析题的参考答案可扫描相应二维码观看。